EVIDÊNCIAS EM ANESTESIOLOGIA

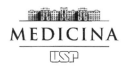

EVIDÊNCIAS EM ANESTESIOLOGIA

Editores

José Otávio Costa Auler Jr.

Joaquim Edson Vieira

Marcelo Luis Abramides Torres

Maria José Carvalho Carmona

Copyright © Editora Manole Ltda., 2017, por meio de contrato com os editores.

A edição desta obra foi financiada com recursos da Editora Manole Ltda., um projeto de iniciativa da Fundação Faculdade de Medicina em conjunto e com a anuência da Faculdade de Medicina da Universidade de São Paulo – FMUSP.

Editor gestor   Walter Luiz Coutinho
Editoras   Eliane Usui, Juliana Waku
Produção editorial   Juliana Waku

Projeto gráfico   Departamento Editorial da Editora Manole
Editoração eletrônica e ilustrações   José Luis Guijarro
Capa   Thereza Almeida

Dados Internacionais de Catalogação na Publicação (CIP)
(Câmara Brasileira do Livro, SP, Brasil)

Evidências em anestesiologia / editores José Otávio Costa Auler Junior [et al.].... — Barueri, SP : Manole, 2017.

Outros editores: Joaquim Edson Vieira, Marcelo Luis Abramides Torres, Maria José Carvalho Carmona
Vários autores.
Bibliografia
ISBN 978-85-204-5048-2

1. Anestesia 2. Anestesiologia I. Auler Junior, José Otávio. II. Vieira, Joaquim Edson. III. Torres, Marcelo Luis Abramides. IV. Carmona, Maria José Carvalho.

16-07349

CDD-617.96
NLM-WO 200

Índices para catálogo sistemático:
1. Anestesia : Medicina 617.96
2. Anestesiologia : Medicina 617.96

Nenhuma parte deste livro poderá ser reproduzida, por qualquer processo, sem a permissão expressa dos editores.
É proibida a reprodução por fotocópia.
A Editora Manole é filiada à
ABDR – Associação Brasileira de Direitos Reprográficos.

Editora Manole Ltda.
Av. Ceci, 672 – Tamboré
06460-120 – Barueri – SP – Brasil
Fone: (11) 4196–6000
Fax: (11) 4196–6021
www.manole.com.br
info@manole.com.br

Impresso no Brasil
Printed in Brazil

A Medicina é uma área do conhecimento em constante evolução. Os protocolos de segurança devem ser seguidos, porém novas pesquisas e testes clínicos podem merecer análises e revisões. Alterações em tratamentos medicamentosos ou decorrentes de procedimentos tornam-se necessárias e adequadas. Os leitores são aconselhados a conferir as informações sobre produtos fornecidas pelo fabricante de cada medicamento a ser administrado, verificando a dose recomendada, o modo e a duração da administração, bem como as contraindicações e os efeitos adversos. É responsabilidade do médico, com base na sua experiência e no conhecimento do paciente, determinar as dosagens e o melhor tratamento aplicável a cada situação. Os autores e os editores eximem-se da responsabilidade por quaisquer erros ou omissões ou por quaisquer consequências decorrentes da aplicação das informações presentes nesta obra.

Durante o processo de edição desta obra, foram empregados todos os esforços para garantir a autorização das imagens aqui reproduzidas. Caso algum autor sinta-se prejudicado, favor entrar em contato com a editora.

Editores

José Otávio Costa Auler Jr.
Professor Titular da Disciplina de Anestesiologia da Faculdade de Medicina da Universidade de São Paulo (FMUSP). Diretor da FMUSP.

Joaquim Edson Vieira
Professor Associado da Disciplina de Anestesiologia da Faculdade de Medicina da Universidade de São Paulo (FMUSP). Responsável pela Disciplina de Anestesiologia da FMUSP. Título Superior em Anestesiologia (TSA) pela Sociedade Brasileira de Anestesiologia.

Marcelo Luis Abramides Torres
Professor Doutor da Disciplina de Anestesiologia da Faculdade de Medicina da Universidade de São Paulo (FMUSP). Médico Supervisor do Serviço de Anestesia do Instituto da Criança do Hospital das Clínicas da FMUSP. Supervisor Suplente do Programa de Residência Médica em Anestesiologia da FMUSP. Responsável pelo CET da Disciplina de Anestesiologia do Hospital das Clínicas da FMUSP. Título Superior em Anestesiologia (TSA) pela Sociedade Brasileira de Anestesiologia.

Maria José Carvalho Carmona
Professora Associada da Disciplina de Anestesiologia da Faculdade de Medicina da Universidade de São Paulo (FMUSP). Diretora da Divisão de Anestesia do Instituto Central do Hospital das Clínicas da FMUSP. Título Superior em Anestesiologia (TSA) pela Sociedade Brasileira de Anestesiologia.

Autores

Ana Claudia Cunha de Sousa Augusto
Médica assistente da Divisão de Anestesia do Instituto Central do Hospital das Clínicas da Faculdade de Medicina da Universidade de São Paulo.

Bianca Yuki Kanamura
Médica residente do Programa de Residência Médica em Anestesiologia da Faculdade de Medicina da Universidade de São Paulo.

Bruno Erick Sinedino de Araújo
Médica residente do Programa de Residência Médica em Anestesiologia da Faculdade de Medicina da Universidade de São Paulo.

Claudia Marquez Simões
Médica Supervisora do Serviço de Anestesia do Instituto do Câncer de São Paulo.

Daniel Espada Lahoz
Médico assistente da Divisão de Anestesia do Instituto Central do Hospital das Clínicas da Faculdade de Medicina da Universidade de São Paulo.

Desiree Mayara Marques
Médica estagiária do Programa de Cooperação Internacional para Capacitações de Profissionais de Saúde.

Edilson Sérgio de Paula Junior
Médico residente do Programa de Residência Médica em Anestesiologia da Faculdade de Medicina da Universidade de São Paulo.

Felipe Chiodini Machado
Médico residente do Programa de Residência Médica em Anestesiologia da Faculdade de Medicina da Universidade de São Paulo.

Hazem Adel Ashmawi
Professor Livre-Docente pela Faculdade de Medicina da Universidade de São Paulo (FMUSP). Supervisor da Equipe de Controle de Dor da Divisão de Anestesia do Instituto Central do Hospital das Clínicas da FMUSP.

João Victor Galvão Barelli
Médico residente do Programa de Residência Médica em Anestesiologia da Faculdade de Medicina da Universidade de São Paulo.

Joaquim Edson Vieira
Professor Associado da Disciplina de Anestesiologia da Faculdade de Medicina da Universidade de São Paulo (FMUSP). Responsável pela Disciplina de Anestesiologia da FMUSP. Título Superior em Anestesiologia (TSA) pela Sociedade Brasileira de Anestesiologia.

Julia Fernandes Casellato
Médica residente do Programa de Residência Médica em Anestesiologia da Faculdade de Medicina da Universidade de São Paulo.

Larissa Mayumi Ono
Médica residente do Programa de Residência Médica em Anestesiologia da Faculdade de Medicina da Universidade de São Paulo.

Marcus Vinicius Sigrist
Médico residente do Programa de Residência Médica em Anestesiologia da Faculdade de Medicina da Universidade de São Paulo.

Mariana Monteiro
Médica residente do Programa de Residência Médica em Anestesiologia da Faculdade de Medicina da Universidade de São Paulo.

Matheus Fachini Vane
Médico assistente da Divisão de Anestesia do Instituto Central do Hospital das Clínicas da FMUSP

Miriam Machado Novaes
Médica residente do Programa de Residência Médica em Anestesiologia da Faculdade de Medicina da Universidade de São Paulo.

Nora Elizabeth Rojas Alvarez
Médica estagiária do Programa de Capacitação Profissional para Médicos Estrangeiros (PCPME).

Paula de Castro Scherer
Médica residente do Programa de Residência Médica em Anestesiologia da Faculdade de Medicina da Universidade de São Paulo.

Rafael Priante Kayano
Médico assistente da Divisão de Anestesia do Instituto Central do Hospital das Clínicas da Faculdade de Medicina da Universidade de São Paulo.

Ricardo Hideo Tachibana
Médico residente do Programa de Residência Médica em Anestesiologia da Faculdade de Medicina da Universidade de São Paulo.

Rodrigo Brandão Pinheiro
Médico residente do Programa de Residência Médica em Anestesiologia da Faculdade de Medicina da Universidade de São Paulo.

Roseny dos Reis Rodrigues
Médica assistente da Divisão de Anestesia do Instituto Central do Hospital das Clínicas da Faculdade de Medicina da Universidade de São Paulo.

Saullo Queiroz Silveira
Médico residente do Programa de Residência Médica em Anestesiologia da Faculdade de Medicina da Universidade de São Paulo.

Thiago José Costa dos Santos
Médico residente do Programa de Residência Médica em Anestesiologia da Faculdade de Medicina da Universidade de São Paulo.

Vinicius Augusto Ferreira Lemes
Médico residente do Programa de Residência Médica em Anestesiologia da Faculdade de Medicina da Universidade de São Paulo.

Wanderley Marques Bernardo
Professor Doutor do Centro Universitário Lusíada. Doutor em Ciências pela Faculdade de Medicina da Universidade de São Paulo (FMUSP). Coordenador do Núcleo Saberes da FMUSP. Coordenador do Programa Diretrizes da Associação Médica Brasileira e Conselho Federal de Medicina.

Sumário

Apresentação xi

Introdução xiii

1. Quais são as evidências que comparam bloqueios periféricos com bloqueios de neuroeixo para analgesia pós-operatória em cirurgias ortopédicas? 1
   Felipe Chiodini Machado, Hazem Adel Ashmawi

2. Transplante hepático – existe diferença significativa entre os valores de débito cardíaco obtidos com cateter de artéria pulmonar e aqueles obtidos com monitores de análise de contorno de pulso? 10
   Matheus Fachini Vane, Desiree Mayara Marques, Bruno Erick Sinedino de Araújo, Ricardo Hideo Tachibana

3. Qual é o benefício da anestesia venosa comparada com a anestesia inalatória em cirurgia torácica durante a ventilação monopulmonar? 21
   Nora Elizabeth Rojas Alvarez, Joaquim Edson Vieira, Wanderley Marques Bernardo, Claudia Marquez Simões

4. Em anestesia de cirurgia torácica, qual é a melhor estratégia de fluidoterapia? 37
   Nora Elizabeth Rojas Alvarez, Joaquim Edson Vieira, Wanderley Marques Bernardo

5. O bloqueio neuromuscular profundo otimiza as condições do campo cirúrgico durante cirurgia videolaparoscópica? 46
   Saullo Queiroz Silveira, Paula de Castro Scherer

6. A utilização de gás hélio para produzir pneumoperitônio artificial em cirurgia videolaparoscópica diminui a ocorrência de dor pós-operatória quando comparada ao uso de dióxido de carbono? 57
   Saullo Queiroz Silveira, Paula de Castro Scherer

7. Anestesia venosa total comparada com anestesia geral balanceada evita o aumento da pressão intraocular em pacientes submetidos à cirurgia videolaparoscópica eletiva? 63
   Saullo Queiroz Silveira, Paula de Castro Scherer

8. A utilização de óxido nitroso na manutenção da anestesia geral piora a qualidade do campo cirúrgico? 71
   Saullo Queiroz Silveira, Paula de Castro Scherer

9. Em que evidências baseia-se o uso de metadona em dor neuropática? 77
   Felipe Chiodini Machado, Hazem Adel Ashmawi

10. Em pacientes submetidos à artroscopia de joelho, bloqueio de nervo periférico apresenta melhor analgesia pós-operatória em relação à raquianestesia? 84
    Larissa Mayumi Ono

11. A gabapentina, quando comparada ao tratamento convencional, melhora o controle álgico em pacientes com dor não neuropática? 91
    Julia Fernandes Casellato, Felipe Chiodini Machado, Ana Claudia Cunha de Sousa Augusto, Vinicius Augusto Ferreira Lemes, Miriam Machado Novaes, Hazem Adel Ashmawi

12. Ventilação mecânica protetora comparada à ventilação convencional evita complicações em pacientes submetidos à anestesia geral? 133
    Ana Claudia Cunha de Sousa Augusto, Julia Fernandes Casellato, Bianca Yuki Kanamura

13. Analgesia peridural é mais efetiva no controle da dor e em complicações pulmonares quando comparada à analgesia intravenosa em pacientes vítimas de trauma torácico? 153
    João Victor Galvão Barelli

14. A obtenção de acesso venoso central por ultrassonografia é mais segura e eficaz quando comparada à punção guiada por anatomia em pacientes cirúrgicos? 161
    Edilson Sérgio de Paula Junior, Marcus Vinicius Sigrist

15. O uso perioperatório de desmopressina intravenosa diminui a perda sanguínea e a taxa de transfusão em pacientes submetidos à cirurgia cardíaca eletiva? 171
    Mariana Monteiro, Thiago José Costa dos Santos, Roseny dos Reis Rodrigues

16. Pacientes vítimas de trauma, com necessidade de transfusão maciça, beneficiam-se de terapia guiada por testes viscoelásticos? 196
    Rodrigo Brandão Pinheiro, Vinicius Augusto Ferreira Lemes, Miriam Machado Novaes

17. Qual a melhor técnica anestésica para cirurgia de catarata (técnica de facoemulsificação)? 204
    Rafael Priante Kayano, Daniel Espada Lahoz

Índice remissivo 217

Apresentação

O presente volume de *Evidências em Anestesiologia* destaca revisões sistemáticas determinadas por questionamentos comuns e frequentes na prática da anestesia. De fato, os questionamentos se originaram de perguntas que os médicos residentes do Centro de Ensino e Treinamento (CET-SBA) do Hospital das Clínicas da Faculdade de Medicina da Universidade de São Paulo (HC-FMUSP) apresentavam aos colegas no cotidiano da prática clínica.

O valor de revisões sistemáticas de pequenos estudos foi recentemente questionado, considerando-se que elas podem causar "desperdício de esforços de pesquisa" notadamente por não reconhecerem "a baixa confiabilidade de estudos com amostra reduzida e em centros únicos"[2]. Essas observações enriquecem o debate sobre a busca de evidências para as práticas em medicina. Outros autores sugerem a existência, promovida por estudos sistemáticos, de uma consciência considerável e dos desafios que representam o uso de estudos com amostras limitadas. No entanto, a adesão aos métodos promovidos pelo padrão Cochrane pode auxiliar a combater as preocupações resultantes de se utilizar tais ensaios[2].

Revisão sistemática (RS) é uma investigação científica que utiliza uma questão específica e métodos específicos e explícitos para identificar, selecionar, avaliar e resumir os resultados de estudos aproximados, porém distintos. Uma recente publicação feita pelo Institute of Medicine sugere que a própria base de evidência para muitos dos elementos que compõem uma RS é incompleta. Os organismos que promovem esse modelo de investigação, assim como o Cochrane Collaboration, publicam normas, mas mesmo estas não são universalmente aceitas e aplicadas de forma consistente durante o planejamento, a execução e a publicação de relatórios[3]. As revisões aqui apresentadas seguem a primeira recomendação da referida publicação ao adotar critérios bem definidos referenciados na Introdução.

Deve-se destacar, finalmente, que alguns estudos selecionados apontam para resultados com níveis de evidência elevados, sugerindo sua aplicabilidade clínica, enquanto outros sugerem questionamentos ainda pertinentes, que podem merecer investigação bem conduzida para responder as questões apresentadas. O objetivo deste texto é estimular o uso clínico de técnicas ou medicamentos que encontram suporte bem fundamentado na literatura médica científica, mas também promover o interesse pela investigação em áreas que ainda carecem dessas evidências.

REFERÊNCIAS BIBLIOGRÁFICAS

1. Roberts I, Ker K. How systematic reviews cause research waste. Lancet. 2015;386(10003):1536.
2. Handoll HH, Langhorne P. In defense of reviews of small trials: underpinning the generation of evidence to inform practice. Cochrane Database Syst Rev. 2015;11:ED000106.
3. Institute of Medicine (IOM). Finding what works in health care: standards for systematic reviews. Washington: The National Academies Press, 2011.

Introdução

A composição desta obra seguiu, passo a passo, um método de elaboração cujos elementos principais podem ser resumidos em: grupo elaborador, oficinas de trabalho, questões clínicas, PICO, critérios de inclusão e exclusão, bases consultadas, estratégia de busca, seleção da evidência, avaliação crítica, descrição das características, resultados dos estudos incluídos, síntese da evidência e referências bibliográficas. Todos os itens serão descritos a seguir, a fim de facilitar a compreensão de seu uso ao longo deste livro.

GRUPO ELABORADOR

Inicialmente, foi constituído um grupo elaborador dos capítulos, composto por médicos assistentes e residentes da Divisão de Anestesiologia do Hospital das Clínicas da Faculdade de Medicina da Universidade de São Paulo (HC-FMUSP).

OFICINAS DE TRABALHO

O grupo participou de quatro oficinas de trabalho, nas quais foram compartilhados os principais conceitos envolvidos no desenvolvimento de informação científica baseada em evidência. Durante as oficinas, os participantes tiveram a oportunidade de conhecer o passo a passo da elaboração e da estruturação das questões relevantes a serem utilizadas nos capítulos, bem como os conceitos relacionados à seleção crítica da evidência, da extração de resultados dos trabalhos selecionados, da redação do texto e da síntese da evidência.

QUESTÕES CLÍNICAS

As questões a serem respondidas ao longo dos capítulos foram escolhidas consensualmente pelo grupo elaborador, tendo como foco a relevância para a prática clínica e a novidade para o campo de prática e pesquisa na área.

PICO

Cada questão corresponde a um capítulo e foi estruturada pelo acrônimo PICO (paciente, intervenção, comparação e *outcome*), totalizando 17 capítulos, sendo um em diagnóstico e 16 em tratamento[1,2].

CRITÉRIOS DE INCLUSÃO E EXCLUSÃO

Os critérios de elegibilidade da evidência a ser utilizada variaram de acordo com a questão clínica, dependendo da maior força disponível para sustentar a síntese. O foco geral da inclusão foram os ensaios clínicos randomizados (ECR) ou as metanálises/revisões sistemáticas de ECR (questões terapêuticas) e estudos transversais (questão diagnóstica), os pacientes adultos (idade maior ou igual a 18 anos) e os procedimentos cirúrgicos sob anestesia. A exclusão, por sua vez, considerou pacientes não submetidos a procedimentos cirúrgicos, estudos em pacientes pediátricos (idade menor que 18 anos) e em animais, além de idioma diferente do português, espanhol ou inglês. Não houve restrição de período e, sempre que possível, foram priorizados estudos com texto completo disponível.

BASES CONSULTADAS

Estão entre as bases virtuais de informação científica consultadas: Medline, EMBASE, CINAHL, Cochrane Library e Scielo. A "busca cinzenta" também foi executada nas referências das referências, nos capítulos de livros, nas teses e no *site* Google Scholar.

ESTRATÉGIA DE BUSCA

As palavras utilizadas na busca variaram de acordo com a base consultada, tendo por elemento principal o PICO correspondente a cada capítulo. Usual e minimamente, foram embasadas nos descritores de saúde (MeSH – Medical Subject Headings) indexados no Medline e, sempre que possível, agregadas entre si por meio das palavras "or", "and" ou "not", formando a(s) estratégia(s) de busca final.

SELEÇÃO DA EVIDÊNCIA

Os artigos recuperados foram selecionados por dois ou mais revisores, inicialmente pelos títulos e resumos, gerando uma relação de trabalhos a serem acessados, e selecionados criticamente por instrumentos para a identificação de vieses específicos para cada desenho de estudo (avaliação crítica – validade interna).

AVALIAÇÃO CRÍTICA (VALIDADE INTERNA)

Especificamente para os ECR, foram considerados os vieses relacionados à randomização, à alocação, ao cegamento, às perdas, à análise por intenção de tratamento (AIT), às características prognósticas, aos desfechos analisados e ao cálculo amostral (Tabela 1). Além disso, os ECR foram pontuados segundo a escala Jadad (Quadro 1)[3].

Tabela 1 Descrição dos vieses em estudos de terapêutica

Estudo	Perdas
Questão	Prognóstico
Randomização	Desfechos
Alocação	Análise de intenção de tratamento (AIT)
Cegamento	

Quadro 1 Escala de Jadad

Parâmetro	Pontuação	
	SIM	NÃO
Randomização	+1	0
Método para randomização é descrito	+1	0
Randomização adequada	0	−1
Duplo-cego	+1	0
Método para cegamento descrito	+1	0
Método para cegamento adequado	0	−1
Descreve perdas	+1	0
Total possível	5	

Outros elementos para a avaliação crítica dos estudos de coorte e caso-controle consideram utilizar a escala New Castle Ottawa (Tabela 2)[4]. Para os estudos transversais, o instrumento QUADAS 2 (do inglês, *Quality Assessment of Diagnostic Accuracy Studies*) pode ser utilizado (Tabela 3)[5,6]. Na avaliação crítica, uma vez atendidos os critérios de elegibilidade, os estudos foram selecionados, independentemente de seu risco de vieses.

Tabela 2 Medida de qualidade dos estudos analisados (escala New Castle Ottawa)

Estudo	Pontos (máximo)
Representatividade do coorte de expostos e seleção do coorte de não expostos	2
Definição da exposição	1
Demonstração de que o desfecho de interesse não estava presente no início do estudo	1
Comparabilidade entre os coortes na base do desenho ou análise	2
Avaliação do desfecho	1
Duração e suficiência do acompanhamento	2
Escore e nível da evidência	

Fonte: adaptado de Wells, et al.[4].

Tabela 3 QUADAS 2

QUADAS 2		
Seleção dos pacientes	Questões para serem respondidas	A amostra de pacientes foi consecutiva ou randômica?
		Evitou-se um desenho caso-controle?
		O estudo evitou exclusões inapropriadas?
	Risco de vieses	A seleção dos pacientes introduziu vieses?
	Preocupações em relação à aplicabilidade	Há preocupação de que os pacientes incluídos não atendam à questão da revisão?
Teste estudado	Questões para serem respondidas	Os resultados do teste estudado foram interpretados sem o conhecimento dos resultados do padrão de referência?
		Se um limiar (*cut-off*) foi usado, ele foi pré-especificado?
	Risco de vieses	A condução ou interpretação do teste estudado introduziu vieses?
	Preocupações em relação à aplicabilidade	Há preocupações de que o teste estudado, sua condução ou interpretação difiram da questão da revisão?
Padrão de referência	Questões para serem respondidas	O padrão de referência é apropriado para definir a condição-alvo?
		Os resultados do padrão de referência foram interpretados sem o conhecimento dos resultados do teste estudado?
	Risco de vieses	A referência-padrão, sua condução ou sua interpretação introduziu vieses?
	Preocupações em relação à aplicabilidade	Há preocupações de que a condição-alvo definida pelo padrão de referência não seja adequada à questão da revisão?
Fluxo e cronograma	Questões para serem respondidas	Houve um intervalo apropriado entre o teste e o padrão de referência?
		Todos os pacientes foram submetidos ao padrão de referência?
		Todos os pacientes receberam o mesmo padrão de referência?
		Todos os pacientes foram incluídos na análise?
	Risco de vieses	Poderia o fluxo de pacientes ter introduzido vieses?

QUADAS: *Quality Assessment of Diagnostic Accuracy Studies*. Disponível em: www.bris.ac.uk/quadas/.

CARACTERÍSTICAS DOS ESTUDOS INCLUÍDOS

Cada estudo selecionado foi descrito considerando a população incluída, as intervenções e comparações envolvidas e os desfechos analisados, bem como o tempo de acompanhamento (Tabela 4). A graduação de Oxford (Quadro 2) descreve estudos utilizados em revisões sistemáticas[7].

Tabela 4 Características de estudos em terapêutica e em diagnóstico

Terapêutica	Diagnóstico
Estudo	Estudo
População (n)	Desenho de estudo
Intervenção (n)	Pacientes incluídos na análise
Comparação (n)	Teste estudado
Outcome	Padrão de referência
Tempo de acompanhamento	Intervalo

Quadro 2 Graus de recomendação para revisões sistemáticas

Grau de recomendação	Nível de evidência	Tratamento/prevenção – etiologia	Prognóstico	Diagnóstico	Diagnóstico diferencial/ prevalência de sintomas
A	1A	Revisão sistemática (com homogeneidade) de ensaios clínicos controlados e randomizados	Revisão sistemática (com homogeneidade) de coortes desde o início da doença Critério prognóstico validado em diversas populações	Revisão sistemática (com homogeneidade) de estudos diagnósticos nível 1 Critério diagnóstico de estudos nível 1B, em diferentes centros clínicos	Revisão sistemática (com homogeneidade) de estudo de coorte (contemporânea ou prospectiva)
	1B	Ensaio clínico controlado e randomizado com intervalo de confiança estreito	Coorte, desde o início da doença, com perda < 20% Critério prognóstico validado em uma única população	Coorte validada, com bom padrão de referência Critério diagnóstico testado em um único centro clínico	Estudo de coorte (contemporânea ou prospectiva) com poucas perdas
	1C	Resultados terapêuticos do tipo "tudo ou nada"	Série de casos do tipo "tudo ou nada"	Sensibilidade e especificidade próximas de 100%	Série de casos do tipo "tudo ou nada"

(continua)

Quadro 2 Graus de recomendação para revisões sistemáticas (*continuação*)

Grau de recomendação	Nível de evidência	Tratamento/prevenção – etiologia	Prognóstico	Diagnóstico	Diagnóstico diferencial/ prevalência de sintomas
B	2A	Revisão sistemática (com homogeneidade) de estudos de coorte	Revisão sistemática (com homogeneidade) de coortes históricas (retrospectivas) ou de acompanhamento de casos não tratados de gupo-controle de ensaio clínico randomizado	Revisão sistemática (com homogeneidade) de estudos diagnósticos de nível > 2	Revisão sistemática (com homogeneidade) de estudos sobre diagnóstico diferencial de nível ≥ 2B
	2B	Estudo de coorte (incluindo ensaio clínico randomizado de menor qualidade)	Estudo de coorte histórica Acompanhamento de pacientes não tratados de grupo-controle de ensaio clínico randomizado Critério prognóstico derivado ou validado somente em amostras fragmentadas	Coorte exploratória com bom padrão de referência Critério diagnóstico derivado ou validado em amostras fragmentadas ou banco de dados	Estudo de coorte histórica (coorte retrospectiva) ou com acompanhamento de casos comprometidos (número grande de perdas)
	2C	Observação de resultados terapêuticos (*outcomes research*) Estudo ecológico	Observação de evoluções clínicas (*outcomes research*)		Estudo ecológico
	3A	Revisão sistemática (com homogeneidade) de estudos caso-controle		Revisão sistemática (com homogeneidade) de estudos diagnósticos de nível ≥ 3B	Revisão sistemática (com homogeneidade) de estudos de nível ≥ 3B

(*continua*)

Quadro 2 Graus de recomendação para revisões sistemáticas (*continuação*)

Grau de recomendação	Nível de evidência	Tratamento/prevenção – etiologia	Prognóstico	Diagnóstico	Diagnóstico diferencial/ prevalência de sintomas
	3B	Estudo caso-controle		Seleção não consecutiva de casos ou padrão de referência aplicado de forma pouco consistente	Coorte com seleção não consecutiva de casos ou população de estudo muito limitada
C	4	Relato de casos (incluindo coorte ou caso-controle de menor qualidade)	Série de casos (e coorte prognóstica de menor qualidade)	Estudo caso-controle ou padrão de referência pobre ou não independente	Série de casos ou padrão de referência superado
D	5	Opinião de especialista sem avaliação crítica ou baseada em matérias básicas (estudo fisiológico ou estudo com animais)			

Fonte: adaptado de Phillips, et al.[7].

RESULTADOS DOS ESTUDOS INCLUÍDOS

Considerando os desfechos específicos para cada PICO, os resultados dos trabalhos foram extraídos pelos autores tendo como foco dois aspectos fundamentais: a) serem quantificáveis e b) serem baseados em números absolutos ou em média e/ou mediana.

As revisões sistemáticas podem se valer dos resultados de cada estudo recuperado para expressar valores de risco absoluto (seja redução ou aumento), bem como em número necessário para tratar (NNT) – número de pacientes tratados para que um paciente alcance um benefício (ideal deve ser a unidade, todo paciente tratado se beneficia); ou como número para provocar um dano (NNH) – número de pacientes tratados para que um paciente sofra algum tipo de dano (ideal deve ser o infinito, nenhum paciente tratado se prejudica). Para os estudos transversais diagnósticos, é possível calcular, sempre que possível, a sensibilidade, a especificidade, a acurácia e os valores preditivos positivos e negativos. Esses desfechos de variáveis contínuas podem ser expressos em média e/ou mediana, com desvio ou erro-padrão (Tabela 5).

Tabela 5 Resultados em estudos de terapêutica para determinado desfecho

Benefício e/ou dano – dados absolutos	
Desfecho	RAI
N/NEC	RRA/ARA
N/NEI	NNT/NNH
RAC	IC 95%
Benefício e/ou dano – em média	
Desfecho	Relação
Intervenção	Significância
Comparação	

ARA: aumento do risco absoluto; IC: intervalo de confiança de 95%; N: número de pacientes analisados; NEC: número de eventos no controle; NEI: número de eventos na intervenção; NNH: número necessário para produzir dano; NNT: número necessário para tratar; RAC: risco absoluto na comparação; RAI: risco absoluto na intervenção; RRA: redução do risco absoluto.

SÍNTESE DA EVIDÊNCIA

A evidência incluída, com seus resultados, sustentou a síntese para cada questão clínica. Quando possível, a síntese foi expressa com dados quantitativos, seja por meio da variação do efeito, ou da síntese metanalítica, sempre que os estudos incluídos para cada PICO apresentavam dados em relação ao mesmo desfecho e homogeneidade. As referências são apresentadas no final de cada capítulo, no formato Vancouver, e são citadas ao longo do texto, acompanhadas da força de evidência correspondente.

REFERÊNCIAS BIBLIOGRÁFICAS

1. Akobeng AK. Principles of evidence based medicine. Arch Dis Child. 2005;90(8):837-40.
2. Bernardo WM, Nobre MR, Jatene FB. Evidence-based clinical practice. Part II – Searching evidence databases. Rev Assoc Med Bras. 2004;50(1):104-8.
3. Jadad AR, Moore RA, Carroll D, Jenkinson C, Reynolds DJ, Gavaghan DJ, et al. Assessing the quality of reports of randomized clinical trials: is blinding necessary? Control Clin Trials. 1996;17(1):1-12.
4. Wells A, Shea B, O'Connell D, Peterson J, Welch V, Losos M, et al. The Newcastle-Ottawa Scale (NOS) for assessing the quality of nonrandomised studies in meta-analyses. Disponível em: http://www.ohri.ca/programs/clinical_epidemiology/oxford.asp. Acesso em: 22 de janeiro de 2016.
5. Whiting P, Rutjes AW, Reitsma JB, Bossuyt PM, Kleijnen J. The development of QUADAS: a tool for the quality assessment of studies of diagnostic accuracy included in systematic reviews. BMC Med Res Methodol. 2003;3:25.
6. Whiting PF, Rutjes AW, Westwood ME, Mallett S, Deeks JJ, Reitsma JB, et al. QUADAS-2: a revised tool for the quality assessment of diagnostic accuracy studies. Ann Intern Med. 2011;155(8):529-36.
7. Phillips B, Ball C, Sackett D, Badenoch D, Straus S, Haynes B, et al. Levels of evidence 1. Oxford Centre for Evidence, 2009. Disponível em: http://www.cebm.net/oxford-centre-evidence-based-medicine-levels-evidence-march-2009/. Acesso em: 22 de janeiro de 2016.

Quais são as evidências que comparam bloqueios periféricos com bloqueios de neuroeixo para analgesia pós-operatória em cirurgias ortopédicas?

Felipe Chiodini Machado
Hazem Adel Ashmawi

P Paciente submetido à cirurgia ortopédica
I Paciente submetido a bloqueio periférico
C Paciente submetido a bloqueio de neuroeixo
O Diminuição da dor pós-operatória

MÉTODO

Critérios de inclusão
- Cirurgia ortopédica.
- Pacientes submetidos a bloqueio periférico ou de neuroeixo.
- Avaliação de dor pós-operatória.
- Ensaios clínicos randomizados.

Critérios de exclusão
- Não utilização de bloqueio periférico ou bloqueio de neuroeixo.
- Texto escrito em idioma diferente do inglês.

Estratégias de busca

Descritores utilizados na base de dados Medline: ((("anesthesia, epidural") OR ("anesthesia, spinal") OR ("analgesia, epidural")) AND (("spinal nerves") OR ("nerve block")) AND RANDOM*.

Resultados
- Artigos recuperados: 544.
- Artigos selecionados: 29.

Principais motivos para exclusão
- Não comparavam bloqueio periférico com bloqueio de neuroeixo em ortopedia.
- Baixa qualidade do trabalho.

INTRODUÇÃO

O controle da dor pós-operatória é um dos objetivos primários do planejamento da anestesia. Em estudos que envolvem pacientes com doenças ortopédicas, há evidências de que pacientes com maior dor no pós-operatório têm retorno mais tardio na mobilidade do membro operado e internações mais prolongadas, o que pode influenciar no resultado funcional. Esses pacientes relatam piores avaliações em questionários de qualidade de vida, têm maior risco cardiovascular, de *delirium*, depressão, distúrbios do sono, além de maior tendência a apresentar dor persistente ou crônica[1,2].

Em cirurgias ortopédicas maiores de membros inferiores, são frequentes relatos de dor pós-operatória moderada a intensa. Em razão da preocupação com a analgesia no período pós-cirúrgico, é comum que a estratégia anestésica inclua anestesia regional ou combinada. A analgesia peridural ou subdural proporciona menor perda sanguínea e menos complicações tromboembólicas se comparada com a anestesia geral isolada. Também, quando comparado a opioides endovenosos, o bloqueio de neuroeixo promove melhor analgesia com incidência similar de efeitos colaterais[2,3].

No entanto, alguns efeitos colaterais são observados nas técnicas de neuroeixo, como hipotensão, retenção urinária, prurido, náusea e vômitos e complicações neurológicas decorrentes do bloqueio[2,4].

Uma alternativa, ainda na anestesia regional, é o bloqueio de nervos periféricos, que também tem mostrado perfil de analgesia superior ao de opioides endovenosos, mas com menores efeitos colaterais[5].

Os avanços nas técnicas de bloqueio de nervos periféricos, como neuroestimulador, ultrassonografia e possibilidade de cateterização contínua, têm aumentado o interesse por essa técnica e seu índice de sucesso[6,7].

O objetivo desta revisão é mostrar a diferença entre bloqueios periféricos e de neuroeixo quanto a eficácia e duração analgésica, bem como perfil de efeitos colaterais na anestesia e na analgesia para cirurgias ortopédicas de membros inferiores.

EVIDÊNCIAS PARA CIRURGIAS DE JOELHO

Artroplastia total de joelho e cirurgias maiores de joelho

Sobre artroplastia total de joelho, foram encontrados dois ensaios clínicos que compararam raquianestesia com bloqueio periférico femoral associado com bloqueio único de ciático (*single shot*)[8,9]. Foram usados apenas anestésicos locais, tanto no neuroeixo como nos bloqueios periféricos, em doses variadas de lidocaína, bupivacaína e ropivacaína. No estudo de Montes et al.[8], os pacientes com bloqueio femoral e ciático tiveram melhor analgesia durante as primeiras 6 horas de pós-operatório. Esse benefício é estendido em estudo em que o bloqueio femoral incluía a técnica "3 em 1", com melhor analgesia nas primeiras 48 horas e menor consumo de morfina nas primeiras 24 horas de pós-operatório[9].

Outro ensaio clínico, que apresenta a maior amostra de pacientes, compara analgesia peridural contínua com bloqueio femoral contínuo.[10] Nesse estudo de Sakai et al., de 2013, 66 pacientes com indicação de artroplastia unilateral de joelho receberam anestesia geral e foram randomizados em dois grupos para analgesia. O grupo de anestesia peridural em L3/L4 recebeu duas doses de 90 mg de ropivacaína a 0,3% após introdução de cateter. O grupo de bloqueio femoral recebeu 60 mg de ropivacaína a 0,3% e foi deixado um cateter local. Ambos ficaram com bloqueio contínuo por cateter com infusão da mesma dose de ropivacaína 0,15% até o terceiro dia pós-operatório. O resultado mostra que os pacientes com bloqueio periférico tiveram menos dor e edema, receberam menores doses de outros analgésicos no pós-operatório e atingiram critérios de alta mais precocemente[10].

Em ensaio clínico de Sundarathiti et al.[11], foram comparadas a analgesia do bloqueio femoral contínuo apenas com anestésico local com a analgesia peridural contínua com morfina. Para os pacientes com bloqueio periférico, houve piores escores de dor e maior uso de analgesia extra no pós-operatório que no grupo peridural. Entretanto, também ocorreram mais efeitos colaterais no grupo peridural (tontura, prurido, náuseas e vômitos), além de menor satisfação dos pacientes. Esse resultado é similar ao de um estudo mais antigo, de Tarkkila et al.[12], que comparou o bloqueio femoral "3 em 1" contínuo com a anestesia subdural associada com morfina. Houve tendência a menor dor e menor uso de opioide de resgate no grupo de morfina espinhal, embora ambos os grupos tenham tido algum grau de dor no pós-operatório. A satisfação dos pacientes foi similar. Os efeitos colaterais foram diferentes apenas quanto ao prurido, que ocorreu apenas no grupo da morfina.

Outro ensaio clínico de Zaric et al.[13] também comparou o bloqueio femoral contínuo com a peridural contínua, mas dessa vez adicionando sufentanil em ambas as técnicas. O resultado foi escores de dor e recuperação similares entre os dois grupos, com menores efeitos colaterais no bloqueio periférico.

Também foram encontrados estudos que não envolveram bloqueio femoral. Em estudo de Gallardo et al., de 2011, 40 pacientes receberam raquianestesia apenas com anestésicos locais para artroplastia de joelho e foram alocados em dois grupos. O primeiro recebeu bloqueio contínuo do compartimento da fáscia ilíaca com 10 mL/h de bupivacaína a 0,1%, enquanto o segundo grupo recebeu analgesia peridural com 8 mL/h de bupivacaína a 0,1%. Ambos os grupos tiveram resultados similares em escores de dor e uso de morfina adicional no pós-operatório. No entanto, em pacientes com bloqueio peridural, houve maior incidência de hipotensão[14].

O estudo de Campbell et al., de 2008, comparou analgesia peridural com bloqueio de plexo lombar para artroplastia de joelho. Ambos os grupos receberam bupivacaína com clonidina em seus bloqueios *single shot*. Na analgesia das primeiras 6 horas, a peridural provou ser mais efetiva. A partir desse período, não houve diferença significativa na analgesia, na recuperação ou nos efeitos adversos[15].

Em 2010, Horasanli et al.[16] compararam bloqueio de plexo lombar e ciático com analgesia peridural para cirurgias maiores de joelho em 80 pacientes. Nesse estudo, o bloqueio periférico promoveu maior tempo de analgesia, com necessidade mais tardia de outros analgésicos, porém tempo de bloqueio motor maior.

Para estudos mais antigos, uma metanálise de 2008 comparou eficácia analgésica e efeitos colaterais de bloqueios periféricos variados com peridural para cirurgias ortopédicas de joelho. Foram encontrados apenas pequenos ensaios clínicos (Jadad *score* 1 a 3) e 91% da amostra encontrada foi para artroplastia total de joelho. A maioria dos bloqueios envolveu femoral e ciático. Não houve diferença na dor pós--operatória até 24 horas, nem no consumo de morfina posterior. Todavia, pacientes no grupo peridural tiveram mais efeitos colaterais (hipotensão e retenção urinária) e menor satisfação que pacientes no grupo de bloqueios periféricos. A recomendação final é que uma técnica de bloqueio periférico que inclua bloqueio femoral representa o melhor balanço entre analgesia e efeitos colaterais para analgesia pós--operatória em cirurgias maiores de joelho[2].

Recomendações para artroplastia total de joelho e cirurgias maiores de joelho

- Bloqueios periféricos que envolvam bloqueio femoral tendem a ser mais eficazes na analgesia que bloqueios de neuroeixo, especialmente se a técnica envolver bloqueio "3 em 1" ou bloqueio contínuo[8-10]. Representam o melhor custo--benefício entre analgesia e efeitos colaterais para cirurgias maiores de joelho[2].
- Ao se adicionar morfina à peridural, há evidência de que sua analgesia se torna melhor que o bloqueio periférico femoral ou "3 em 1", apenas com anestésico local[11,12]. No entanto, ao se adicionar sufentanil tanto à peridural como ao bloqueio femoral, a analgesia é similar[13].
- Em estudos que não envolveram bloqueio femoral, a analgesia periférica foi similar ou pior à de neuroeixo[14,15]. A exceção foi o bloqueio de plexo lombar associado com bloqueio ciático[16].
- Houve maior tendência de efeitos colaterais com a anestesia e analgesia de neuroeixo[2,11-14].

Artroscopia de joelho e pacientes ambulatoriais

Foram encontrados três estudos que compararam peridural ou raquianestesia com bloqueio femoral e ciático para artroscopia de joelho. O primeiro, de Chakravarthy et al., em 2004[17], mostrou que pacientes com bloqueio ciático e femoral "3 em 1" tiveram menor consumo de analgésicos extra no pós-operatório e menor potencial de complicações quando comparados aos pacientes com analgesia peridural com anestésicos locais.

Esse resultado se confirma no trabalho mais recente de Davarci et al., de 2013[18], que comparou o bloqueio ciático e femoral por ultrassonografia com raquianestesia unilateral para o mesmo procedimento. Pacientes que receberam o bloqueio espinhal pediram analgésicos no pós-operatório mais rapidamente, apresentaram mais efeitos colaterais e receberam alta da unidade ambulatorial mais tarde se comparados com os que receberam o bloqueio periférico.

Um estudo de 2007, que contou com menor amostra de pacientes, comparou a anestesia por bloqueio ciático e femoral com a anestesia subdural unilateral. Não foram encontradas diferenças estatisticamente significantes entre a analgesia de ambas, embora a anestesia subdural tivesse maior índice de complicações, especialmente retenção urinária[19].

Recomendações para artroscopia de joelho
- Há evidências de que o bloqueio femoral associado ao ciático tem melhor analgesia e menor consumo de analgésicos extra no pós-operatório se comparado com peridural ou subdural unilateral[17,18].
- Há evidências de que a alta da unidade ambulatorial é mais precoce com a analgesia femoral do que com a analgesia espinhal[18].
- Houve maior tendência de efeitos colaterais com o bloqueio de neuroeixo[17-19].

EVIDÊNCIAS PARA CIRURGIAS DE QUADRIL

Sobre artroplastias de quadril, o ensaio clínico de Singelyn et al., com 45 pacientes, comparou analgesia pós-operatória de bloqueio femoral contínuo com peridural contínua e morfina endovenosa por analgesia controlada pelo paciente (PCA) por 48 horas. Em pacientes com bloqueio, foi usado apenas anestésico local. Estes apresentaram resultado analgésico similar, embora tivessem menos efeitos colaterais[20]. Os resultados foram similares nos estudos de Türker et al.[21], que compararam bloqueio de compartimento de psoas com peridural, e de Visme et al.[22], comparando bloqueio de plexo lombar e sacral com raquianestesia.

Como conclusão, pode-se apontar a revisão bibliográfica de 2011 sobre o assunto, em que 32 estudos de bloqueios variados de nervos periféricos demonstram que esse tipo de analgesia é eficaz em reduzir dor aguda e *delirium* no pós-operatório, com menos efeitos colaterais que a anestesia de neuroeixo[1].

As evidências são diferentes ao se adicionar opioides ao bloqueio de neuroeixo. Duarte et al., em 2009, compararam bloqueio de plexo lombar contínuo com peridural contínua também para artroplastia de quadril. No entanto, nesse estudo era adicionado fentanil à peridural. A escala de dor ao repouso foi similar, mas a dor à movimentação (dor incidental) foi menor no grupo de bloqueio de neuroeixo[23]. Outro artigo comparou o bloqueio do compartimento de psoas com raquianestesia contendo 100 mcg de morfina. Nas primeiras 24 horas, os escores de dor e consumo de morfina foram menores no grupo espinhal, embora houvesse tendência a maior retenção urinária pós-operatória. Não houve diferença de satisfação dos pacientes[24].

Recomendações para artroplastia de quadril
- Há evidências de que bloqueios periféricos variados são eficazes na redução de dor aguda no pós-operatório de artroplastias de quadril, com menos efeitos colaterais que o bloqueio de neuroeixo[1,20-22].
- Ao se adicionar opioides tanto à peridural como à raquianestesia, pode-se obter melhor analgesia e menor consumo de analgésicos no pós-operatório. No entanto, o perfil de efeitos adversos se mantém maior[23,24].

EVIDÊNCIAS PARA CIRURGIAS DE TORNOZELO

Em ensaio clínico de Protić et al.[25], de 2010, com evidências para cirurgias de tornozelo, aleatorizaram 40 pacientes com fratura bimaleolar, alocados em dois grupos para receber bloqueio femoropoplíteo guiado por ultrassonografia ou raquianestesia. Em ambos, utilizou-se bupivacaína 0,5% sem adição de outros fármacos. Em pacientes com bloqueio periférico, a duração da analgesia pós-operatória foi significativamente maior (em média 9 horas).

Recomendações para cirurgias de tornozelo
Há pouca evidência de que o bloqueio femoropoplíteo tem analgesia pós-operatória de maior duração que a raquianestesia, ambos apenas com anestésicos locais[25].

EVIDÊNCIAS PARA CIRURGIAS ORTOPÉDICAS PEDIÁTRICAS

A anestesia regional é parte importante da anestesia pediátrica. Ela promove redução da necessidade de anestésicos no intraoperatório e é a melhor opção de analgesia pós-operatória na maioria dos casos. O bloqueio caudal (peridural sacra) em geral é uma opção eficaz e segura para analgesia em crianças, usado principalmente em associação com anestesia geral. Entretanto, seu efeito é limitado pela duração relativamente curta da analgesia pós-operatória, levando a uma necessidade grande de analgésicos no pós-operatório. Alguns estudos foram conduzidos no sentido de comparar a analgesia caudal com a dos bloqueios periféricos[26,27].

Em ensaio clínico de Dadure et al., de 2010, 40 crianças com indicação de cirurgia de quadril ou fêmur receberam anestesia geral e 0,5 mL/kg de ropivacaína a 0,375% por cateter peridural ou em plexo lombar. Durante 48 horas, foi deixada a infusão contínua de ropivacaína 0,2% peridural de 0,2 mL/kg por hora ou em plexo lombar de 0,1 mL/kg por hora. Dor pós-operatória e uso de analgésicos de resgate foram similares entre os grupos, embora a analgesia por bloqueio de plexo lombar cause menos efeitos colaterais e maior satisfação dos pais[28]. Em estudo de Omar et al., de 2011, 40 crianças ASA 1 ou 2, entre 1 e 6 anos, que operariam reduções ou osteotomias abertas de quadril sob anestesia, foram alocadas em dois grupos para analgesia antes do início da cirurgia. Em um grupo, foi feito peridural sacra (bloqueio caudal) e, em outro, bloqueio do compartimento do psoas, ambos com ropivacaína 0,25% e epinefrina (5 µg/mL). O grupo de analgesia caudal teve de receber morfina de resgate mais precocemente, além de ter usado maiores doses de morfina nas primeiras 24 horas de pós-operatório. Também foi mais comum infecção urinária no grupo de bloqueio caudal[29].

Sobre cirurgias pediátricas de pé e tornozelo, um ensaio clínico foi conduzido em 2006 com 52 crianças que passaram por tais procedimentos sob anestesia geral e receberam estratégias de analgesia diferentes. Injetou-se 0,5 a 1 mL/kg de uma mistura de 0,25% bupivacaína, 1% lidocaína e 1:200.000 epinefrina em um cateter peridural ou poplíteo. No pós-operatório, foi infundida a ropivacaína 0,2% durante 48 horas em um ritmo de 0,1 mL/kg por hora no cateter poplíteo ou 0,2 mL/kg por hora no cateter peridural. A analgesia e o bloqueio motor foram similares em ambos os casos, mas a peridural gerou maiores efeitos colaterais (principalmente retenção urinária, náuseas e vômitos) e menor satisfação dos pais[30].

Em 2009, 118 crianças operadas por motivo de pé torto congênito sob anestesia geral foram alocadas em quatro grupos para analgesia: anestesia caudal, bloqueio ciático associado a femoral, bloqueio ciático associado a safeno e bloqueio ciático associado à anestesia local. Em todos os casos, foi feito 1 mL/kg de ropivacaína 0,35% para analgesia. Não houve diferença significativa entre os bloqueios periféricos e o caudal para analgesia, mas o bloqueio periférico tem maior vantagem por apresentar menos efeitos colaterais (principalmente retenção urinária e hipotensão), ter anestesia restrita à área acometida e apresentar alto grau de segurança[31].

Recomendações para cirurgias ortopédicas em crianças
- Há evidência de que para cirurgias ortopédicas de quadril em crianças o bloqueio de compartimento de psoas tem analgesia pós-operatória igual ou melhor que a peridural, com menores efeitos colaterais e maior satisfação dos pais[28,29].
- Para cirurgias de pé e tornozelo, não há evidência de diferença significativa entre a analgesia de vários bloqueios periféricos e a peridural. Todavia, nos bloqueios periféricos, os efeitos colaterais são menores e a satisfação dos pais é maior[30,31].

REFERÊNCIAS BIBLIOGRÁFICAS

1. Abou-Setta AM, Beaupre LA, Rashiq S, Dryden DM, Hamm MP, Sadowski CA, et al. Comparative effectiveness of pain management interventions for hip fracture: a systematic review. Ann Intern Med. 2011;155(4):234-45.
2. Fowler SJ, Symons J, Sabato S, Myles PS. Epidural analgesia compared with peripheral nerve blockade after major knee surgery: a systematic review and meta-analysis of randomized trials. Br J Anaesth. 2008;100(2):154-64.
3. Choi PT, Bhandari M, Scott J, Douketis J. Epidural analgesia for pain relief following hip or knee replacement. Cochrane Database Syst Rev. 2003;(3):CD003071.
4. Auroy Y, Benhamou D, Bargues L, Ecoffey C, Falissard B, Mercier FJ, et al. Major complications of regional anesthesia in France: the SOS Regional Anesthesia Hotline Service. Anesthesiol. 2002;97:1274-80.
5. Richman JM, Liu SS, Courpas G, Wong R, Rowlingson AJ, McGready J, et al. Does continuous peripheral nerve block provide superior pain control to opioids? A meta-analysis. Anesth Analg. 2006;102:248-57.
6. Enneking FK, Chan V, Greger J, Hadzic A, Lang SA, Horlocker TT. Lower-extremity peripheral nerve blockade: essentials of our current understanding. Reg Anesth Pain Med. 2005;30:4-35.
7. Evans H, Steele SM, Nielsen KC, Tucker MS, Klein SM. Peripheral nerve blocks and continuous catheter techniques. Anesthesiol Clin North America. 2005;23:141-62.
8. Montes FR, Zarate E, Grueso R, Giraldo JC, Venegas MP, Gomez A, et al. Comparison of spinal anesthesia with combined sciatic-femoral nerve block for outpatient knee arthroscopy. J Clin Anesth. 2008;20(6):415-20.
9. Allen JG, Denny NM, Oakman N. Postoperative analgesia following total knee arthroplasty: a study comparing spinal anesthesia and combined sciatic femoral 3-in-1 block. Reg Anesth Pain Med. 1998;23(2):142-6.
10. Sakai N, Inoue T, Kunugiza Y, Tomita T, Mashimo T. Continuous femoral versus epidural block for attainment of 120° knee flexion after total knee arthroplasty: a randomized controlled trial. J Arthroplasty. 2013;28(5):807-14.
11. Sundarathiti P, Ruananukul N, Channum T, Kitkunasathean C, Mantay A, Thammasakulsiri J, et al. A comparison of continuous femoral nerve block (CFNB) and continuous epidural infusion (CEI) in postoperative analgesia and knee rehabilitation after total knee arthroplasty (TKA). J Med Assoc Thai. 2009;92(3):328-34.
12. Tarkkila P, Tuominen M, Huhtala J, Lindgren L. Comparison of intrathecal morphine and continuous femoral 3-in-1 block for pain after major knee surgery under spinal anaesthesia. Eur J Anaesthesiol. 1998;15(1):6-9.
13. Zaric D, Boysen K, Christiansen C, Christiansen J, Stephensen S, Christensen B. A comparison of epidural analgesia with combined continuous femoral-sciatic nerve blocks after total knee replacement. Anesth Analg. 2006;102(4):1240-6.
14. Gallardo J, Contreras-Domínguez V, Begazo H, Chávez J, Rodríguez R, Monardes A. Efficacy of the fascia iliaca compartment block vs continuous epidural infusion for analgesia following total knee replacement surgery. Rev Esp Anestesiol Reanim. 2011;58(8):493-8.
15. Campbell A, McCormick M, McKinlay K, Scott NB. Epidural vs. lumbar plexus infusions following total knee arthroplasty: randomized controlled trial. Eur J Anaesthesiol. 2008;25(6):502-7.
16. Horasanli E, Gamli M, Pala Y, Erol M, Sahin F, Dikmen B. A comparison of epidural anesthesia and lumbar plexus-sciatic nerve blocks for knee surgery. Clinics (Sao Paulo). 2010;65(1):29-34.
17. Chakravarthy V, Arya VK, Dhillon MS, Chari P. Comparison of regional nerve block to epidural anaesthesia in day care arthroscopic surgery of the knee. Acta Orthop Belg. 2004;70(6):551-9.
18. Davarci I, Tuzcu K, Karcioglu M, Hakimoglu S, Özden R, Yengil E, et al. Comparison between ultrasound-guided sciatic-femoral nerve block and unilateral spinal anaesthesia for outpatient knee arthroscopy. J Int Med Res. 2013;41(5):1639-47.
19. Spasiano A, Flore I, Pesamosca A, Della Rocca G. Comparison between spinal anaesthesia and sciatic-femoral block for arthroscopic knee surgery. Minerva Anestesiol. 2007;73(1-2):13-21.
20. Singelyn FJ, Ferrant T, Malisse MF, Joris D. Effects of intravenous patient-controlled analgesia with morphine, continuous epidural analgesia, and continuous femoral nerve sheath block on rehabilitation after unilateral total-hip arthroplasty. Reg Anesth Pain Med. 2005;30(5):452-7.

21. Türker G, Uçkunkaya N, Yavaşçaoğlu B, Yilmazlar A, Ozçelik S. Comparison of the catheter-technique psoas compartment block and the epidural block for analgesia in partial hip replacement surgery. Acta Anaesthesiol Scand. 2003;47(1):30-6.
22. de Visme V, Picart F, Le Jouan R, Legrand A, Savry C, Morin V. Combined lumbar and sacral plexus block compared with plain bupivacaine spinal anesthesia for hip fractures in the elderly. Reg Anesth Pain Med. 2000;25(2):158-62.
23. Duarte LT, Beraldo PS, Saraiva RA. Effects of epidural analgesia and continuous lumbar plexus block on functional rehabilitation after total hip arthroplasty. Rev Bras Anestesiol. 2009;59(5):531-44.
24. Souron V, Delaunay L, Schifrine P. Intrathecal morphine provides better postoperative analgesia than psoas compartment block after primary hip arthroplasty. Can J Anaesth. 2003;50(6):574-9.
25. Protić A, Horvat M, Komen-Usljebrka H, Frkovic V, Zuvic-Butorac M, Bukal K, et al. Benefit of the minimal invasive ultrasound-guided single shot femoro-popliteal block for ankle surgery in comparison with spinal anesthesia. Wien Klin Wochenschr. 2010;122(19-20):584-7.
26. Dalens B. Some current controversies in paediatric regional anaesthesia. Curr Opin Anaesthesiol. 2006;19:301-8.
27. Tobias JD. Regional anaesthesia of the lower extremity in infants and children. Paediatr Anaesth. 2003;13:152-63.
28. Dadure C, Bringuier S, Mathieu O, Raux O, Rochette A, Canaud N, et al. Continuous epidural block versus continuous psoas compartment block for postoperative analgesia after major hip or femoral surgery in children: a prospective comparative randomized study. Ann Fr Anesth Reanim. 2010;29(9):610-5.
29. Omar AM, Mansour MA, Kamal AS. Psoas compartment block for acute postoperative pain management after hip surgery in pediatrics: a comparative study with caudal analgesia. Reg Anesth Pain Med. 201;36(2):121-4.
30. Dadure C, Bringuier S, Nicolas F, Bromilow L, Raux O, Rochette A, et al. Continuous epidural block versus continuous popliteal nerve block for postoperative pain relief after major podiatric surgery in children: a prospective, comparative randomized study. Anesth Analg. 2006;102(3):744-9.
31. Rodrigues MR, Paes FC, Duarte LT, Nunes LG, Costa VV, Saraiva RA. Postoperative analgesia for the surgical correction of congenital clubfoot: comparison between peripheral nerve block and caudal epidural block. Rev Bras Anestesiol. 2009;59(6):684-93.
32. Wardhan R, Auroux AS, Ben-David B, Chelly JE. Is L2 paravertebral block comparable to lumbar plexus block for postoperative analgesia after total hip arthroplasty? Clin Orthop Relat Res. 2014;472(5):1475-81.
33. Imbelloni LE, de Rezende GV, Ganem EM, Cordeiro JA. Comparative study between combined sciatic-femoral nerve block, via a single skin injection, and spinal block anesthesia for unilateral surgery of the lower limb. Rev Bras Anestesiol. 2010;60(6):584-92, 324-8.
34. Williams BA, Kentor ML, Vogt MT, Irrgang JJ, Bottegal MT, West RV, et al. Reduction of verbal pain scores after anterior cruciate ligament reconstruction with 2-day continuous femoral nerve block: a randomized clinical trial. Anesthesiology. 2006;104(2):315-27.
35. Zaric D, Boysen K, Christiansen J, Haastrup U, Kofoed H, Rawal N. Continuous popliteal sciatic nerve block for outpatient foot surgery – a randomized, controlled trial. Acta Anaesthesiol Scand. 2004;48(3):337-41.
36. Adali S, Erkalp K, Erden V, Cömlekçi M, Bülbül M, Aldemir T. Spinal anesthesia and combined sciatic nerve/lumbar plexus block techniques in lower extremity orthopedic surgery. Acta Orthop Traumatol Turc. 2011;45(4):225-32.

2

Transplante hepático – existe diferença significativa entre os valores de débito cardíaco obtidos com cateter de artéria pulmonar e aqueles obtidos com monitores de análise de contorno de pulso?

Matheus Fachini Vane
Desiree Mayara Marques
Bruno Erick Sinedino de Araújo
Ricardo Hideo Tachibana

P Hepatopatas submetidos a transplante hepático
I Débito cardíaco obtido com FloTrac/Vigileo® (Edwards Lifesciences (LLC), Irvine, California, EUA) ou PiCCO® (Pulsion Medical System, Munique, Alemanha) ou LiDCO® (LiDCO Plus Ltd., Cambridge, Reino Unido – método de análise de contorno de pulso)
C Débito cardíaco obtido com cateter de artéria pulmonar (cateter de Swan-Ganz – método de termodiluição)
O Correlação positiva entre os valores

MÉTODO

Critérios de inclusão
- Comparar os métodos de interesse em aferição de débito cardíaco.
- Estudos feitos durante o intraoperatório de transplante hepático.
- Idioma inglês ou português.

Critérios de exclusão
- Pacientes hepatopatas submetidos a transplante hepático como sujeitos do estudo.
- Comparar com métodos de obtenção de débito cardíaco.
- Métodos de obtenção de débito cardíaco diferentes dos métodos de interesse.
- Idioma diferente de inglês ou português.

Estratégias de busca

Descritores utilizados na base de dados Medline: (((swan ganz OR flo trac OR vigileo OR picco OR lidco OR cardiac output OR monitoring) AND liver transplant)) AND (diagnosis/broad[filter] OR comparative study OR evaluation study).

Resultados
- Trabalhos recuperados: 1.574.
- Trabalhos selecionados: 9.

Principais motivos para exclusão

Trabalhos que não utilizavam hepatopatas submetidos a transplante hepático em sua população ou que utilizavam outros métodos de aferição de débito cardíaco diferentes daqueles de interesse.

ANÁLISE DAS EVIDÊNCIAS

Artigo 1 – Grigorov Tzenkov I, Arnal Velasco D, Perez Peña JM, Olmedilla Arnal L, Garutti Martínez I, Sanz Fernández J. Cardiac output by femoral arterial thermodilution-calibrated pulse contour analysis during liver transplantation: comparison with pulmonary artery thermodilution. Transplant Proc. 2003;35(5):1920-2.

P   35 pacientes submetidos a transplante hepático.
I   Monitorização de débito cardíaco por análise de contorno de pulso utilizando monitor PiCCO® (v 4.1), calibrado apenas uma vez, no início do procedimento.
C   Monitorização do débito cardíaco por cateter de artéria pulmonar.
O   Coleta de dados pareados em dez momentos: após indução; 10 minutos antes e 10 minutos depois do pinçamento portal; 10 minutos antes e 10 minutos depois de clampeamento da veia cava; 10 minutos antes e 10 minutos depois da reperfusão do enxerto; 60 minutos após reperfusão do enxerto; ao final da anastomose biliar; ao final do procedimento cirúrgico. A análise estatística mostra que a correlação entre débito cardíaco obtido por análise de contorno de pulso e o obtido por cateter de artéria pulmonar não foi satisfatória.

Tabela 1   Escore de Jadad

Parâmetro	Sim/não	Pontuação
Randomização	Não	0
Randomização adequada	Não se aplica	0
Duplo-cego	Não	0
Cegamento adequado	Não se aplica	0
Descreve perdas	Não	0
Total		0 (má qualidade)

Artigo 2 – Biais M, Nouette-Gaulain K, Cottenceau V, Vallet A, Cochard JF, Revel P, et al. Cardiac output measurement in patients undergoing liver transplantation: pulmonary artery catheter versus uncalibrated arterial pressure waveform analysis. Anesth Analg. 2008;106(5):1480-6.

P Pacientes cirróticos (n = 20) submetidos a transplante hepático, excluindo-se menores de 18 anos, presença de arritmias cardíacas, índice de massa corporal acima de 40 kg/m^2 ou abaixo de 15 kg/m^2, doença cardíaca valvar e *shunt* intracardíaco.

I Pacientes com monitorização de débito cardíaco com monitor Vigileo® (análise de forma de onda).

C Pacientes monitorizados simultaneamente com cateter de artéria pulmonar (Swan-Ganz).

O Foram analisadas as medidas realizadas em quinze momentos durante a cirurgia:
T1-3: 5, 15 e 25 minutos após instalação de cateter de artéria pulmonar.
T4-6: 15, 25 e 35 minutos após pinçamento de veia porta.
T7-T9: 15, 25 e 35 minutos após hepatectomia.
T10-15: 10, 20, 30, 40, 50 e 60 minutos após reperfusão.

Tabela 2   Escore de Jadad

Parâmetro	Sim/não	Pontuação
Randomização	Não	0
Randomização adequada	Não se aplica	0
Duplo-cego	Não	0
Cegamento adequado	Não se aplica	0
Descreve perdas	Sim	+1
Total		1 (má qualidade)

As medidas foram realizadas durante um período mínimo de 5 minutos após alterações na infusão de drogas vasoativas, doses de drogas anestésicas ou alterações de parâmetros ventilatórios. A cada ponto de análise, três medidas consecutivas de débito cardíaco foram efetuadas pelo Vigileo® e se utilizou a média dessas medidas para análise de dados. Não foi especificada a versão do *software* utilizado pelo Vigileo®. Com relação ao método de obtenção dados, os valores foram obtidos por meio de dois operadores cegados.

A análise estatística dos resultados mostrou que não houve boa correlação entre os valores de débito cardíaco obtidos por análise de contorno de pulso (Vigileo®) em relação aos valores obtidos por termodiluição (cateter de artéria pulmonar), diferença ainda mais evidente nos pacientes Child-Pugh B e C, que apresentavam resistência vascular sistêmica menor.

Artigo 3 – Biancofiore G, Critchley LA, Lee A, Bindi L, Bisà M, Esposito M, et al. Evaluation of an uncalibrated arterial pulse contour cardiac output monitoring system in cirrhotic patients undergoing liver surgery. Br J Anaesth. 2009;102(1):47-54.

P   Trinta e um pacientes submetidos a transplante hepático, sendo dois deles excluídos por coleta incompleta de dados.
I   Paciente com monitorização de débito cardíaco com monitor Vigileo® (análise de forma de onda). *Software* versão 01.10.
C   Paciente monitorizado simultaneamente com cateter de artéria pulmonar (Swan-Ganz).
O   Foram coletados dados de índice cardíaco pareados em dez momentos do procedimento: T1 – incisão abdominal; T2 – imediatamente antes do *bypass*; T3 – 30 minutos após *bypass*; T4 – 5 minutos depois de reperfusão do enxerto; T5 – fechamento abdominal; T6, T7, T8, T9 e T10 – 1, 6, 12, 18 e 24 horas após admissão em unidade de terapia intensiva (UTI). A análise estatística dos dados mostrou que o débito cardíaco obtido pelo Vigileo® na população estudada foi subestimado e mostrou pouca correlação com os resultados obtidos por termodiluição (Swan-Ganz), de modo a exceder a variação aceitável para aplicação clínica.

Tabela 3   Escore de Jadad

Parâmetro	Sim/não	Pontuação
Randomização	Não	0
Randomização adequada	Não se aplica	0
Duplo-cego	Não	0
Cegamento adequado	Não se aplica	0
Descreve perdas	Sim	+1
Total		1 (má qualidade)

Artigo 4 – Akiyoshi K, Kandabashi T, Kaji J, Yamaura K, Yoshimura H, Irita K, et al. Accuracy of arterial pressure waveform analysis for cardiac output measurement in comparison with thermodilution methods in patients undergoing living donor liver transplantation. J Anesth. 2011;25(2):178-83.

P   Vinte pacientes submetidos a transplante hepático intervivos. Foram excluídos os pacientes com doenças pulmonares e/ou cardíacas preexistentes, os pacientes com hipertensão pulmonar e os pacientes com insuficiência hepática aguda.
I   Débito cardíaco aferido por análise de contorno de pulso (FloTrac/Vigileo® v1.1). Foi feita também a simulação em computador com o *software* v3.0 do FloTrac/Vigileo®.

C Débito cardíaco aferido com o uso de cateter de artéria pulmonar.
O Foram realizadas as medidas pareadas de débito cardíaco nos seguintes momentos:
T1: pré-operatório.
T2: logo após o início da cirurgia.
T3: antes da dissecção hepática.
T4: durante a fase anepática.
T5: pós-reperfusão
T6: no final da cirurgia.

Tabela 4   Escore de Jadad

Parâmetro	Sim/não	Pontuação
Randomização	Não	0
Randomização adequada	Não se aplica	0
Duplo-cego	Não	0
Cegamento adequado	Não se aplica	0
Descreve perdas	Sim	+1
Total		1 (má qualidade)

A análise estatística mostra que não houve correlação adequada entre os valores obtidos com análise de contorno de pulso (em ambas as versões do *software* do monitor Vigileo®), havendo porcentagem de erro superior ao limite do aceitável clinicamente quando comparado ao débito cardíaco obtido pelo cateter de artéria pulmonar.

Artigo 5 – Biancofiore G, Critchley LA, Lee A, Yang XX, Bindi LM, Esposito M, et al. Evaluation of a new software version of the FloTrac/Vigileo (version 3.02) and a comparison with previous data in cirrhotic patients undergoing liver transplant surgery. Anesth Analg. 2011;113(3):515-22.

P Vinte e um pacientes cirróticos submetidos a transplante hepático.
I Paciente com monitorização de débito cardíaco com monitor Vigileo® (análise de forma de onda). *Software* versão 03.02.
C Paciente monitorizado simultaneamente com cateter de artéria pulmonar (Swan-Ganz).
O Foram coletados dados de índice cardíaco pareados em dez momentos do procedimento: T1– incisão abdominal; T2 – imediatamente antes do *bypass*; T3 – 30 minutos após *bypass*; T4 – 5 minutos depois de reperfusão do enxerto; T5 – fechamento abdominal; T6, T7, T8, T9 e T10 – 1, 6, 12, 18 e 24 horas após admissão em UTI. A análise estatística dos dados mostrou que o débito cardíaco obtido pela nova versão do *software* do Vigileo® mostrou melhora importante em

sua precisão em relação às versões mais antigas (dados comparados com estudo de 2009, realizado pela mesma equipe, que utilizou *software* versão 1.10). Entretanto, a porcentagem de erro se manteve acima dos 30% aceitáveis.

Tabela 5 Escore de Jadad

Parâmetro	Sim/não	Pontuação
Randomização	Não	0
Randomização adequada	Não se aplica	0
Duplo-cego	Não	0
Cegamento adequado	Não se aplica	0
Descreve perdas	Não	0
Total		0 (má qualidade)

Artigo 6 – Su BC, Tsai YF, Chen CY, Yu HP, Yang MW, Lee WC, et al. Cardiac output derived from arterial pressure waveform analysis in patients undergoing liver transplantation: validity of a third-generation device. Transplant Proc. 2012;44(2):424-8.

P Vinte e oito pacientes submetidos a transplante hepático.
I Paciente com monitorização de débito cardíaco com monitor Vigileo® (análise de forma de onda). *Software* versão 03.02.
C Paciente monitorizado simultaneamente com cateter de artéria pulmonar (Swan-Ganz).
O Foram obtidas as medidas pareadas de débito cardíaco a cada 5 minutos, iniciando-se após a instalação do cateter de artéria pulmonar e terminando ao encaminhar o paciente para a UTI. Um total de 3.234 pares de dados foi coletado. Houve concordância insatisfatória de resultados em 25 pacientes, concordância satisfatória em 3 pacientes e concordância excelente em nenhum dos casos avaliados.

Tabela 6 Escore de Jadad

Parâmetro	Sim/não	Pontuação
Randomização	Não	0
Randomização adequada	Não se aplica	0
Duplo-cego	Não	0
Cegamento adequado	Não se aplica	0
Descreve perdas	Não	0
Total		0 (má qualidade)

Artigo 7 – Tsai YF, Su BC, Lin CC, Liu FC, Lee WC, Yu HP. Cardiac output derived from arterial pressure waveform analysis: validation of the third-generation software in patients undergoing orthotopic liver transplantation. Transplant Proc. 2012;44(2):433-7.

P   Vinte pacientes submetidos a transplante hepático. Foram excluídos do estudo os pacientes com arritmia cardíaca pré-operatória, valvopatias significativas, *shunt* intracardíaco ou doença arterial oclusiva.

I   Paciente com monitorização de débito cardíaco com monitor Vigileo® (análise de contorno de onda). *Software* versão 3.02.

C   Paciente monitorizado simultaneamente com cateter de artéria pulmonar (Swan-Ganz).

O   Foram obtidas as medidas pareadas em dez momentos do procedimento cirúrgico: imediatamente após instalação de cateter de artéria pulmonar; 1 hora após incisão cirúrgica; 10 a 15 minutos antes de pinçamento de veia cava inferior; 10 a 15 após pinçamento de veia cava inferior; 10 a 15 minutos antes de reperfusão pela veia porta; 3 minutos após reperfusão pela veia porta; 10 minutos após reperfusão pela veia porta; 10 a 15 minutos após reperfusão por artéria hepática; ao final da anastomose biliar; ao final do procedimento cirúrgico.

Tabela 7   Escore de Jadad

Parâmetro	Sim/não	Pontuação
Randomização	Não	0
Randomização adequada	Não se aplica	0
Duplo-cego	Não	0
Cegamento adequado	Não se aplica	0
Descreve perdas	Não	0
Total		0 (má qualidade)

A análise estatística conclui que houve grande porcentagem de erro entre os valores obtidos com FloTrac/Vigileo® v3.02 e os obtidos por cateter de artéria pulmonar no intraoperatório.

Artigo 8 – Feltracco P, Biancofiore G, Ori C, Saner FH, Della Rocca G. Limits and pitfalls of haemodynamic monitoring systems in liver transplantation surgery. Minerva Anestesiol. 2012;78(12):1372-84.

Revisão sistemática, sem metanálise, em que foram avaliados 63 artigos da literatura relacionados à monitorização hemodinâmica durante o transplante hepático.

PiCCO®

A análise de literatura encontrou estudos que mostraram que os valores de débito cardíaco obtidos pelo monitor são confiáveis mesmo durante alterações hemodinâmicas bruscas ao longo do transplante hepático, entretanto tais achados não são consistentes. Alterações maiores que 20% no tônus vascular podem afetar as medidas obtidas pelo PiCCO®. Recomenda-se, ainda, a recalibração do equipamento quando houver mudanças importantes de resistência vascular ou perda sanguínea aguda.

LIDCO®

Existem resultados conflitantes sobre sua acurácia em transplantes hepáticos. Estudos mostraram boa relação entre o débito cardíaco medido pelo cateter de artéria pulmonar e LIDCO® no pós-operatório em UTI nos pacientes submetidos a transplante hepático. Entretanto, quando avaliada durante o intraoperatório, essa relação mostrou porcentagem de erro maior que 30%, portanto, acima do limite aceito. Como utiliza a pressão aferida na artéria radial, a relação entre a pressão medida e a pressão real na aorta pode ser significativamente discrepante durante condições de vasodilatação esplâncnica importante e uso de vasopressores.

FloTrac/Vigileo®

Quando comparado com cateter de artéria pulmonar no período intraoperatório de transplante hepático, mostra uma porcentagem de erro acima de 30%, principalmente em pacientes Child-Pugh B ou C. A atualização do *software* do monitor Vigileo® (v3.02) reduziu o erro quando comparado às aferições do cateter de artéria pulmonar, mas ainda se mantém acima do limite aceito clinicamente.

Artigo 9 – Rudnick MR, Marchi LD, Plotkin JS. Hemodynamic monitoring during liver transplantation: a state of the art review. World J Hepatol. 2015;7(10):1302-11.

Revisão sistemática sem metanálise. Foram analisados 105 artigos relacionados à monitorização hemodinâmica, discutindo e comparando métodos dessa monitorização durante o período intraoperatório de transplante hepático. Foram avaliados métodos de medida de pressão arterial invasiva, cateter de artéria pulmonar, medida de débito cardíaco por contorno de onda, variação de volume sistólico, variação de pressão de pulso e ecocardiografia transesofágica. Avaliou-se, ainda, a validade de cada método de monitorização hemodinâmica e suas vantagens e limitações durante o transplante hepático.

Em relação ao débito cardíaco, foram analisados cateter de artéria pulmonar, monitores de avaliação de forma de onda (PiCCO®, LiDCO® e Vigileo®) e ecocardiografia transesofágica.

A revisão conclui que o cateter de artéria pulmonar, apesar de apresentar limitações, ainda é uma forma de medida de débito cardíaco acurada, além de monitorizar e permitir manejo mais adequado da pressão arterial pulmonar em paciente com hipertensão pulmonar, o que consiste em fazer importante prognóstico no pós-operatório.

Os monitores de análise de onda são opções menos invasivas para cálculo do débito cardíaco, entretanto não apresentam acurácia nos valores medidos em pacientes com cirrose avançada ou durante o transplante hepático. Por outro lado, análise de variação de pressão de pulso parece prever, adequadamente, a responsividade do paciente à infusão de fluidos.

O ecocardiograma transesofágico é um método mais direto de aferição de débito cardíaco no intraoperatório, permitindo avaliar ainda outros fatores como responsividade a volume, isquemia miocárdica e embolia, mas é operador dependente e sua aplicação depende muito da experiência do anestesiologista com o método.

SÍNTESE DA EVIDÊNCIA

Ainda hoje, o cateter de artéria pulmonar é utilizado como método de avaliação de débito cardíaco durante o intraoperatório de transplantes hepáticos em muitos centros no mundo. Entretanto, trata-se de método bastante invasivo, com complicações relacionadas ao seu uso, por isso métodos menos invasivos de avaliação de débito cardíaco vêm sendo buscados.

A análise de contorno de pulso que utiliza o monitor PiCCO® não se mostrou satisfatória para monitorização de débito cardíaco em pacientes submetidos a transplante hepático, com margem de erro superior à aceitável quando os resultados são comparados com os obtidos pelo método de termodiluição (cateter de artéria pulmonar)(3B)[1].

Outro monitor que utiliza a análise do contorno de pulso para cálculo do débito cardíaco é o FloTrac/Vigileo®. No entanto, na população cirrótica submetida a transplante hepático, observou-se que a porcentagem de erro nos valores obtidos para o débito cardíaco por esse método foi superior à aceitável quando comparado aos valores obtidos pelo cateter de artéria pulmonar. Essa discrepância foi ainda mais acentuada em pacientes com Child-Pugh B ou C, provavelmente em razão de maior vasodilatação periférica e de seu estado hiperdinâmico mais acentuado (3B)[2].

A utilização do FloTrac/Vigileo® vem sendo testada desde o seu lançamento, buscando validação para utilização em pacientes submetidos a transplante hepático. A avaliação durante o intraoperatório do débito cardíaco calculado pela versão 1.10 demonstrou discrepância importante entre os valores obtidos para débito cardíaco quando comparada a dados colhidos de modo pareado pelo método de termodiluição, com porcentagem de erro acima de 30%. A acurácia desse método em pacientes hiperdinâmicos e vasodilatados (baixo valor de resistências vasculares: sistêmicas e pulmonares), como os da população estudada, foi insatisfatória (3B)[3].

Buscando corrigir essa discrepância de resultados, foram realizadas as atualizações no *software* utilizado no monitor Vigileo®. Quando testada a versão 3.02 do *software* desse monitor, constatou-se que os valores de débito cardíaco obtidos ainda apresentavam discrepância importante quando comparados aos valores obtidos via cateter de artéria pulmonar, com erro superior a 30% (3B)[4,5].

Alguns estudos compararam, ainda, a versão 1.10 com a 3.02 do *software* utilizado pelo Vigileo® e com os valores obtidos por termodiluição. Desse modo, foi possível observar que houve melhora na acurácia do algoritmo utilizado para cálculo do débito cardíaco com a atualização do *software*, mas ainda assim, quando comparados aos dados de débito cardíaco obtidos ao utilizar o cateter de artéria pulmonar, ainda há discrepância significativa de resultados, que se mantêm com erro acima de 30%[6-8].

Revisões sobre o assunto também foram feitas, comparando trabalhos que utilizam aferições de débito cardíaco pelos monitores PiCCO®, LiDCO® e FloTrac/Vigileo®. Tais revisões mostram que os três monitores apresentam limitações na obtenção dos valores de débito cardíaco quando comparados com o cateter de artéria pulmonar (3A)[8,9].

O monitor PiCCO®, quando recalibrado durante o intraoperatório, pode apresentar erros menores se comparado ao cateter de artéria pulmonar, talvez por utilizar curva de pressão da artéria femoral em sua análise. Já o FloTrac/Vigileo® e o LiDCO®, por utilizarem curva de pulso de artéria radial, podem apresentar discrepâncias mais importantes, principalmente em situações em que há vasodilatação esplâncnica e/ou utilização de vasopressores, pois a curva em artéria radial pode ser distinta daquela da aorta no mesmo momento (3A)[8].

RECOMENDAÇÃO

Com base nos estudos levantados, pode-se afirmar que métodos menos invasivos de cálculo do débito cardíaco, como os monitores avaliados (PiCCO®, LiDCO® e FloTrac/Vigileo®), ainda apresentam erro relevante quando comparados aos dados obtidos por termodiluição via cateter de artéria pulmonar em pacientes submetidos a transplante hepático.

Desse modo, o cateter de artéria pulmonar (Swan-Ganz) não deve ser substituído por métodos de análise de contorno de pulso em pacientes cirróticos no período intraoperatório de transplante hepático (grau de recomendação B).

REFERÊNCIAS BIBLIOGRÁFICAS

1. Grigorov Tzenkov I, Arnal Velasco D, Perez Peña JM, Olmedilla Arnal L, Garutti Martínez I, Sanz Fernández J. Cardiac output by femoral arterial thermodilution-calibrated pulse contour analysis during liver transplantation: comparison with pulmonary artery thermodilution. Transplant Proc. 2003;35(5):1920-2.
2. Biais M, Nouette-Gaulain K, Cottenceau V, Vallet A, Cochard JF, Revel P, et al. Cardiac output measurement in patients undergoing liver transplantation: pulmonary artery catheter versus uncalibrated arterial pressure waveform analysis. Anesth Analg. 2008;106(5):1480-6.

3. Biancofiore G, Critchley LA, Lee A, Bindi L, Bisà M, Esposito M, et al. Evaluation of an uncalibrated arterial pulse contour cardiac output monitoring system in cirrhotic patients undergoing liver surgery. Br J Anaesth. 2009;102(1):47-54.
4. Su BC, Tsai YF, Chen CY, Yu HP, Yang MW, Lee WC, et al. Cardiac output derived from arterial pressure waveform analysis in patients undergoing liver transplantation: validity of a third-generation device. Transplant Proc. 2012;44(2):424-8.
5. Tsai YF, Su BC, Lin CC, Liu FC, Lee WC, Yu HP. Cardiac output derived from arterial pressure waveform analysis: validation of the third-generation software in patients undergoing orthotopic liver transplantation. Transplant Proc. 2012;44(2):433-7.
6. Akiyoshi K, Kandabashi T, Kaji J, Yamaura K, Yoshimura H, Irita K, et al. Accuracy of arterial pressure waveform analysis for cardiac output measurement in comparison with thermodilution methods in patients undergoing living donor liver transplantation. J Anesth. 2011;25(2):178-83.
7. Biancofiore G, Critchley LA, Lee A, Yang XX, Bindi LM, Esposito M, et al. Evaluation of a new software version of the FloTrac/Vigileo (version 3.02) and a comparison with previous data in cirrhotic patients undergoing liver transplant surgery. Anesth Analg. 2011;113(3):515-22.
8. Feltracco P, Biancofiore G, Ori C, Saner FH, Della Rocca G. Limits and pitfalls of haemodynamic monitoring systems in liver transplantation surgery. Minerva Anestesiol. 2012;78(12):1372-84.
9. Rudnick MR, Marchi LD, Plotkin JS. Hemodynamic monitoring during liver transplantation: a state of the art review. World J Hepatol. 2015;7(10):1302-11.

3

Qual é o benefício da anestesia venosa comparada com a anestesia inalatória em cirurgia torácica durante a ventilação monopulmonar?

Nora Elizabeth Rojas Alvarez
Joaquim Edson Vieira
Wanderley Marques Bernardo
Claudia Marquez Simões

P Utilização de ventilação monopulmonar (VMP)
I Anestesia venosa
C Analgesia inalatória
O Complicações/*shunt* intrapulmonar/hipoxemia/vasoconstrição hipóxica

MÉTODO

Critérios de inclusão
- Pacientes submetidos à VMP.
- Comparação e análise de desfechos entre anestesia geral balanceada ou venosa total.
- Ensaios clínicos randomizados.

Critérios de exclusão
- Utilização de técnica anestésica diferente de geral balanceada ou geral venosa total.
- Não comparar anestesia venosa total com anestesia geral balanceada.
- Texto escrito em idioma diferente do inglês.
- Estudos realizados em animais.
- Relatos de casos.

Estratégias de busca

Descritores utilizados para pesquisa na base Medline: (intravenous AND inhalation anesthetics AND One-Lung Ventilation) AND RANDOM* AND (outcome OR complications OR intrapulmonary shunt OR shunt OR hypoxemia OR hypoxic pulmonary vasoconstriction).

Resultados
- Artigos recuperados: 28.
- Artigos selecionados: 8.

Principais motivos para exclusão
- Não comparar anestesia geral balanceada com anestesia venosa total.
- Estudos realizados em animais.
- Não avaliar desfechos propostos.
- Texto escrito em idioma diferente do inglês.

ANÁLISE DAS EVIDÊNCIAS

Artigo 1 – Schilling T, Kozian A, Kretzschmar M, Huth C, Welte T, Bühling F, et al. Effects of propofol and desflurane anaesthesia on the alveolar inflammatory response to one-lung ventilation. Br J Anaesth. 2007;99(3):368-75.

P (n = 30) Pacientes com estado físico de acordo com a escala da American Society of Anaesthesiologists (ASA) 2 ou 3, com boa função pulmonar, sem hipertensão pulmonar ou história de tabagismo persistente, submetidos à cirurgia torácica aberta eletiva utilizando VMP.

I (n = 15) Pacientes submetidos ao procedimento sob anestesia venosa total (infusão contínua de propofol e remifentanil).

C (n = 15) Pacientes submetidos ao procedimento sob anestesia geral balanceada com desflurano e infusão de remifentanil.

O Teste de marcadores pró-inflamatórios no nível intra-alveolar por meio de lavagem alveolar.
- T0: 30 minutos após entubação, antes da toracotomia.
- T1: imediatamente após a cirurgia.
- T2: no pós-operatório, 2 horas depois de terminar a cirurgia.

Tabela 1 Escore de Jadad

Parâmetro	Sim/não	Pontuação
Randomização	Sim	+1
Randomização adequada	Sim	+1
Duplo-cego	Não	0
Cegamento adequado	Não houve	0
Descreve perdas	Sim	+1
Total		3 (boa qualidade)

No grupo que recebeu propofol nos três tempos (p < 0,05), houve elevação significativa do número de células inflamatórias intra-alveolares. Já no grupo do desflurano, o aumento não foi significante. Também houve elevação proporcionalmente significante no número de granulócitos em comparação ao de linfócitos no grupo da anestesia venosa no pós-operatório. A proporção macrófagos se manteve constante nos dois grupos.

Artigo 2 – Schilling T, Kozian A, Senturk M, Huth C, Reinhold A, Hedenstierna G, et al. Effects of volatile and intravenous anesthesia on the alveolar and systemic inflammatory response in thoracic surgical patients. Anesthesiology. 2011;115(1):65-74.

P (n = 63) Pacientes com estado físico ASA 1 ou 2, sem pneumopatia crônica grave, hipertensão pulmonar, coagulopatia, história de tabagismo atual elevado, sem doenças infecciosas, submetidos à cirurgia torácica aberta (lobectomia/pneumectomia) com VMP.

I (n = 21) Pacientes submetidos ao procedimento sob anestesia venosa total (infusão contínua de propofol e remifentanil).

C (n = 42) Pacientes submetidos ao procedimento sob anestesia geral balanceada com infusão contínua de remifentanil e sevofurano (n = 21) ou com infusão contínua de remifentanil e desflurano (n = 21).

O Concentrações das citocinas TNF-α, IL-1β, IL-6, IL-8, IL-10 e IL-12p70 no nível sistêmico e local (lavagem broncoalveolar do pulmão dependente).

- T1: após entubação.
- T2: antes da toracotomia.
- T3: 30 minutos após o término da cirurgia.

Tabela 2 Escore de Jadad

Parâmetro	Sim/não	Pontuação
Randomização	Sim	+1
Randomização adequada	Sim	+1
Duplo-cego	Não	0
Cegamento adequado	Não se aplica	0
Descreve perdas	Sim	+1
Total		3 (boa qualidade)

Nos alvéolos, as concentrações de IL-6 e IL-8 aumentaram após o início da VMP ($p = 0,001$) no grupo dos pacientes que receberam propofol. Além disso, no pós-operatório, os níveis de TNF-α ($p = 0,001$), IL-1β, IL-6 ($p = 0,002$) e IL-8 ($p = 0,025$) aumentaram no pulmão dependente. A elevação das concentrações de TNF-α, IL-1β e IL-8 no nível sistêmico não foi significativa. Apenas a elevação de IL-6 nos três grupos foi importante ($p < 0,001$). Os níveis intra-alveolares de IL-10 tiveram aumento no intraoperatório e queda 2 horas no pós-operatório, ambas importantes no grupo que recebeu propofol. No grupo que recebeu desflurano, não houve mudança na concentração dessa citocina. A VMP não causou aumento dos níveis de IL-10 nem de IL-12p70 em ambos os grupos.

A média das concentrações, tanto de albumina como de proteínas, aumentou nos dois grupos. Entretanto, o aumento foi significativamente menor no grupo do desflurano. Da mesma maneira, a elevação das concentrações de elastase dos polimorfonucleares e IL-8, no grupo da anestesia com inalatório, não foi importante. O aumento do TNF-α ($p < 0,05$) e sICAM-1 ($p < 0,05$) foi significativo no grupo do propofol.

Artigo 3 – Huang CH, Wang YP, Wu PY, Chien CT, Cheng YJ. Propofol infusion shortens and attenuates oxidative stress during one lung ventilation. Acta Anaesthesiol Taiwan. 2008;46(4):160-5.

P (n = 30) Pacientes com estado ASA 1 a 2, entre 20 a 60 anos, submetidos à toracoscopia ou à cirurgia esofágica com utilização de VMP.
I (n = 15) Pacientes submetidos ao procedimento sob anestesia venosa total com infusão contínua de propofol.
C (n = 15) Pacientes submetidos ao procedimento sob anestesia geral com isoflurano.
O Coleta de amostras para análise de concentrações plasmáticas de radicais livres e estado antioxidante total.
- T1: em decúbito lateral, antes de começar a VMP.
- T2: imediatamente após retomar a ventilação bipulmonar (VBP).

- T3: 5 minutos após retomar a VBP.
- T4: 20 minutos após retomar a VBP.

Tabela 3 Escore de Jadad

Parâmetro	Sim/não	Pontuação
Randomização	Sim	+1
Randomização adequada	Não específica	0
Duplo-cego	Não	0
Cegamento adequado	Não houve	0
Descreve perdas	Sim	+1
Total		2 (má qualidade)

Em média, os níveis dos radicais livres no grupo do propofol foram significativamente menores em T3 e T4 e foi detectado um estado antioxidante a partir de T1. De T1 a T3, não houve diferença nas concentrações de radicais livres de ambos os grupos. Isso sugere a ausência de correlação entre produção de radicais livres e o estado antioxidante total (p = 0,059). Os pacientes de sexo masculino e menores de 35 anos apresentaram tendência significativa a ter menores concentrações de produtos reativos de oxigênio.

Artigo 4 – Erturk E, Topaloglu S, Dohman D, Kutanis D, Besir A, Demirci Y, et al. The comparison of the effects of sevoflurane inhalation anesthesia and intravenous propofol anesthesia on oxidative stress in one lung ventilation. Biomed Res Int. 2014;2014:360936.

P   (n = 44) Pacientes com estado físico ASA 1 ou 2, entre 18 e 65 anos, sem doença renal ou hepática grave nem história de tabagismo atual ou consumo de antioxidantes.

I   (n = 22) Pacientes submetidos ao procedimento sob anestesia venosa total (infusão contínua de propofol e remifentanil).

C   (n = 22) Pacientes submetidos ao procedimento sob anestesia geral balanceada (sevofurano 1-2,5% em fluxo diluente com mistura de O_2/N_2O a 40/60%).

O   Concentrações mensuradas de malonilaldeído (MDA) e albumina modificada por isquemia (*isquemic-modified albumina* – IMA) no nível sistêmico, nos momentos:
- T1: antes da indução.
- T2: em VMP, 1 minuto antes de mudar a VBP, já realizado o procedimento.
- T3: 30 minutos após T2.
- T4: 6 horas depois de terminar a cirurgia, na UTI.

Tabela 4 Escore de Jadad

Parâmetro	Sim/não	Pontuação
Randomização	Sim	+1
Randomização adequada	Não específica	0
Duplo-cego	Não	0
Cegamento adequado	Não se aplica	0
Descreve perdas	Não	0
Total		1 (má qualidade)

Não houve diferença significativa nos níveis de MDA obtidos nos dois grupos (p > 0,05). Os níveis de IMA foram significativamente menores no grupo dos pacientes que receberam sevoflurano em T4 se comparados com os do grupo que recebeu propofol (0,76 ± 0,09; 0,83 ± 0,09, respectivamente p < 0,05).

Artigo 5 – Pruszkowski O, Dalibon N, Moutafis M, Jugan E, Law-Koune JD, Laloë PA, et al. Effects of propofol vs. sevoflurane on arterial oxygenation during one-lung ventilation. Br J Anaesth. 2007;98(4):539-44.

P (n = 80) Pacientes entre 18 e 70 anos, com estado físico ASA 1 a 3, submetidos à lobectomia eletiva utilizando VMP, com possibilidade de realização de analgesia peridural, sem histórico de consumo de inibidores da ECA, inibidores de ARA II, antagonista do íon cálcio, sildenafil ou nitratos. Sem exclusão de fumantes ou pacientes com comprometimento da função cardiovascular ou pulmonar. Monitorados com índice bispectral (BIS).

I (n = 32) Pacientes submetidos ao procedimento sob anestesia venosa total (infusão contínua de propofol e *bolus* de sufentanil) + analgesia peridural com ropivacaína e sufentanil.

C (n = 33) Pacientes submetidos ao procedimento sob anestesia geral balanceada com desflurano e *bolus* de sufentanil + analgesia peridural com ropivacaína e sufentanil.

O Coleta seriada de gasometria arterial para avaliar oxigenação do paciente no intraoperatório.

- T0: 15 minutos antes de posicionar o paciente em decúbito lateral.
- T1: coletas de gasometria arterial de 5 em 5 minutos pelos primeiros 40 minutos da VMP após toracotomia.

Tabela 5 Escore de Jadad

Parâmetro	Sim/não	Pontuação
Randomização	Sim	+1
Randomização adequada	Sim	+1
Duplo-cego	Não	0
Cegamento adequado	Não se aplica	0
Descreve perdas	Sim	+1
Total		3 (boa qualidade)

A saturação de oxigênio (SO_2) teve queda similar em ambos os grupos após início de VMP. A pressão arterial de oxigênio (PaO_2) diminuiu em ambos os grupos no começo da VMP, com significância estatística para cada grupo ($p < 0,05$). O pH e a $PaCO_2$ não mudaram, assim como a fração expirada de CO_2 ($EtCO_2$) em ambos os grupos. Os pacientes apresentaram maior estabilidade hemodinâmica por conta de menor concentração alveolar mínima (CAM) de inalatório utilizada (1,3 ± 0,3%, aproximadamente 0,5-0,7 CAM), uma vez que o BIS garantiu uma dose razoável de inalatório, segundo o estudo, evitando chegar na dose que certamente causaria inibição da vasoconstrição hipóxica pulmonar (VHP).

Artigo 6 – Schwarzkopf K, Hueter L, Schreiber T, Preussler NP, Loeb V, Karzai W. Oxygenation during one-lung ventilation with propofol or sevoflurane. Middle East J Anaesthesiol. 2009;20(3):397-400.

P (n = 54) Pacientes com estado físico ASA 1 a 3, submetidos à cirurgia videotoracoscópica.

I (n = 26) Pacientes submetidos ao procedimento sob anestesia venosa total com infusão contínua de propofol.

C (n = 28) Pacientes submetidos ao procedimento sob anestesia geral balanceada com 1 CAM de sevoflurano.

O Avaliação de oxigenação e parâmetros hemodinâmicos em diferentes tempos.
- T0: em VBP no começo da cirurgia.
- T1: 10 minutos após começo de VMP.
- T2: 20 minutos após começo de VMP.
- T3: 30 minutos após começo de VMP.

Tabela 6   Escore de Jadad

Parâmetro	Sim/não	Pontuação
Randomização	Sim	+1
Randomização adequada	Não	-1
Duplo-cego	Não	0
Cegamento adequado	Não se aplica	0
Descreve perdas	Sim	+1
Total		1 (má qualidade)

Não houve diferença estatística nas mudanças de oxigênio e das variáveis hemodinâmicas nos diversos tempos avaliados de ambos os grupos.

Artigo 7 – Fukuoka N, Iida H, Akamatsu S, Nagase K, Iwata H, Dohi S. The association between the initial end-tidal carbon dioxide difference and the lowest arterial oxygen tension value obtained during one-lung anesthesia with propofol or sevoflurane. J Cardiothorac Vasc Anesth. 2009;23(6):775-9.

P   (n = 32) Pacientes com estado físico ASA 1 a 2, submetidos à cirurgia torácica com utilização de VMP. Excluídos os pacientes com doença cardiopulmonar grave e obesidade com índice de massa corporal (IMC) maior que 30.

I   (n = 16) Pacientes submetidos ao procedimento sob anestesia venosa total com infusão contínua de propofol.

C   (n = 16) Pacientes submetidos ao procedimento sob anestesia geral balanceada com sevoflurano.

O   Avaliação da diferença de $PaCO_2$ (pressão arterial de CO_2) e $ETCO_2$ (fração expirada de CO_2) durante a VBP e 3 minutos depois do começo da VMP. Também foi avaliada a PaO_2 em diversos tempos:

- T0: em VBP, após indução de anestesia.
- T1: 5 minutos após começo de VMP.
- T2: 15 minutos após começo de VMP.
- T3: 30 minutos após começo de VMP.
- T4: 45 minutos após começo de VMP.

Tabela 7   Escore de Jadad

Parâmetro	Sim/não	Pontuação
Randomização	Sim	+1
Randomização adequada	Sim	+1
Duplo-cego	Não	0
Cegamento adequado	Não se aplica	0
Descreve perdas	Sim	+1
Total		3 (boa qualidade)

Ambos os grupos apresentaram diminuição da PaO_2 no começo da VMP ($p < 0,05$), porém não houve diferença significativa entre os dois grupos. Após 30 minutos do começo da VMP, obteve-se a menor PaO_2 para os dois grupos. Cinco minutos após começo da VMP, o gradiente $PaCO_2$–$ETCO_2$ foi maior e foi significativo nos dois grupos.

Com respeito aos parâmetros hemodinâmicos, não houve diferenças significativas entre os grupos nos tempos avaliados, exceto a frequência respiratória durante a VBP.

Artigo 8 – Beck DH, Doepfmer UR, Sinemus C, Bloch A, Schenk MR, Kox WJ. Effects of sevoflurane and propofol on pulmonary shunt fraction during one-lung ventilation for thoracic surgery. Br J Anaesth. 2001;86(1):38-43.

P   (n = 40) Pacientes submetidos à cirurgia torácica utilizando VMP. Monitorados com cateter arterial e cateter locado na artéria pulmonar para calcular o débito cardíaco por meio de termodiluição.

I   (n = 20) Pacientes submetidos ao procedimento sob anestesia venosa total (infusão contínua de propofol e *bolus* de fentanil).

C   (n = 20) Pacientes submetidos ao procedimento sob anestesia geral balanceada (sevoflurano e *bolus* de fentanil).

O   Variação do débito cardíaco e da fração do *shunt* (coletando amostras de sangue venosa mista e sangue arterial).

- T0: 30 minutos após entubação com VBP e em posição supina.
- T1: 30 minutos após o início da VMP e em posição supina.
- T2: depois da toracotomia e antes da manipulação do tecido pulmonar, em posição de decúbito lateral.

Tabela 8 Escore de Jadad

Parâmetro	Sim/não	Pontuação
Randomização	Sim	+1
Randomização adequada	Não	−1
Duplo-cego	Não	0
Cegamento adequado	Não se aplica	0
Descreve perdas	Sim	+1
Total		1 (má qualidade)

Ao trocar a VBP para a VMP, houve aumento da fração do *shunt* em cada grupo, no entanto não foi estatisticamente significante. Variáveis hemodinâmicas, como frequência cardíaca, pressão arterial média, pressão venosa central e pressão no capilar pulmonar, não mostraram diferenças significativas nos dois grupos. Mesmo variáveis que dependem diretamente da vasoconstricção hipóxica, como índice cardíaco, pressão venosa mista de oxigênio e pressão parcial de CO_2 arterial, não diferiram de maneira importante.

Artigo 9 – Kellow NH, Scott AD, White SA, Feneck RO. Comparison of the effects of propofol and isoflurane anaesthesia on right ventricular function and shunt fraction during thoracic surgery. Br J Anaesth. 1995;75(5):578-82.

P (n = 22) Pacientes entre 18 e 75 anos submetidos à toracotomia eletiva secundária a lobectomia, pneumectomia ou pleurectomia utilizando VMP, preferivelmente sem alteração do ritmo cardíaco. Monitorados com cateter locado na artéria pulmonar para calcular o débito cardíaco por meio de termodiluição.

I (n = 10) Pacientes submetidos ao procedimento sob anestesia venosa total com infusão contínua de propofol.

C (n = 12) Pacientes submetidos ao procedimento sob anestesia geral balanceada com isoflurano.

O Variação do débito cardíaco e fração do *shunt* (coletando amostras de sangue venoso misto e sangue arterial).

- T0: 20 minutos após indução com VBP.
- T1: 20 minutos após do início da VMP e antes de ligar estruturas vasculares e/ou bronquiais.
- T2: durante o fechamento da parede torácica e pelo menos 20 minutos depois de ventilar adequadamente o tecido pulmonar remanescente.

Tabela 9 Escore de Jadad

Parâmetro	Sim/não	Pontuação
Randomização	Sim	+1
Randomização adequada	Não	-1
Duplo-cego	Não	0
Cegamento adequado	Não se aplica	0
Descreve perdas	Sim	+1
Total		1 (má qualidade)

O índice cardíaco teve redução significativa durante a VBP nos dois grupos, mas se resolveu satisfatoriamente ao começar a VMP no grupo que recebeu isoflurano, fato que não aconteceu no grupo que recebeu propofol ($p < 0,01$). Essa queda no índice cardíaco foi relacionada diretamente à diminuição da fração de ejeção do ventrículo direito, importante nos três tempos no grupo do propofol. O índice do volume de final de sístole aumentou significativamente no grupo que recebeu propofol nos três tempos. No grupo do isoflurano, manteve-se estável.

Por outro lado, durante a VMP, a fração do *shunt* aumentou significativamente no grupo que recebeu isoflurano ($p < 0,01$), três vezes sobre a linha de base, mas no grupo que recebeu propofol aumentou menos da metade, embora tenha atingido também uma cifra significativa ($p < 0,05$). A diferença entre a magnitude da elevação do *shunt* entre os dois grupos foi estatisticamente significativa ($p < 0,05$).

Artigo 10 – Lee JJ, Kim GH, Kim JA, Yang M, Ahn HJ, Sim WS, et al. Comparison of pulmonary morbidity using sevoflurane or propofol-remifentanil anesthesia in an Ivor Lewis operation. J Cardiothorac Vasc Anesth. 2012;26(5):857-62.

P (n = 48) Pacientes com estado físico ASA 1 a 2, entre 40 e 70 anos submetidos à cirurgia de Ivor Lewis (esofagectomia por câncer de esôfago), utilizando VMP. Excluídos os pacientes com tabagismo persistente, febre, utilização de corticoide ou anti-inflamatórios não esteroides 3 meses prévios ao estudo.

I (n = 24) Pacientes submetidos ao procedimento sob anestesia venosa total com infusão contínua de propofol e remifentanil.

C (n = 24) Pacientes submetidos ao procedimento sob anestesia geral balanceada com sevoflurano.

O Avaliação de níveis de IL-6 e níveis de MDA.
- T0: no final da laparotomia.
- T1: no final da cirurgia.
- T2: 24 horas depois da cirurgia.

Sinais vitais e coleta de gasometria arterial também foram analisados em diferentes tempos:

- T0: após indução anestésica.
- T1: no final da laparotomia.
- T2: 15 minutos depois de terminar a VMP.
- T3: no final da cirurgia.
- T4: 2 horas depois da chegada na unidade de terapia intensiva (UTI).
- T5: 24 horas depois da cirurgia.

Tabela 10 Escore de Jadad

Parâmetro	Sim/não	Pontuação
Randomização	Sim	+1
Randomização adequada	Não – envelope	–1
Duplo-cego	Não	0
Cegamento adequado	Não se aplica	0
Descreve perdas	Sim	+1
Total		1 (má qualidade)

Além disso, foram coletados dados sobre anormalidades na radiografia de tórax, tempo de extubação, tempo de internação na UTI e complicações pós-operatórias.

Houve aumento dos níveis de IL-6 no final da cirurgia, significativamente maior no grupo que recebeu anestesia venosa total ($p < 0,03$), diminuindo 24 horas depois da cirurgia. Não houve aumento estatisticamente significativo do MDA nos grupos, tanto intra como pós-operatório.

Não houve diferenças entre a evolução radiográfica e clínica nos pacientes de ambos os grupos, bem como nos tempos de extubação e internação em UTI.

SÍNTESE DA EVIDÊNCIA

A lesão causada pela VMP tem como base a deterioração da barreira alveolo-capilar com proliferação de neutrófilos e macrófagos e produção de radicais livres, elastase e leucotrienos responsáveis pela toxicidade tecidual. O resultado é uma resposta pró-inflamatória, além da descompartimentalização da barreira com extravasamento das citocinas na circulação sistêmica. O efeito imunomodulador dos anestésicos inalatórios inicialmente foi testado *in vitro*, conseguindo dados sugestivos, e depois em estudos experimentais com animais. Porém não se conseguiu reproduzir os resultados nos diferentes tipos de populações de animais estudados[1].

Além disso, a VMP e os procedimentos pulmonares, principalmente de ressecção, acarretam distúrbios da relação V/Q com aumento do *shunt* e mudanças hemodinâmicas responsáveis pela maioria das complicações intra e pós-operatórias. A ideia de diminuir a incidência desses eventos no intraoperatório para melhorar o prognóstico dos pacientes submetidos à cirurgia torácica reveste de importância o trabalho de pesquisa e a análise da evidência existente relativa ao papel dos anestésicos na morbidade e na mortalidade perioperatórias desses pacientes.

Pacientes com estado físico ASA 2 ou 3, com boa função pulmonar, sem hipertensão pulmonar ou história de tabagismo persistente e submetidos à cirurgia torácica aberta eletiva utilizando VPM apresentaram elevação significativa do número de células inflamatórias intra-alveolares no grupo que recebeu propofol. Houve resultado contrastante com o do grupo do desflurano, no qual o aumento não foi significativo. Também houve aumento significativo no número de granulócitos em proporção aos linfócitos no grupo da anestesia venosa no pós-operatório (3B)[1].

Pacientes com estado físico ASA 1 ou 2, sem pneumopatia crônica grave, hipertensão pulmonar, coagulopatia, história de tabagismo atual elevado, doenças infecciosas, submetidos à cirurgia torácica aberta (lobectomia/pneumectomia) com VMP. Nos alvéolos do pulmão dependente, no grupo dos pacientes que receberam propofol, as concentrações de citocinas aumentaram após o início da VMP e no pós-operatório. No nível sistêmico, só a elevação de IL-6 foi significativa independentemente do agente utilizado. A anestesia com desflurano atenuou a elevação tanto de albumina como de globulinas plasmáticas e a liberação e ativação dos neutrófilos (3B)[2].

A acurácia dos métodos aplicados é limitada por conta da instabilidade das reações químicas implicadas no processo de análise das amostras e da possibilidade de obtenção incompleta das citocinas durante a coleta do lavado broncoalveolar. Além disso, não houve adequado cegamento nos processos de coleta e análise[1,2]. Vale notar também a falta de acompanhamento no pós-operatório em UTI, para documentar as complicações pulmonares e sistêmicas derivadas do processo inflamatório encontrado durante a análise[1-4].

Segundo estudos de farmacologia molecular, a alta lipossolubilidade do propofol influenciaria a polarização da quimiotaxia ativando os neutrófilos. Por outro lado, o desflurano poderia aumentar a concentração de MDA, atenuando a atividade da glutationa peroxidase, o que explicaria o efeito imunomodulador desse anestésico[5]. Fatos estes que indicam que o estresse oxidativo não é o protagonista no processo inflamatório alveolar[6].

Em indivíduos com estado ASA 1 e 2, entre 20 e 60 anos, submetidos a toracoscopia ou cirurgia esofágica com utilização de VMP, a anestesia com propofol demonstrou diminuir os níveis dos radicais livres no final da cirurgia e no pós-operatório na UTI. A anestesia com propofol se associou a maior estado antioxidante desde o início do procedimento. No começo da cirurgia e durante a VMP, as concentrações de radicais livres foram comparáveis para ambos os anestésicos, sugerindo ausência de correlação entre produção de radicais livres e estado antioxidante total. Os pacientes de sexo masculino e menores de 35 anos apresentaram tendência a ter menores concentrações de radicais livres, significativamente (1B)[3].

Em pacientes com estado físico ASA 1 ou 2, entre 18 e 65 anos, sem doença renal ou hepática grave ou história de tabagismo atual ou consumo de antioxidantes, não houve diferença significativa nos níveis de MDA obtidos com anestesia venosa ou anestesia inalatória. Pacientes anestesiados com sevoflurano apresentaram as menores concentração de IMA no final da cirurgia. Assim, pelo fato de o propofol não inibir a vasoconstrição hipóxica, deduz-se que submete o pulmão à hipoperfusão intensa, causando síndrome de reperfusão em maior grau (1B)[4].

Embora os anestésicos alterem negativa ou positivamente o equilíbrio de oxidorredução ao nível local durante a VMP, a PaO_2/FiO_2 se manteve sem diferença significativa entre os grupos estudados. Esse fato depõe contra a influência na VHP por parte dos anestésicos. Em animais, tanto *in vitro* como *in vivo*, foram estudados os efeitos dos anestésicos venosos e inalatórios na VHP e os resultados foram controversos[7-10].

Pacientes entre 18 e 70 anos, com estado físico ASA 1 a 3, submetidos à lobectomia eletiva, sem histórico de consumo de inibidores de ECA, inibidores de ARA II, antagonista do ion cálcio, sildenafil ou nitratos, anestesiados com propofol ou com sevoflurano apresentaram queda significante da PaO_2 no começo da VMP, em contraste com a SO_2, o pH e a $PaCO_2$, que não mudaram, assim como a $EtCO_2$ em ambos os grupos (3B)[11].

Indivíduos com estado físico ASA 1 a 3, submetidos à cirurgia videotoracoscópica, realizada sob anestesia venosa total com infusão contínua de propofol ou anestesia geral balanceada com 1 CAM de sevoflurano, não apresentaram diferença estatística nos parâmetros de oxigenação em ambos os grupos nos diversos tempos avaliados e mantiveram estabilidade hemodinâmica, embora com média de pressão arterial média (PAM) menor do que a do estudo anterior (1B)[12].

Pacientes com estado físico ASA 1 a 2, submetidos à cirurgia torácica com utilização de VMP, excluídos os pacientes com doença cardiopulmonar grave, obesidade e IMC > 30, apresentaram diminuição da PaO_2 no começo da VMP, independentemente do agente anestésico, mostrando relação negativa com a diferença $PaCO_2$-$ETCO_2$ nos primeiros 3 minutos da VMP (3B)[13].

Pacientes submetidos à cirurgia torácica utilizando VMP com monitoração invasiva do débito cardíaco por meio de termodiluição não demonstraram aumento da fração do *shunt* na troca da VBP a VMP quando comparado o propofol ao sevoflurano. As variáveis hemodinâmicas, mesmo as que dependem diretamente da vasoconstrição hipóxica, como índice cardíaco, pressão venosa mista de oxigênio e pressão parical de CO_2 arterial, não diferiram de maneira relevante (1B)[14].

Pacientes entre 18 e 75 anos submetidos à toracotomia eletiva secundária a lobectomia, pnemectomia ou pleurectomia utilizando VMP, preferivelmente sem alteração do ritmo cardíaco, apresentaram queda do índice cardíaco relacionada com diminuição da fração de ejeção do ventrículo direito, significante no grupo que recebeu propofol, mantendo-se durante toda a cirurgia. Essa queda foi manifestada no começo do procedimento com o isoflurano, porém resolvida durante a VMP. Com respeito ao *shunt*, houve aumento significante independentemente do agente utilizado, maior poder estatístico com isoflurano que com propofol (1B)[15].

Em pacientes com estado físico ASA 1 a 2, entre 40 e 70 anos submetidos à cirurgia de Ivor Lewis (esofagectomia por câncer de esôfago) utilizando VMP, sendo excluídos os pacientes com tabagismo persistente, febre e utilização de corticoide, houve aumento dos níveis de IL-6 no final da cirurgia e foi significativamente maior no grupo que recebeu anestesia venosa total. Essa diferença diminuiu 24 horas depois da cirurgia. Não houve aumento estatisticamente significativo do MDA nos dois grupos no intraoperatório, nem no pós-operatório. Não houve diferenças entre a evolução radiográfica e clínica nos pacientes de ambos os grupos. Não apresentaram diferenças no tempo de extubação e no tempo de internação em UTI (1B)[16].

RECOMENDAÇÕES

A utilização de propofol em cirurgia torácica exacerba a resposta inflamatória alveolar que é atenuada pelos inalatórios (3B)[1]. Ao nível sistêmico, a utilização de qualquer um desses anestésicos não apresenta efeito imunomodulador (3B)[2] mesmo com as propriedades antioxidantes conhecidas do propofol (1B)[3,4].

Propofol e anestésicos inalatórios como sevoflurano causam queda da PaO_2 no começo da VMP (3B)[11,13] e diminuição do índice cardíaco e da fração de ejeção do ventrículo direito, que pode ser resolvida no caso do isoflurano, mas não no caso do propofol (1B)[15]. O efeito dos anestésicos venosos e inalatórios no *shunt* são controversos.

A evolução clinicolaboratorial do pós-operatório nas primeiras 24 horas não é influenciada pela administração de propofol ou sevoflurano no intraoperatório (1B)[16].

REFERÊNCIAS BIBLIOGRÁFICAS

1. Schilling T, Kozian A, Kretzschmar M, Huth C, Welte T, Bühling F, et al. Effects of propofol and desflurane anaesthesia on the alveolar inflammatory response to one-lung ventilation. Br J Anaesth. 2007;99(3):368-75.
2. Schilling T, Kozian A, Senturk M, Huth C, Reinhold A, Hedenstierna G, et al. Effects of volatile and intravenous anesthesia on the alveolar and systemic inflammatory response in thoracic surgical patients. Anesthesiology. 2011;115(1):65-74.
3. Huang CH, Wang YP, Wu PY, Chien CT, Cheng YJ. Propofol infusion shortens and attenuates oxidative stress during one lung ventilation. Acta Anaesthesiol Taiwan. 2008;46(4):160-5.
4. Erturk E, Topaloglu S, Dohman D, Kutanis D, Beşir A, Demirci Y, et al. The comparison of the effects of sevoflurane inhalation anesthesia and intravenous propofol anesthesia on oxidative stress in one lung ventilation. Biomed Res Int. 2014;2014:360936.
5. Allaouchiche B, Debon R, Goudable J, Chassard D, Duflo F. Oxidative stress status during exposure to propofol, sevoflurane and desflurane. Anesth Analg. 2001;92:981-5.
6. O'Donnell NG, McSharry CP, Wilkinson PC, Asbury AJ. Comparison of the inhibitory effect of propofol, thiopentone and midazolam on neutrophilpolarization in vitro in the presence or absence of human serum albumin. Br J Anaesth. 1992;69:70-4.

7. Ishibe Y, Gui X, Uno H, Shiokawa Y, Umeda T, Suekane K. Effect of sevoflurane on hypoxic pulmonary vasoconstriction in isolated rabbit lungs. Anesthesiology. 1993;79:1348-53.
8. Loer SA, Scheeren TW, Tarnow J. Desflurane inhibits pulmonary hypoxic vasoconstriction in isolated rabbit lungs. Anesthesiology. 1995:83:552-6.
9. Lesitsky MA, Davis S, Murray PA. Preservation of hypoxic pulmonary vasoconstriction during sevoflurane and desfluraneanesthesia compared to the conscious state in chronicallyinstrumented dogs. Anesthesiology. 1998;89:1501-8.
10. Kerbaul F, Bellezza M, Guidon C, Roussel L, Imbert M, Carpentier JP, et al. Effects of sevoflurane on hypoxic pulmonary vasoconstriction in anesthetized piglets. Br J Anaesth. 2000;85:440-5.
11. Pruszkowski O, Dalibon N, Moutafis M, Jugan E, Law-Koune JD, Laloë PA, et al. Effects of propofol vs sevoflurane on arterial oxygenation during one-lung ventilation. Br J Anaesth. 2007;98(4):539-44.
12. Schwarzkopf K, Hueter L, Schreiber T, Preussler NP, Loeb V, Karzai W. Oxygenation during one-lung ventilation with propofol or sevoflurane. Middle East J Anaesthesiol. 2009;20(3):397-400.
13. Fukuoka N, Iida H, Akamatsu S, Nagase K, Iwata H, Dohi S. The association between the initial end-tidal carbon dioxide difference and the lowest arterial oxygen tension value obtained during one-lung anesthesia with propofol or sevoflurane. J Cardiothorac Vasc Anesth. 2009;23(6):775-9.
14. Beck DH, Doepfmer UR, Sinemus C, Bloch A, Schenk MR, Kox WJ. Effects of sevoflurane and propofol on pulmonary shunt fraction during one-lung ventilation for thoracic surgery. Br J Anaesth. 2001;86(1):38-43.
15. Kellow NH, Scott AD, White SA, Feneck RO. Comparison of the effects of propofol and isoflurane anaesthesia on right ventricular function and shunt fraction during thoracic surgery. Br J Anaesth. 1995;75(5):578-82.
16. Lee JJ, Kim GH, Kim JA, Yang M, Ahn HJ, Sim WS, et al. Comparison of pulmonary morbidity using sevoflurane or propofol-remifentanil anesthesia in an Ivor Lewis operation. J Cardiothorac Vasc Anesth. 2012;26(5):857-62.

Em anestesia de cirurgia torácica, qual é a melhor estratégia de fluidoterapia?

Nora Elizabeth Rojas Alvarez
Joaquim Edson Vieira
Wanderley Marques Bernardo

P Pacientes submetidos à cirurgia torácica
I Restrição de volume no período intraoperatório
C Estratégia liberal de fluidoterapia
O Complicações nos períodos intraoperatório e pós-operatório

MÉTODO

Critérios de inclusão
- Cirurgia torácica.
- Comparar estratégias de reanimação volêmica no intraoperatório.
- Ensaios clínicos randomizados.

Critérios de exclusão
- Utilização de técnica anestésica diferente de geral balanceada ou venosa total.
- Não comparação de estratégias de reanimação volêmica no intraoperatório.
- Texto escrito em idioma diferente do inglês.

Estratégias de busca
Descritores utilizados para pesquisa na base Medline: fluid therapy AND (thoracic surgery OR (thoracic surgical procedures not cardiac surgical procedures)) AND random.

Resultados
- Trabalhos recuperados: 256.
- Trabalhos selecionados: 2.

Principais motivos para exclusão
- Não comparar estratégias de reanimação volêmica no intraoperatório.
- Estudos realizados em cirurgias cardíacas.
- Estudos em animais.
- Relatos de caso e revisões.

ANÁLISE DAS EVIDÊNCIAS

Artigo 1 – Zhang J, Chen CQ, Lei XZ, Feng ZY, Zhu SM. Goal-directed fluid optimization based on stroke volume variation and cardiac index during one-lung ventilation in patients undergoing thoracoscopy lobectomy operations: a pilot study. Clinics (São Paulo). 2013;68(7):1065-70.

P (n = 60) Pacientes entre 18 e 60 anos, estado físico ASA 1 a 2, submetidos à lobectomia toracoscópica com utilização de ventilação mecânica prolongada (VMP) por mais de 1 hora, sem doença cardíaca, pulmonar, renal e hepática grave, com índice de massa corporal (IMC) menor que 35. Mantidos com anestesia geral balanceada com sevoflurano 1 a 1,5% e com infusão de solução cristaloide a 8 mL.kg^{-1}.h^{-1}.

I (n = 30) Pacientes monitorizados com FloTrac/Vigileo® e submetidos ao procedimento aplicando reposição volêmica dirigida por metas (em inglês, *goal-directed fluid therapy* – GDT), segundo variação de volume sistólico de 10 ± 1% e índice cardíaco (IC) de mínimo 2,5 L.min^{-1}.m^2. Quando a variação de volume sistólico caía a menos de 10%, o paciente recebia *bolus* de 50 mL de solução coloide (Voluven®) até atingir uma variação de 9% ou menos, por pelo menos 2 minutos. Se pressão arterial média (PAM) fosse menor do que 65 mmHg, administrava-se fenilefrina 2 mcg.min^{-1}. Para manter o IC entre 2,5 e 4 L.min^{-1}.m^2, foi associada dobutamina 2-5 mcg.kg^{-1}.min^{-1}; após extubação, a variação de volume sistólico não foi mais levada em consideração, pois seu uso não está validado em respiração espontânea (Tabela 2).

C (n = 30) Grupo-controle, com controle da PAM entre 65 e 100 mmHg, frequência cardíaca entre 60 e 100 bpm e gasto urinário maior do que 0,5 mL.kg^{-1}.h^{-1}. O anestesiologista podia utilizar a quantidade coloide ou cristaloide necessária para manter esses parâmetros. A utilização da dobutamina obedeceu os mesmos critérios do grupo de intervenção ou estudo. Os níveis de hemoglobina menores do que 8 mg.dL^{-1} foram indicação de transfusão sanguínea em ambos os grupos.

Tabela 1   Escore de Jadad

Parâmetro	Sim/não	Pontuação
Randomização	Sim	+1
Randomização adequada	Sim	+1
Duplo-cego	Não	0
Cegamento adequado	Não se aplica	0
Descreve perdas	Sim	+1
Total		3 (boa qualidade)

Nível de evidência científica por tipo de estudo – Oxford Center for Evidence-based Medicine. Grau de evidência: B. Nível de evidência: 2B.

Também foram registrados os parâmetros hemodinâmicos e foi coletada a gasometria arterial antes da indução anestésica (T1) e 10 minutos antes de parar a VMP.

A PaO_2/FiO_2 foi significativamente maior no grupo estudo que no grupo-controle antes de parar a VMP ($p < 0,05$), mas não se observou nenhuma diferença entre os dois grupos nos outros tempos da cirurgia. Igualmente, o tempo de extubação foi significativamente menor nos pacientes do grupo estudo comparado com o grupo-controle ($p < 0,05$), porém não houve diferença no tempo de internação entre os dois grupos.

O débito urinário foi maior no grupo-controle ($p < 0,05$), assim mesmo o volume total de coloides administrados durante a cirurgia foi maior nesse grupo ($p < 0,05$). A incidência de náusea e vômito foi menor no grupo estudo ($p < 0,05$) (Tabela 3).

Tabela 2   Características demográficas e achados laboratoriais[1]

	Grupo-controle (n = 30)	Grupo GDT (n = 30)
Idade (anos)	61 ± 8,7	59,9 ± 8,9
Sexo (F/M)	14/16	12/18
Tamanho (cm)	162 ± 5	162 ± 5
Peso (kg)	67 ± 9,7	71 ± 10,3
Frequência cardíaca (bpm)	74 ± 3	76 ± 4
Pressão sistólica (mmHg)	109 ± 28	106,6 ± 24
Pressão diastólica (mmHg)	62 ± 14,8	59,9 ± 11,4
PAM (mmHg)	79,1 ± 19,2	74,8 ± 17,6
GPT (IU/L)	25,83 ± 8,15	23,31 ± 6,53
GOT (U/L)	21,82 ± 7,92	22,15 ± 9,26
Creatinina	63 ± 11	80 ± 15
Predicted FEV_1%	86,5 ± 11,4	83,96 ± 8,7

Os dados tabulados são média e desvio-padrão. FEV_1: volume expiratório forçado no primeiro segundo; GDT: reposição volêmica dirigida por metas; GOT: aspartato aminotransferase; GPT: glutamato-piruvato transaminase; PAM: pressão arterial média.

Tabela 3 Dados do período perioperatório[1]

	Grupo-controle (n = 30)	Grupo GDT (n = 30)
Duração da anestesia (min)	117 ± 44	123 ± 48
Tempo de extubação (min)	25 ± 12	6 ± 3*
Saída urinária (mL.kg^{-1}.h^{-1})	2,2 ± 1,1	0,7 ± 0,3*
Perda de sangue (mL)	20 ± 5	218
Cristaloides (mL)	715 ± 120	625 ± 100
Coloides (mL)	670 ± 105	360 ± 85*
Volume total infundido	1.385 ± 350	985 ± 135*
PAM (mmHg)	80,6 ± 16,1	74,5 ± 18,3
Frequência cardíaca (bpm)	69 ± 15	75 ± 18
Dobutamina (caso)	0	5*
Efedrina (caso)	9	3*
Período de internação	5	4,5
Complicações até a alta hospitalar		
Reentubação	0	0
Náusea e vômitos	12	6*
Constipação > 2 dias	0	0
Insuficiência renal aguda	0	0
Fístula bronquial	0	0
Reoperação por sangramento	0	0
Atelectasia	0	0
Infecção pulmonar	4	3

Os dados tabulados são porcentagem e desvio-padrão. * p < 0,05 comparado com 0,05% entre os grupos. GDT: reposição volêmica dirigida por metas; PAM: pressão arterial média.

Artigo 2 – Matot I, Dery E, Bulgov Y, Cohen B, Paz J, Nesher N. Fluid management during video-assisted thoracoscopic surgery for lung resection: a randomized, controlled trial of effects on urinary output and postoperative renal function. J Thorac Cardiovasc Surg. 2013;146(2):461-6.

P (n = 102) Pacientes com idade maior que 18 anos, estado físico ASA 1-3, submetidos à ressecção pulmonar toracoscópica de no mínimo dois segmentos, sem doença renal crônica e sem insuficiência cardíaca com história de edema pulmonar prévio.

I (n = 51) Protocolo de restrição volêmica, pacientes submetidos ao procedimento recebendo 2 mL.kg^{-1}.h^{-1} de ringer lactato (RL).

C (n = 51) Grupo-controle, pacientes submetidos ao procedimento recebendo 8 mL.kg^{-1}.h^{-1} de RL. Ambos os grupos obedeceram ao mesmo algoritmo de tratamento. Quando a pressão arterial sistólica (PAS) era menor que 90 mmHg ou que 20% da medida de base, administrava-se *bolus* de 250 mL de RL até um máximo de 1.000 mL e, caso não melhorasse a PAS, começava-se tratamento farmacológico. Optou-se por transfusão sanguínea se hematócrito menor que 24% ou que 30% em paciente com doença coronariana. No pós-operatório em UTI, foram registrados, nos primeiros 3 dias do pós-operatório, volume total de líquidos infundidos, hematócrito, SaO_2, níveis de creatinina, ureia e eletrólitos.

0 Avaliar gasto urinário no perioperatório, níveis de creatinina e complicações no pós-operatório (Figura 1).

Tabela 4 Escore de Jadad

Parâmetro	Sim/não	Pontuação
Randomização	Sim	+1
Randomização adequada	Sim	+1
Duplo-cego	Não	0
Cegamento adequado	Não se aplica	0
Descreve perdas	Sim	+1
Total		3 (boa qualidade)

Nível de evidência científica por tipo de estudo – Oxford Center for Evidence-based Medicine. Grau de evidência: B; Nível de evidência: 1C.

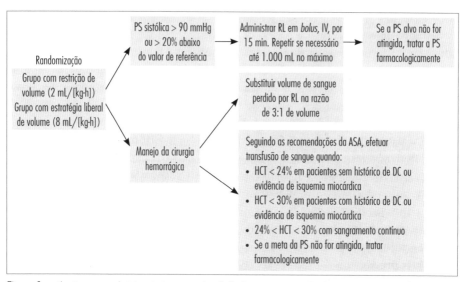

Figura 1 Algoritmo para administração intraoperatória de fluidoterapia e sangue[2]. ASA: American Society of Anesthesiologists; DC: doença coronariana; HCT: hematócrito; IV: intravenoso; PS: pressão sanguínea; RL: solução de ringer lactato.

O grupo-controle apresentou maior volume de líquidos infundidos no intraoperatório, se comparado com o estudo, e a diferença foi significativa (p < 0,0001), porém o débito urinário não mostrou diferença entre os dois grupos (p > 0,5). Cabe notar que 36% e 54% dos pacientes do grupo-controle e de restrição volêmica, respectivamente, tiveram débito urinário diminuído, sem diferença estatística entre os dois grupos.

Os níveis de creatinina do perioperatório não aumentaram, nem tiveram diferença estatística entre os dois grupos. Nenhum paciente teve disfunção renal, mesmo os com débito urinário diminuído. O hematócrito diminuiu em ambos os grupos (p < 0,001), e não houve diferença estatística entre eles (Figura 2). O tempo de internação hospitalar não mostrou diferença entre os grupos.

SÍNTESE DA EVIDÊNCIA

A reposição volêmica no paciente submetido à cirurgia torácica é um assunto pouco explorado nas pesquisas. A maioria dos estudos disponíveis com forte evidência foi realizada à beira-leito na UTI, e os resultados e protocolos utilizados são muitas vezes extrapolados no intraoperatório. Parece coerente que a linha de manejo que funciona no pós-operatório devesse ser aplicada desde o intraoperatório para prevenir complicações posteriores, por exemplo, edema agudo de pulmão por sobrecarga hídrica. No entanto, trata-se de dois momentos diferentes, cada um com peculiaridades próprias e consequências específicas no paciente.

Estudos que indicam o excesso de administração de fluidos perioperatórios como fator de risco para complicações pulmonares e aumento da mortalidade em cirurgia torácica, entre 1984 e 2012, são retrospectivos[3-7]. O intuito deste capítulo é revisar a evidência correspondente a estudos clínicos randomizados que conseguem contestar a pergunta formulada.

Em pacientes entre 18 e 60 anos, estado físico ASA 1 a 2, submetidos à lobectomia toracoscópica com utilização de VMP maior que 1 hora, sem doença cardíaca, pulmonar, renal e hepática grave, com IMC < 35, aplicando reposição volêmica dirigida por metas, observou-se menor tempo de extubação, porém sem aumento do tempo de internação hospitalar. Comparando a reposição volêmica por metas com a reposição liberal, não houve distúrbios de oxigenação significante durante o procedimento, nem no pós-operatório nos dois grupos (3B)[1]. Esse fato poderia depreciar a influência real da sobrecarga hídrica na função respiratória nesse tipo de procedimento, levando em consideração que o grupo-controle recebeu maior quantidade de volume. Esses pacientes tiveram débito urinário maior, fator que atenuaria a hiper-hidratação tão nociva descrita anteriormente.

Em indivíduos com idade maior do que 18 anos, estado físico ASA 1 a 3, submetidos à ressecção pulmonar, sem doença renal crônica e sem insuficiência cardíaca com história de edema pulmonar prévio, foram comparadas as estratégias de reposição volêmica liberal e restritiva e nenhuma demonstrou superioridade em termos de função renal, mesmo causando débito urinário diminuído, evento que aconteceu nos dois grupos e que não foi significante. O tempo de internação hospitalar também não mostrou diferença (3B)[2].

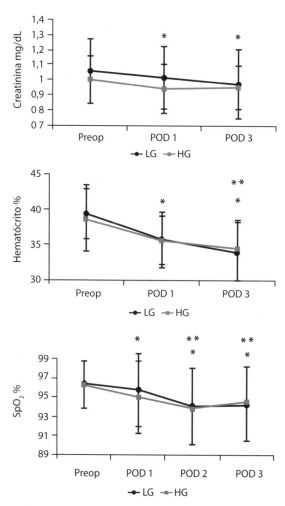

Figura 2 Perioperatório: dia anterior ao da cirurgia (Preop) e primeiro, segundo ou terceiro dias de pós-operatório (POD). Achados laboratoriais: concentração plasmática de creatinina, hematócrito e saturação de O_2 por pulsoximetria (SpO_2)[2]. LG: grupo com restrição de volume; HG: grupo com estratégia liberal de volume. * $p < 0,0001$ comparado com o valor perioperatório; ** $p < 0,0001$ comparado com o primeiro dia do pós-operatório.

Os dois estudos foram realizados em pacientes submetidos à toracoscopia, o que indicaria a hipótese de que pacientes nesse tipo de procedimento toleram maior carga de volume. Segundo os autores do último trabalho, um dos fatores de confusão achado no estudo e que relativizariam essa hipótese é o número de segmentos ressecados, pois dessa variável dependem a magnitude do insulto pulmonar provocado e a tolerância à reanimação volêmica[2]. A falta de cegamento adequado também foi uma limitante na acurácia destes estudos clínicos.

O resultado também depende da monitoração utilizada nos estudos e limita a sua efetividade. Variação de volume sistólico (VVS) é uma medida dinâmica que avalia a lei de Frank-Starling, não um preditor de hipovolemia nem de paciente responsivo ou não ao volume. Assim sendo, a meta, se o anestesiologista decidir utilizar alguma, deverá ser melhorar o IC para evitar a contração volêmica do paciente anestesiado[1].

Não se sabe o verdadeiro valor do débito urinário na monitoração intraoperatória e na incidência de disfunção renal pós-operatória nesse procedimento, mesmo que se trate do parâmetro mais amplamente utilizado para dirigir reposição volêmica, segundo a Sociedade Americana de Anestesiologia e a Sociedade Europeia de Anestesiologia[1]. Estudos prévios demonstram a diminuição do *clearance* de fluidos em pacientes anestesiados, provavelmente por vasodilatação, hipotensão, estresse pré-operatório, desidratação e ativação do sistema renina-angiotensina-aldosterona[1,8-11]. Os estudos do presente capítulo carecem de dados que apóiem a correlação entre reanimação volêmica, débito urinário e disfunção renal nos pacientes submetidos à cirurgia torácica.

RECOMENDAÇÕES

Não há estratégia de reanimação volêmica mais efetiva do que outra em termos de proteção renal e prevenção de disfunção pulmonar em pacientes submetidos à videotoracoscopia (1B)[1,2].

REFERÊNCIAS BIBLIOGRÁFICAS

1. Zhang J, Chen CQ, Lei XZ, Feng ZY, Zhu SM. Goal-directed fluid optimization based on stroke volume variation and cardiac index during one-lung ventilation in patients undergoing thoracoscopy lobectomy operations: a pilot study. Clinics (Sao Paulo). 2013;68(7):1065-70.
2. Matot I, Dery E, Bulgov Y, Cohen B, Paz J, Nesher N. Fluid management during video-assisted thoracoscopic surgery for lung resection: a randomized, controlled trial of effects on urinary output and postoperative renal function. J Thorac Cardiovasc Surg. 2013;146(2):461-6.
3. Mizuno Y, Iwata H, Shirahashi K, Takamochi K, Oh S, Suzuki K, et al. The importance of intraoperative fluid balance for the prevention of postoperative acute exacerbation of idiopathic pulmonary fibrosis after pulmonary resection for primary lung cancer. Eur J Cardiothorac Surg. 2012;41:e161-5.
4. Alam N, Park BJ, Wilton A, Seshan VE, Bains MS, Downey RJ, et al. Incidence and risk factors for lung injury after lung cancer resection. Ann Thorac Surg. 2007;84:1085-91; discussion 1091.
5. Waller DA, Keavey P, Woodfine L, Dark JH. Pulmonary endothelial permeability changes after major lung resection. Ann Thorac Surg. 1996;61:1435-40.

6. Caras WE. Postpneumonectomy pulmonary edema: can it be predicted preoperatively? Chest. 1998;114:928-31.
7. Parquin F, Marchal M, Mehiri S, Hervé P, Lescot B. Post-pneumonectomy pulmonary edema: analysis and risk factors. Eur J Cardiothorac Surg. 1996;10:929-32; discussion 933.
8. Neal JM, Wilcox RT, Allen HW, Low DE. Near-total esophagectomy: the influence of standardized multimodal management and intraoperative fluid restriction. Reg Anesth Pain Med. 2003;28(4):328-34.
9. Ewaldsson CA, Hahn RG. Kinetics and extravascular retention of acetated Ringer's solution during isoflurane or propofol anesthesia for thyroid surgery. Anesthesiology. 2005;103:460-9.
10. Brauer KI, Svensén C, Hahn RG, Traber LD, Prough DS. Volume kinetic analysis of the distribution of 0.9% saline in conscious versus isoflurane-anesthetized sheep. Anesthesiology. 2002;96:442-9.
11. Svensén C, Hahn RG. Volume kinetics of ringer solution, dextran 70, and hypertonicsaline in male volunteers. Anesthesiology. 1997;87:204-12.

5

O bloqueio neuromuscular profundo otimiza as condições do campo cirúrgico durante cirurgia videolaparoscópica?

Saullo Queiroz Silveira
Paula de Castro Scherer

P	Pacientes submetidos à cirurgia videolaparoscópica eletiva
I	Cirurgia realizada sob bloqueio neuromuscular profundo
C	Cirurgia realizada sem bloqueio neuromuscular profundo
O	Qualidade do campo cirúrgico visualizado pela equipe cirúrgica

MÉTODO

Critérios de inclusão
- Cirurgia videolaparoscópica eletiva.
- Utilização de bloqueio neuromuscular profundo comparado ao procedimento sem a utilização desta estratégia.
- Analisar a qualidade do campo cirúrgico.
- Ensaios clínicos randomizados.
- Metanálise de ensaios clínicos.

Critérios de exclusão
- Não comparação de diferentes níveis de bloqueio neuromuscular.
- Texto escrito em idioma diferente do inglês.

Estratégia de busca
Descritores utilizados para pesquisa na base Medline: ((laparoscopy OR laparoscope OR laparoscopies OR laparoscopic) AND (neuromuscular blocking agents

OR neuromuscular block OR neuromuscular blockade OR vecuronium bromide OR neuromuscular agents OR neuromuscular nondepolarizing agents OR atracurium)) AND RANDOM*.

Resultados
- Artigos recuperados: 144.
- Artigos selecionados: 7.

Principais motivos para exclusão
- Não avaliação da qualidade do campo cirúrgico visualizado pela equipe cirúrgica.
- Não compação dos diferentes níveis de bloqueio neuromuscular.
- Idioma diferente do inglês.

ANÁLISE DAS EVIDÊNCIAS

Artigo 1 – Martini CH, Boon M, Bevers RF, Aarts LP, Dahan A. Evaluation of surgical conditions during laparoscopic surgery in patients with moderate vs deep neuromuscular block. Br J Anaesth. 2014;112(3):498-505.

P (n = 24) Pacientes submetidos a nefrectomia e prostatectomia videolaparoscópicas eletivas.

I (n = 12) Pacientes submetidos ao procedimento sob bloqueio neuromuscular profundo (contagem pós-tetânica [PTC] entre 1 e 2).

C (n = 12) Pacientes submetidos ao procedimento sob bloqueio neuromuscular moderado (*train-of-four* [TOF] entre 1 e 2).

O Condições de trabalho avaliadas pelo cirurgião a cada 15 minutos durante o procedimento, de acordo com uma escala de cinco pontos, assim definida: 1 ponto – condições extremamente pobres, cirurgião incapaz de trabalhar por conta da tosse ou incapaz de obter visibilidade no campo em virtude de relaxamento insuficiente; 2 pontos – condições pobres, mesmo existindo campo visível, o trabalho é muito prejudicado por movimentação ou contração muscular; 3 pontos – condições aceitáveis, há campo cirúrgico amplo, mas regularmente acontecem contrações musculares ou movimentação; 4 pontos – condições boas, com campo cirúrgico amplo e contrações ou movimentação apenas de forma esporádica; 5 pontos – condições excelentes, com campo cirúrgico amplo sem qualquer movimento ou contração. O escore médio de melhor qualidade do campo cirúrgico no grupo sob bloqueio neuromuscular profundo foi 4,7, enquanto no grupo sob bloqueio moderado foi 4 (p < 0,001).

Tabela 1 Escore de Jadad

Parâmetro	Sim/não	Pontuação
Randomização	Sim	+1
Randomização adequada	Sim	+1
Duplo-cego	Sim	+1
Cegamento adequado	Sim	+1
Descreve perdas	Sim	+1
Total		5 (boa qualidade)

Artigo 2 – Williams MT, Rice I, Ewen SP, Elliott SM. A comparison of the effect of two anaesthetic techniques on surgical conditions during gynaecological laparoscopy. Anaesthesia. 2003;58(6):574-8.

P (n = 37, intenção de tratar = 40) Mulheres submetidas a laparoscopia diagnóstica ou laqueadura tubária videolaparoscópicas.

I (n = 19) Pacientes submetidas ao procedimento diagnóstico sob bloqueio neuromuscular associado à entubação orotraqueal e mantidas em ventilação controlada.

C (n = 18) Pacientes submetidas ao procedimento na ausência de bloqueio neuromuscular e com utilização de máscara laríngea como dispositivo de via aérea, mantidas sob ventilação espontânea.

O Sem diferença estatística significante quanto ao escore de qualidade do campo cirúrgico, avaliado pelo cirurgião, de acordo com escala de 4 pontos que poderia variar de 1 ponto (condições pobres) a 4 pontos (condições ótimas).

Tabela 2 Escore de Jadad

Parâmetro	Sim/não	Pontuação
Randomização	Sim	+1
Randomização adequada	Não	−1
Duplo-cego	Não	0
Cegamento adequado	Não se aplica	0
Descreve perdas	Sim	+1
Total		1 (má qualidade)

Artigo 3 – Staehr-Rye AKI, Rasmussen LS, Rosenberg J, Juul P, Lindekaer AL, Riber C, et al. **Surgical space conditions during low-pressure laparoscopic cholecystectomy with deep versus moderate neuromuscular blockade: a randomized clinical study. Anesth Analg. 2014;119(5):1084-92.**

P   (n = 48) Pacientes submetidos à colecistectomia videolaparoscópica eletiva com pneumoperitônio de baixa pressão (menor que 12 mmHg).
I   (n = 25) Pacientes submetidos ao procedimento sob bloqueio neuromuscular profundo e com contagem PTC de 0 a 1 (rocurônio 0,3 mg.kg^{-1} antes da entubação, seguido de 0,7 mg.kg^{-1} logo após entubação e infusão contínua de rocurônio 3-4 mg.kg^{-1}.h^{-1}).
C   Controle: (n = 23) pacientes submetidos ao procedimento sob bloqueio neuromuscular moderado (rocurônio 0,3 mg.kg^{-1} antes da entubação e 0,6 mg.kg^{-1} se condições cirúrgicas inadequadas com pneumoperitônio de 12 mmHg)
O   Maior número de procedimentos sob condições cirúrgicas ótimas foi encontrado no grupo submetido à cirurgia sob bloqueio neuromuscular profundo (p = 0,05). Poder de análise baseado em:
- Aproximação normal: 61,55%.
- Aproximação normal com correção de continuidade: 43,6%.

Tabela 3   Escore de Jadad

Parâmetro	Sim/não	Pontuação
Randomização	Sim	+1
Randomização adequada	Sim	+1
Duplo-cego	Não	0
Cegamento adequado	Não se aplica	0
Descreve perdas	Sim	+1
Total		3 (boa qualidade)

Demonstrou-se maior número de cirurgias completas sob pneumoperitônio artificial de 8 mmHg no grupo com bloqueio neuromuscular profundo (p = 0,02). Poder de análise baseado em:
- Aproximação normal: 40,69%.
- Aproximação normal com correção de continuidade: 28,63%.

Artigo 4 – Blobner M, Frick CG, Stäuble RB, Feussner H, Schaller SJ, Unterbuchner C, et al. **Neuromuscular blockade improves surgical conditions (NISCO). Surg Endosc. 2015;29(3):627-36.**

P   (n = 57, intenção de tratar = 50) Pacientes adultos, estado físico ASA 1, 2, ou 3 submetidos à colecistectomia videolaparoscópica eletiva.

I (n = 25) Pacientes submetidos ao procedimento sob bloqueio neuromuscular profundo, com dose extra de rocurônio sempre que a contagem PTC se tornava maior que 2 ou sob solicitação do cirurgião.
C (n = 25) Pacientes submetidos ao procedimento, sem uso de bloqueador neuromuscular, exceto quando solicitado pelo cirurgião.
O Maior frequência de condições cirúrgicas inadequadas no grupo sem bloqueio neuromuscular, com pressão do pneumoperitônio de 15 mmHg (p = 0,01). Poder de análise baseado em:
- Aproximação normal: 86,72%.
- Aproximação normal com correção de continuidade: 73,87%.

Ocorrência de pelo menos 1 evento adverso relacionado à curarização inadequada, mais frequente no grupo sem bloqueio neuromuscular (p < 0,001). Poder de análise baseado em:
- Aproximação normal: 99,42%.
- Aproximação normal com correção de continuidade: 98,3%.

Cirurgiões só solicitaram dose extra de rocurônio nos pacientes sem bloqueio neuromuscular (p = 0,001). Poder de análise baseado em:
- Aproximação normal: 97,47%.
- Aproximação normal com correção de continuidade: 93,76%.

Condições cirúrgicas semelhantes entre os dois grupos após 0,3 mg.kg^{-1} de rocurônio (1 DE95).

Tabela 4 Escore de Jadad

Parâmetro	Sim/não	Pontuação
Randomização	Sim	+1
Randomização adequada	Sim	+1
Duplo-cego	Sim	+1
Cegamento adequado	Sim	+1
Descreve perdas	Sim	+1
Total		5 (boa qualidade)

Artigo 5 – Chen BZ, Tan L, Zhang L, Shang YC. Is muscle relaxant necessary in patients undergoing laparoscopic gynecological surgery with a ProSeal LMA™? J Clin Anesth. 2013;25(1):32-5.

P (n = 120) Pacientes estado físico ASA 1 ou 2, submetidos à videolaparoscopia ginecológica com máscara laríngea *ProSeal*.
I (n = 60) Procedimento realizado com uso de bloqueador neuromuscular.
C (n = 60) Procedimento realizado sem utilização de bloqueador neuromuscular.
O Condições cirúrgicas similares.

Tabela 5   Escore de Jadad

Parâmetro	Sim/não	Pontuação
Randomização	Sim	+1
Randomização adequada	Não	-1
Duplo-cego	Não	0
Cegamento adequado	Não se aplica	0
Descreve perdas	Não	0
Total		0 (má qualidade)

Artigo 6 – Swann DG, Spens H, Edwards SA, Chestnut RJ. Anaesthesia for gynaecological laparoscopy: a comparison between the laryngeal mask airway and tracheal intubation. Anaesthesia. 1993;48(5):431-4.

P   (n = 60) Mulheres adultas, estado físico ASA 1 ou 2, submetidas a laparoscopia ginecológica diagnóstica ou laqueadura de trompas.

I   (n = 30) Pacientes submetidas ao procedimento sob anestesia geral com relaxamento muscular, seguido de entubação orotraqueal e ventilação controlada mecânica.

C   (n = 30) Pacientes submetidas ao procedimento sob anestesia geral sem relaxamento muscular, seguido de inserção de máscara laríngea e ventilação controlada mecânica.

O   Sem diferenças estatisticamente significantes quanto à qualidade do campo cirúrgico.

Tabela 6   Escore de Jadad

Parâmetro	Sim/não	Pontuação
Randomização	Sim	+1
Randomização adequada	Não descreve	0
Duplo-cego	Não	0
Cegamento adequado	Não se aplica	0
Descreve perdas	Não	0
Total		1 (má qualidade)

Artigo 7 — Madsen MV, Staehr-Rye AK, Gätke MR, Claudius C. Neuromuscular blockade for optimising surgical conditions during abdominal and gynaecological surgery: a systematic review. Acta Anaesthesiol Scand. 2015;59(1):1-16.

Revisão sistemática, sem metanálise dos dados, com dez estudos em cirurgia laparoscópica (nove ensaios clínicos randomizados e um estudo não randomizado) e um total de 603 pacientes, sendo seis ensaios clínicos em laparoscopia ginecológica, dois ensaios clínicos e um estudo não randomizado em laparoscopia do abdome superior e um ensaio clínico em laparoscopia urológica. De acordo a análise desses dados, há boa evidência de que a utilização de bloqueador neuromuscular otimiza as condições cirúrgicas em laparoscopia ginecológica e o bloqueio neuromuscular profundo cria condições cirúrgicas ótimas (1B). Nas laparoscopias do abdome superior, também há boa evidência de que a utilização de bloqueador neuromuscular otimiza as condições cirúrgicas, além de destacar que o bloqueio neuromuscular profundo é vantajoso em relação ao bloqueio moderado (1B). Apenas um estudo analisou a utilização dessa estratégia para laparoscopias urológicas (nefrectomia e prostatectomia laparoscópicas), também com boa evidência de otimização das condições cirúrgicas, além de destacar que o bloqueio neuromuscular profundo é superior ao moderado (1B).

SÍNTESE DA EVIDÊNCIA

O adequado relaxamento muscular é considerado ponto central na condução das cirurgias videolaparoscópicas, a fim de ampliar o campo cirúrgico durante o pneumoperitônio artificial, facilitando o trabalho do cirurgião, além de possibilitar a utilização de pressão mais baixa para sua obtenção, diminuindo os efeitos colaterais da insuflação dessa cavidade. Ainda resta demonstrar, no entanto, se esses benefícios teóricos se aplicam à prática diária e se há um nível de bloqueio neuromuscular superior ao dos demais.

Pacientes de estado físico ASA 1, 2, ou 3, monitorizados com TOF, submetidos a nefrectomia ou prostatectomia videolaparoscópicas sob bloqueio neuromuscular profundo, com contagem PTC entre 1 e 2, apresentaram melhor escore de qualidade do campo cirúrgico do que aqueles submetidos a bloqueio neuromuscular moderado, com TOF entre 1 e 2 (1B)[1]. O escore de qualidade foi avaliado por um cirurgião experiente em videolaparoscopia retroperitoneal e variava de condições extremamente pobres (1 ponto) a condições ótimas (5 pontos).

As condições cirúrgicas para realização de laparoscopia ginecológica diagnóstica ou laqueadura tubária videolaparoscópica em regime de hospital-dia, em pacientes não obesas, estado físico ASA 1 ou 2, foram analisadas em duas situações: pacientes sob bloqueio neuromuscular, entubadas e mantidas em ventilação mecânica controlada ou pacientes em ventilação espontânea sob máscara laríngea, sem bloqueio neuromuscular. Não houve diferença estatisticamente significativa entre o escore de qualidade do campo cirúrgico entre essas duas abordagens (2B)[2].

A possibilidade de utilizar pneumoperitônio com baixa pressão traz a chance de realizar o procedimento com menos repercussão hemodinâmica e menor dor pós-operatória[3]. Pacientes submetidos à colecistectomia videolaparoscópica eletiva com pneumoperitônio de baixa pressão (8 mmHg) sob bloqueio neuromuscular profundo (rocurônio em *bolus* seguido de infusão contínua mantendo PTC entre 0 e 1), quando comparados àqueles submetidos ao mesmo procedimento com bloqueio neuromuscular moderado (rocurônio em *bolus* na indução e repique apenas quando as condições cirúrgicas eram inadequadas, mesmo com pneumoperitônio de 12 mmHg), apresentaram melhores condições cirúrgicas ao longo da operação no grupo com bloqueio profundo (1B)[3]. Além disso, o bloqueio profundo possibilitou que maior número de pacientes terminasse o procedimento sem incremento na pressão do pneumoperitônio, reafirmando a ocorrência de melhores condições para a cirurgia (1B)[3].

Pacientes estado físico ASA 1, 2 ou 3, submetidos à colecistectomia videolaparoscópica eletiva, sob bloqueio neuromuscular profundo (contagem PTC menor que 2), quando comparados a outros sem bloqueio neuromuscular, apresentaram menor incidência de visibilidade inadequada do campo cirúrgico com pressão de pneumoperitônio de 15 mmHg (1B)[4]. Vale ressaltar, ainda, que cirurgiões cegados para a utilização de bloqueador neuromuscular só solicitaram dose de curare nos pacientes que não haviam sido curarizados, demonstrando alteração da qualidade do campo cirúrgico perceptível ao cirurgião (1B)[4].

Em videolaparoscopia ginecológica, com duração média de 1 hora, em pacientes ASA 1 ou 2, submetidas ao procedimento com máscara laríngea *ProSeal*, a utilização de bloqueador neuromuscular (rocurônio 0,6 mg.kg^{-1}, dose única) não resultou em melhora da qualidade das condições cirúrgicas quando comparada à não utilização dessa medicação (2B)[5].

Ainda em laparoscopia ginecológica, em pacientes ASA 1 ou 2, a utilização de anestesia geral, relaxamento muscular e entubação orotraqueal, quando comparada a anestesia geral sem relaxamento muscular e utilização de máscara laríngea, não resultou em nenhuma diferença quanto à qualidade do campo cirúrgico (2B)[6].

Muitos dos estudos supracitados foram conjuntamente analisados em revisão sistemática sobre o papel do relaxamento muscular na melhoria da qualidade do campo cirúrgico, sem metanálise dos dados, com dez estudos em cirurgia laparoscópica[1-6], sendo nove ensaios clínicos randomizados e um estudo não randomizado, com um total de 603 pacientes; seis ensaios clínicos randomizados em laparoscopia ginecológica; dois ensaios clínicos randomizados e um estudo não randomizado em laparoscopia do abdome superior e um ensaio clínico em laparoscopia urológica. De acordo com a análise desses dados, há boa evidência de que a utilização de bloqueador neuromuscular otimiza as condições cirúrgicas em laparoscopia ginecológica e o bloqueio neuromuscular profundo cria condições cirúrgicas ótimas (1B)[7]. Nas laparoscopias de abdome superior, também há boa evidência de que a utilização de bloqueador neuromuscular otimiza as condições cirúrgicas, além de destacar que o bloqueio neuromuscular profundo é vantajoso em relação ao bloqueio moderado (1B)[7]. Apenas um estudo analisou a utilização dessa estratégia para laparoscopias urológicas (nefrectomia e prostatectomia laparoscópicas), também com boa evidência de que otimiza as condições cirúrgicas, além de destacar que o bloqueio neuromuscular profundo é superior ao moderado (1B)[7].

RECOMENDAÇÃO

Para cirurgias videolaparoscópicas eletivas, tanto ginecológicas, quanto urológicas e de andar superior do abdome, o bloqueio neuromuscular otimiza as condições cirúrgicas (1B)[7]. Além disso, o bloqueio neuromuscular profundo é superior ao moderado quanto à qualidade do campo cirúrgico (1B)[1,3,4,7].

Tabela 7   Descrição dos vieses em estudos de terapêutica

Estudo	Questão	Randomização	Alocação	Cegamento	Perdas	Prognóstico	Desfechos	AIT
Martini et al., 2013[1]	Sim	Sim	Sim	Sim	Sim	Não	Sim	Não
Williams et al., 2003[2]	Sim	Sim	Sim	Não	Sim	Não	Sim	Sim
Staehr-Rye et al., 2014[3]	Sim	Sim	Sim	Não	Sim	Não	Sim	Não
Blobner et al., 2015[4]	Sim	Sim	Sim	Sim	Sim	Não	Sim	Sim
Chen et al., 2013[5]	Sim	Sim	Sim	Não	Não	Não	Sim	Não
Swann et al., 1993[6]	Sim	Sim	Sim	Não	Não	Não	Sim	Não
Madsen et al., 2014[7]	Sim	Não se aplica	Não se aplica	Não se aplica	Não se aplica	Não se aplica	Não se aplica	Não se aplica

AIT: análise de intenção de tratamento.

Tabela 8 Características de estudos em terapêutica

Estudo	População (n)	Intervenção (n)	Comparação (n)	Outcome	Tempo de acompanhamento
Martini et al., 2013[1]	Pacientes submetidos a nefrectomia e prostatectomia videolaparoscópicas eletivas (24)	Bloqueio neuromuscular profundo (12)	Bloqueio neuromuscular moderado (12)	Qualidade do campo cirúrgico	15 dias
Williams et al., 2003[2]	Mulheres submetidas a laparoscopia diagnóstica ou laqueadura tubária videolaparoscópicas (40)	Ventilação controlada sob entubação orotraqueal e bloqueio neuromuscular (19)	Ventilação espontânea sob máscara laríngea e sem bloqueio (18)	Qualidade do campo cirúrgico	1 dia
Staehr-Rye et al., 2014[3]	Pacientes submetidos à colecistectomia videolaparoscópica eletiva com pneumoperitônio de baixa pressão (48)	Bloqueio neuromuscular profundo (25)	Bloqueio neuromuscular moderado (23)	Qualidade do campo cirúrgico	1 dia
Blobner et al., 2015[4]	Pacientes submetidos à colecistectomia videolaparoscópica eletiva (57)	Bloqueio neuromuscular guiado por meta (25)	Bloqueio neuromuscular a pedido do cirurgião (25)	Qualidade do campo cirúrgico	1 dia
Chen et al. 2013[5]	Pacientes submetidas à videolaparoscopia ginecológica com máscara laríngea ProSeal (120)	Uso de bloqueador neuromuscular (60)	Sem utilizar bloqueio neuromuscular (60)	Qualidade do campo cirúrgico	1 dia
Swann et al., 1993[6]	Pacientes submetidas a laparoscopia ginecológica diagnóstica ou laqueadura de trompas (60)	Ventilação mecânica sob entubação orotraqueal e bloqueador neuromuscular (30)	Ventilação mecânica sob máscara laríngea e sem bloqueador neuromuscular (30)	Qualidade do campo cirúrgico	1 dia
Madsen et al., 2014[7]	Não se aplica	Não se aplica	Não se aplica	Não se aplica	Não se aplica

O bloqueio neuromuscular profundo também proporciona condições cirúrgicas superiores na videolaparoscopia com pneumoperitônio artificial de baixa pressão (8 mmHg) e possibilita que maior número de cirurgias seja concluído sem incremento na pressão intra-abdominal (1B)[3].

Vale ressaltar ainda que os cirurgiões conseguem perceber, baseando-se em características clínicas, quais pacientes estão com regressão do bloqueio a níveis que dificultam a execução da cirurgia (1B)[4].

REFERÊNCIAS BIBLIOGRÁFICAS

1. Martini CH, Boon M, Bevers RF, Aarts LP, Dahan A. Evaluation of surgical conditions during laparoscopic surgery in patients with moderate vs deep neuromuscular block. Br J Anaesth. 2014;112(3):498-505.
2. Williams MT, Rice I, Ewen SP, Elliott SM. A comparison of the effect of two anaesthetic techniques on surgical conditions during gynaecological laparoscopy. Anaesthesia. 2003;58(6):574-8.
3. Staehr-Rye AKI, Rasmussen LS, Rosenberg J, Juul P, Lindekaer AL, Riber C, et al. Surgical space conditions during low-pressure laparoscopic cholecystectomy with deep versus moderate neuromuscular blockade: a randomized clinical study. Anesth Analg. 2014;119(5):1084-92.
4. Blobner M, Frick CG, Stäuble RB, Feussner H, Schaller SJ, Unterbuchner C, et al. Neuromuscular blockade improves surgical conditions (NISCO). Surg Endosc. 2015;29(3):627-36.
5. Chen BZ, Tan L, Zhang L, Shang YC. Is muscle relaxant necessary in patients undergoing laparoscopic gynecological surgery with a ProSeal LMA™? J Clin Anesth. 2013;25(1):32-5.
6. Swann DG, Spens H, Edwards SA, Chestnut RJ. Anaesthesia for gynaecological laparoscopy: a comparison between the laryngeal mask airway and tracheal intubate/on. Anaesthesia. 1993;48(5):431-4.
7. Madsen MV, Staehr-Rye AK, Gätke MR, Claudius C. Neuromuscular blockade for optimising surgical conditions during abdominal and gynaecological surgery: a systematic review. Acta Anaesthesiol Scand. 2015;59(1):1-16.

6

A utilização de gás hélio para produzir pneumoperitônio artificial em cirurgia videolaparoscópica diminui a ocorrência de dor pós-operatória quando comparada ao uso de dióxido de carbono?

Saullo Queiroz Silveira
Paula de Castro Scherer

P Pacientes submetidos à cirurgia videolaparoscópica eletiva
I Uso de hélio para produzir pneumoperitônio artificial
C Uso de dióxido de carbono para produzir pneumoperitônio artificial
O Ocorrência e intensidade da dor pós-operatória

MÉTODO

Critérios de inclusão
- Cirurgia videolaparoscópica eletiva.
- Utilização de anestesia geral.
- Utilização de hélio (He) comparativamente com a de dióxido de carbono (CO_2) para produzir pneumoperitônio artificial.
- Analisar a ocorrência e/ou os escores de dor pós-operatória.
- Ensaios clínicos.

Critérios de exclusão
- Não comparar a utilização de He com a de CO_2 a fim de produzir pneumoperitônio.
- Realização de pneumoperitônio artificial não relacionado à videolaparoscopia.
- Texto escrito em idioma diferente do inglês.

Estratégias de busca

Descritores utilizados para pesquisa na base Medline: ((laparoscopic OR laparoscopies OR laparoscope OR laparoscopy) OR (pneumoperitoneum OR artificial pneumoperitoneum)) AND helium.

Resultados
- Artigos recuperados: 59.
- Artigos selecionados: 4.

Principais motivos para exclusão
- Desenhos de estudo diferentes de ensaio clínico.
- Não avaliação de ocorrência ou escores de dor no pós-operatório.

ANÁLISE DAS EVIDÊNCIAS

Artigo 1 – Fernández-Cruz L, Sáenz A, Taurá P, Sabater L, Astudillo E, Fontanals J. Helium and carbon dioxide pneumoperitoneum in patients with pheochromocytoma undergoing laparoscopic adrenalectomy. World J Surg. 1998;22(12):1250-5.

P (n = 22) Pacientes com feocromocitoma submetidos à adrenalectomia videolaparoscópica eletiva.

I (n = 11) Pacientes submetidos ao procedimento com a utilização de He para produzir pneumoperitônio artificial.

C (n = 11) Pacientes submetidos ao procedimento com a utilização de CO_2 para produzir pneumoperitônio artificial.

O Sem diferença estatisticamente significante quanto à necessidade de analgesia pós-operatória medida em número de doses de cetorolaco.

Tabela 1   Escore de Jadad

Parâmetro	Sim/não	Pontuação
Randomização	Não	0
Randomização adequada	Não se aplica	0
Duplo-cego	Não	0
Cegamento adequado	Não se aplica	0
Descreve perdas	Não	0
Total		0 (má qualidade)

Artigo 2 – O'Boyle CJ, deBeaux AC, Watson DI, Ackroyd R, Lafullarde T, Leong JY, et al. Helium vs carbon dioxide gas insufflation with or without saline lavage during laparoscopy. Surg Endosc. 2002;16(4):620-5.

P (n = 90) Pacientes submetidos à colecistectomia ou à fundoplicatura videolaparoscópicas eletivas.
I (n = 43) Pacientes submetidos ao procedimento com utilização de He para produzir pneumoperitônio artificial.
C (n = 47) Pacientes submetidos ao procedimento com utilização de CO_2 para produzir pneumoperitônio artificial.
O Maior necessidade de analgesia total, desde a indução da anestesia até a alta hospitalar, medida em miligramas de morfina, nos pacientes em que se utilizou He para produzir pneumoperitônio artificial (p = 0,02).

Tabela 2   Escore de Jadad

Parâmetro	Sim/não	Pontuação
Randomização	Não	0
Randomização adequada	Não	-1
Duplo-cego	Sim	+1
Cegamento adequado	Sim	+1
Descreve perdas	Não	0
Total		1 (má qualidade)

Artigo 3 – Cheng Y, Lu J, Xiong X, Wu S, Lin Y, Wu T, et al. Gases for establishing pneumoperitoneum during laparoscopic abdominal surgery. Cochrane Database Syst Rev. 2013;1:CD009569.

P (n = 144) Pacientes majoritariamente de baixo risco anestésico submetidos à cirurgia videolaparoscópica, dispostos em quatro ensaios clínicos randomizados com alto risco de vieses.
I (n = 69) Pacientes submetidos ao procedimento cirúrgico com a utilização de He para produzir pneumoperitônio artificial.
C (n = 75) Pacientes submetidos ao procedimento com utilização de CO_2 para produzir pneumoperitônio artificial.
O Metanálise dos dados sem diferença estatisticamente significante nos escores de dor no primeiro dia de pós-operatório.
Necessidade de analgesia total em miligramas de morfina (apenas um estudo, de O´Boyle et al.): maior no grupo que utilizou He para produzir pneumoperitônio artificial (p = 0,02).

Necessidade de analgesia complementar com narcóticos nas primeiras 24 horas após a cirurgia (apenas um estudo: Neuhaus et al.): maior no grupo em que foi utilizado CO_2 para produzir pneumoperitônio artificial (p = 0,04).

Artigo 4 – Neuhaus SJ, Watson DI, Ellis T, Lafullarde T, Jamieson GG, Russell WJ. Metabolic and immunologic consequences of laparoscopy with helium or carbon dioxide insufflation: a randomized clinical study. ANZ J Surg. 2001;71(8):447-52.

P (n = 18) Pacientes submetidos à cardiomiotomia e à fundoplicatura videolaparoscópicas eletivas.

I (n = 8) Pacientes submetidos ao procedimento com utilização de He a fim de produzir pneumoperitônio artificial.

C (n = 10) Pacientes submetidos ao procedimento com utilização de CO_2 para produzir pneumoperitônio artificial.

O No grupo em que o pneumoperitônio artificial foi produzido com CO_2, maior número de pacientes necessitou de analgesia com narcóticos nas primeiras 24 horas após a cirurgia (p = 0,04). Poder de análise baseado em:
- Aproximação normal: 68,78%.
- Aproximação normal com correção de continuidade: 42,13%.

Tabela 3   Escore de Jadad

Parâmetro	Sim/não	Pontuação
Randomização	Sim	+1
Randomização adequada	Não	−1
Duplo-cego	Sim	+1
Cegamento adequado	Não descreve	0
Descreve perdas	Não	0
Total		1 (má qualidade)

SÍNTESE DA EVIDÊNCIA

Uma das principais vantagens da cirurgia videolaparoscópica é a possibilidade de alta hospitalar precoce, graças a, entre outros fatores, menor dor pós-operatória. No entanto, não é incomum alguns pacientes apresentarem dor de forte intensidade nas primeiras horas após a cirurgia. Esse fenômeno pode ser justificado pela irritação peritoneal secundária à insuflação de CO_2 para confecção do pneumoperitônio artificial. Sabendo disso, a utilização de He, um gás inerte, como matéria-prima para o pneumoperitônio poderia reduzir tal desfecho.

Metanálise de ensaios clínicos randomizados da Cochrane, com quatro estudos e um total de 144 pacientes, falhou em demonstrar diferenças estatisticamente significantes quanto a eventos adversos graves relacionados ao uso de He, quando comparados ao de CO_2 (1B). Apenas dois destes estudos, com um total de 108 pacientes, abordaram queixas álgicas e a metanálise de seus dados não demonstrou diferença nos escores de dor no primeiro pós-operatório entre pacientes submetidos a pneumoperitônio com CO_2 ou He (1B)[1].

Entre pacientes submetidos à cirurgia videolaparoscópica eletiva no andar superior do abdome (cardiomiotomia ou fundoplicatura), ocorreu maior necessidade de consumo de analgésicos narcóticos nas primeiras 24 horas de pós-operatório entre os que tiveram o pneumoperitônio insuflado com CO_2 do que com He (2B)[2].

O consumo total de analgésicos entre pacientes submetidos à cirurgia videolaparoscópica eletiva (colecistectomia ou fundoplicatura), desde a indução anestésica até a alta hospitalar, convertida para a dose de morfina equivalente de acordo com protocolo do serviço de dor do Royal Adelaide Hospital, foi maior no grupo em que o pneumoperitônio foi insuflado com He (média de 48,6 mg IC95% [42,8 - 54,4]), comparado ao grupo em que se insuflou CO_2 (média de 36,6 mg IC95% [31,4 - 41,9]) (2B)[3].

Quando se comparam indivíduos submetidos a pneumoperitônio artificial com He ou CO_2 para videolaparoscopia visando à ressecção de feocromocitoma não se observam diferenças quanto à necessidade de analgesia sistêmica pós-operatória, medida pelo número de doses de cetorolaco requisitadas pelo paciente (2C)[4].

RECOMENDAÇÃO

A utilização de He para produzir pneumoperitônio artificial para cirurgia videolaparoscópica eletiva não reduz os escores de dor pós-operatória (1B)[1], e os dados sobre consumo analgésico são conflitantes, não permitindo indicar a utilização dessa substância com finalidade analgésica na abordagem dos pacientes submetidos a esses procedimentos[1-4].

Tabela 4   Descrição dos vieses em estudos de terapêutica

Estudo	Questão	Randomização	Alocação	Cegamento	Perdas	Prognóstico	Desfechos	AIT
Fernández-Cruz et al., 1998	Sim	Não	Sim	Não	Não	Não	Sim	Não
O'Boyle et al., 2002	Sim	Sim	Sim	Sim	Não	Não	Sim	Sim
Cheng et al., 2013	Não se aplica	Não se aplica	Não se aplica	Não se aplica	Não se aplica	Não se aplica	Não se aplica	Não se aplica
Neuhaus et al., 2001	Sim	Sim	Sim	Não	Não	Não	Sim	Não

AIT: análise de intenção de tratamento.

Tabela 5 Características de estudos em terapêutica

Estudo	População (n)	Intervenção (n)	Comparação (n)	Outcome	Tempo de acompanhamento
Fernández--Cruz et al., 1998	Pacientes com feocromocitoma submetidos à adrenalectomia videolaparoscópica eletiva (22)	Utilização de He para produzir pneumoperitônio artificial (11)	Utilização de CO_2 para produzir pneumoperitônio artificial (11)	Analgesia pós--operatória	5 dias
O'Boyle et al., 2002	Pacientes submetidos à colecistectomia ou à fundoplicatura videolaparoscópicas eletivas (90)	Utilização de He para produzir pneumoperitônio artificial (43)	Utilização de CO_2 para produzir pneumoperitônio artificial (47)	Analgesia	1 dia
Cheng et al., 2013	Não se aplica	Não se aplica	Não se aplica	Não se aplica	Não se aplica
Neuhaus et al., 2001	Pacientes submetidos à cardiomiotomia e à fundoplicatura videolaparoscópicas eletivas (18)	Utilização de He a fim de produzir pneumoperitônio artificial (8)	Utilização de CO_2 para produzir pneumoperitônio artificial (10)	Analgesia	1 dia

REFERÊNCIAS BIBLIOGRÁFICAS

1. Cheng Y, Lu J, Xiong X, Wu S, Lin Y, Wu T, et al. Gases for establishing pneumoperitoneum during laparoscopic abdominal surgery. Cochrane Database Syst Rev. 2013;1:CD009569.
2. Neuhaus SJ, Watson DI, Ellis T, Lafullarde T, Jamieson GG, Russell WJ. Metabolic and immunologic consequences of laparoscopy with helium or carbon dioxide insufflation: a randomized clinical study. ANZ J Surg. 2001;71(8):447-52.
3. O'Boyle CJ, deBeaux AC, Watson DI, Ackroyd R, Lafullarde T, Leong JY, et al. Helium vs carbon dioxide gas insufflation with or without saline lavage during laparoscopy. Surg Endosc. 2002;16(4):620-5.
4. Yoo YC, Shin S, Choi EK, Kim CY, Choi YD, Bai SJ. Increase in intraocular pressure is less with propofol than with sevoflurane during laparoscopic surgery in the steep Trendelenburg position. Can J Anaesth. 2014;61(4):322-9.

7

Anestesia venosa total comparada com anestesia geral balanceada evita o aumento da pressão intraocular em pacientes submetidos à cirurgia videolaparoscópica eletiva?

Saullo Queiroz Silveira
Paula de Castro Scherer

P Pacientes submetidos à cirurgia videolaparoscópica eletiva
I Procedimento realizado sob anestesia venosa total
C Procedimento realizado sob anestesia geral balanceada
O Aumento da pressão intraocular (PIO) em relação a seus valores basais

MÉTODO

Critérios de inclusão
- Cirurgia videolaparoscópica eletiva.
- Anestesia geral balanceada ou venosa total.
- Analisar a variação da PIO.
- Ensaios clínicos randomizados.

Critérios de exclusão
- Utilização de técnica anestésica diferente de geral balanceada e/ou venosa total.
- Não comparar anestesia venosa total com anestesia geral balanceada.
- Utilização de óxido nitroso na mistura anestésica.
- Texto escrito em idioma diferente do inglês.

Estratégias de busca

Descritores utilizados para pesquisa na base Medline: ((laparoscopy OR laparoscope OR laparoscopies OR laparoscopic) AND (intraocular pressure OR ocular tension OR ocular hypertension OR tonometry, ocular)) AND RANDOM*.

Resultados
- Artigos recuperados: 11.
- Artigos selecionados: 4.

Principais motivos para exclusão
- Não comparar anestesia geral balanceada com anestesia venosa total.
- Não avaliar variações na PIO.

ANÁLISE DAS EVIDÊNCIAS

Artigo 1 – Yoo YC, Shin S, Choi EK, Kim CY, Choi YD, Bai SJ. Increase in intraocular pressure is less with propofol than with sevoflurane during laparoscopic surgery in the steep Trendelenburg position. Can J Anaesth. 2014;61(4):322-9.

P (n = 66) Pacientes com mais de 50 anos, estado físico ASA 1 ou 2, sem doença oftalmológica, submetidos à prostatectomia radical robótica em posição de Trendelenburg a 30°.

I (n = 33) Pacientes submetidos ao procedimento sob anestesia venosa total (infusão contínua de propofol e remifentanil).

C (n = 33) Pacientes submetidos ao procedimento sob anestesia geral balanceada (infusão contínua de remifentanil e sevoflurano).

O Variação da PIO em nove momentos numerados de T0 a T8, obtendo-se a PIO média de três medidas em cada momento. São eles: T0: antes da indução da anestesia (paciente acordado e em posição supina horizontal); T1: 5 minutos depois da indução da anestesia (paciente em ventilação mecânica, sem pneumoperitônio e em posição supina horizontal); T2: 5 minutos depois de estabelecido o pneumoperitônio e em posição supina horizontal; T3: 30 minutos depois de estabelecido o pneumoperitônio e em posição de cefalodeclive a 30°; T4: 5 minutos depois de retorno à posição horizontal e ainda com pneumoperitônio; T5: 5 minutos depois do fim do pneumoperitônio; T6: 5 minutos depois da extubação orotraqueal na sala operatória; T7: 60 minutos depois da extubação orotraqueal na sala de recuperação; T8: 24 horas depois da cirurgia.

Tabela 1 Escore de Jadad

Parâmetro	Sim/não	Pontuação
Randomização	Sim	+1
Randomização adequada	Sim	+1
Duplo-cego	Não	0
Cegamento adequado	Não se aplica	0
Descreve perdas	Sim	+1
Total		3 (boa qualidade)

Durante a manutenção da anestesia (T2 a T6), a PIO foi maior no grupo submetido à anestesia geral balanceada, quando comparado ao grupo que recebeu anestesia venosa total (p = 0,0039).

Trinta minutos após insuflado o pneumoperitônio, com posicionamento em Trendelenburg a 30°, houve aumento significante na PIO (6 mmHg) em relação ao valor basal no grupo submetido à anestesia geral balanceada (p < 0,001). Neste mesmo momento do procedimento, não houve nenhum aumento significativo na PIO (2,1 mmHg) em relação ao valor basal no grupo submetido à anestesia venosa total (p = 0,136).

Entre os pacientes com PIO normal (menor que 20 mmHg), a ocorrência de PIO maior ou igual a 24 mmHg, em qualquer momento, foi maior no grupo submetido à anestesia geral balanceada (74%), que no grupo que recebeu anestesia venosa total (32%), com uma diferença estatisticamente significante (IC 95%: 22-62 mmHg; p = 0,002). Poder de análise baseado em:
- Aproximação normal: 88,21%.
- Aproximação normal com correção de continuidade: 80,6%.

Artigo 2 – Hwang JW, Oh AY, Hwang DW, Jeon YT, Kim YB, Park SH. Does intraocular pressure increase during laparoscopic surgeries? It depends on anesthetic drugs and the surgical position. Surg Laparosc Endosc Percutan Tech. 2013;23(2):229-32.

P (n = 100) Pacientes com menos de 70 anos, sem doença oftalmológica conhecida, sem utilização de medicação que altere a PIO, estado físico ASA 1 ou 2, submetidos a colecistectomia videolaparoscópica (n = 50) ou laparoscopia pélvica (n = 50).

I (n = 50) Pacientes submetidos ao procedimento sob anestesia geral venosa total com propofol, alocados em dois subgrupos: (n = 25) pacientes submetidos à colecistectomia videolaparoscópica, em posição de Trendelenburg reverso a 20°, e n = 25) pacientes submetidos à laparoscopia pélvica, em posição de Trendelenburg a 20°.

C (n = 50) Pacientes submetidos ao procedimento sob anestesia geral balanceada com desflurano, alocados em dois subgrupos: (n = 25) pacientes submetidos à colecistectomia videolaparoscópica, em posição de Trendelenburg reverso a 20°, e (n = 25) pacientes submetidos à laparoscopia pélvica, em posição de Trendelenburg a 20°.

O PIO se manteve baixa nos pacientes submetidos à colecistectomia videolaparoscópica, em Trendelenburg reverso a 20°, durante todo o tempo do pneumoperitônio, indiferente ao agente anestésico utilizado.

Tabela 2   Escore de Jadad

Parâmetro	Sim/não	Pontuação
Randomização	Sim	+1
Randomização adequada	Sim	+1
Duplo-cego	Não	0
Cegamento adequado	Não se aplica	0
Descreve perdas	Não	0
Total		2 (má qualidade)

Pacientes submetidos à laparoscopia pélvica sob anestesia geral venosa total, em posição de Trendelenburg a 20°, não tiveram aumento significante da PIO em relação aos valores basais. Já pacientes submetidos à laparoscopia pélvica sob anestesia geral balanceada com desflurano, na mesma posição, apresentaram aumento estatisticamente significante da PIO em relação aos valores basais (p < 0,001) e aumento da PIO proporcional ao tempo de pneumoperitônio, atingindo valor médio de PIO (22 ± 4 mmHg) superior à normalidade em 20 minutos (p < 0,01).

Artigo 3 – Asuman AO, Baris A, Bilge K, Bozkurt S, Nurullah B, Meliha K, et al. Changes in intraocular pressures during laparoscopy: a comparison of propofol total intravenous anesthesia to desflurane-thiopental anesthesia. Middle East J Anaesthesiol. 2013;22(1):47-52.

P (n = 36) Pacientes com estado físico ASA 1 e 2, sem doença oftalmológica conhecida, submetidos à colecistectomia videolaparoscópica em posição de Trendelenburg reverso a 15°.

I (n = 18) Pacientes submetidos à colecistectomia videolaparoscópica sob anestesia venosa total com propofol.

C (n = 18) Pacientes submetidos à colecistectomia videolaparoscópica sob anestesia geral balanceada com tiopental/desflurano.

O Valor da PIO não apresentou nenhuma diferença estatisticamente significante durante a cirurgia entre os dois grupos, exceto 5 minutos após o posicionamento em Trendelenburg reverso a 15°, em que isoladamente a PIO foi maior no grupo do propofol (p < 0,05).

Tabela 3 Escore de Jadad

Parâmetro	Sim/não	Pontuação
Randomização	Sim	+1
Randomização adequada	Não descreve	0
Duplo-cego	Não	0
Cegamento adequado	Não se aplica	0
Descreve perdas	Sim	+1
Total		2 (má qualidade)

Artigo 4 – Mowafi HA, Al-Ghamdi A, Rushood A. Intraocular pressure changes during laparoscopy in patients anesthetized with propofol total intravenous anesthesia versus isoflurane inhaled anesthesia. Anesth Analg. 2003;97(2):471-4.

P (n = 40) Pacientes do sexo feminino, estado físico ASA 1 ou 2, sem doença oftalmológica conhecida e sem utilização de medicação que altere a PIO, submetidas à laparoscopia pélvica ginecológica eletiva com posicionamento em Trendelenburg de 15 a 20°.

I (n = 20) Pacientes submetidos ao procedimento sob anestesia venosa total com propofol.

C (n = 20) Pacientes submetidos ao procedimento sob anestesia geral balanceada com isoflurano e tiopental.

O Após pneumoperitônio e posicionamento em Trendelenburg de 15 a 20°, a PIO ultrapassou os valores pré-indução no grupo anestesiado com isoflurano/tiopental (p < 0,05), o que não aconteceu com os pacientes anestesiados com propofol.

Tabela 4 Escore de Jadad

Parâmetro	Sim/não	Pontuação
Randomização	Sim	+1
Randomização adequada	Sim	+1
Duplo-cego	Não	0
Cegamento adequado	Não se aplica	0
Descreve perdas	Não	0
Total		2 (má qualidade)

SÍNTESE DA EVIDÊNCIA

O aumento da PIO deve ser uma preocupação do anestesiologista, pois pode estar associado à perda de acuidade visual e até mesmo à amaurose pós-operatória, por conta da redução da pressão de perfusão ocular que pode conduzir a neurite óptica isquêmica[1]. Em cirurgias videolaparoscópicas, a diminuição do retorno venoso decorrente do pneumoperitônio é um fator de risco para a elevação da PIO. Os diferentes posicionamentos utilizados para melhor exposição do campo cirúrgico nesses procedimentos podem contribuir para esse fenômeno. Nesse contexto, torna-se importante reconhecer se há superioridade entre as técnicas anestésicas quanto ao controle da PIO durante cirurgia videolaparoscópica em seus diferentes posicionamentos.

Em pacientes de estado físico ASA 1 ou 2, sem doença oftalmológica conhecida, submetidos à colecistectomia videolaparoscópica e posicionados sob Trendelenburg reverso a 20°, a pressão intraocular se manteve baixa durante toda a duração do pneumoperitônio, independentemente do agente utilizado para a manutenção anestésica, quando comparados propofol e desflurano (2B)[2]. Em pacientes com as mesmas características, submetidos à videolaparoscopia pélvica em Trendelenburg a 20°, o comportamento da PIO diferiu entre aqueles submetidos a anestesia venosa total e anestesia geral balanceada. Aqueles que receberam propofol como agente de manutenção não apresentaram nenhum aumento estatisticamente significante da PIO em relação aos seus valores basais, diferentemente do que ocorreu com os que receberam desflurano (2B)[2]. Nestes, o aumento da PIO foi proporcional ao tempo de pneumoperitônio (2B) e a PIO média (22 ± 4 mmHg) ultrapassou o valor considerado normal (20 mmHg) após 20 minutos do início do pneumoperitônio[2].

Pacientes ASA 1 e 2, sem doença oftalmológica conhecida, submetidos à colecistectomia videolaparoscópica em Trendelenburg reverso a 15° não apresentaram nenhuma diferença significativa quanto à PIO durante a execução do procedimento sob anestesia geral balanceada com desflurano/tiopental ou sob anestesia venosa total com propofol, exceto de forma isolada na medida realizada 5 minutos após o posicionamento, quando a PIO foi maior no grupo que recebia propofol (2B)[3].

Pacientes do sexo feminino, estado físico ASA 1 ou 2, sem doença oftalmológica conhecida e sem utilização de medicamentos que alterem a PIO, submetidas à videolaparoscopia pélvica ginecológica eletiva em Trendelenburg de 15 a 20°, apresentaram diferentes comportamentos da PIO quando anestesiadas com isoflurano/tiopental ou com propofol[4]. Somente aquelas que receberam anestesia geral balanceada apresentaram aumento da PIO em relação a seus valores basais após o início do pneumoperitônio e do adequado posicionamento (2B)[4].

Pacientes do sexo masculino com idade superior a 50 anos, estado físico ASA 1 ou 2, sem doença oftalmológica conhecida, submetidos à prostatectomia radical robótica em posição de Trendelenburg a 30° sob anestesia geral apresentaram comportamentos diferentes quanto à variação da PIO durante a cirurgia quando expostos a dois esquemas de anestesia geral: balanceada (sevoflurano e remifentanil) ou venosa total (propofol e remifentanil)[5]. O grupo sob anestesia venosa total apresentou menor PIO durante a manutenção anestésica, quando comparado com o grupo sob anestesia geral balanceada (2B)[5]. Além disso, não houve variação estatisticamente significante entre o valor da PIO 30 minutos após insuflação do pneumoperitônio e posicionamento em Trendelenburg, quando comparado ao valor basal dessa medida no grupo que recebeu propofol, ao contrário do grupo que recebeu halogenado[5]. Considerando apenas os pacientes com PIO normal (≤ 20 mmHg), a ocorrência de PIO potencialmente danosa (≥ 24 mmHg) foi maior no grupo anestesiado com halogenado (1B)[5].

RECOMENDAÇÃO

Em cirurgias videolaparoscópicas com posicionamento em Trendelenburg, a anestesia venosa total com propofol evita o aumento da PIO acima dos valores basais do indivíduo, efeito não observado com agentes halogenados, que se associam também à maior ocorrência de PIO acima dos valores normais (20 mmHg), tornando a primeira estratégia preferencial, salvo outras contraindicações (1B)[2,4,5].

Em cirurgias nas quais o paciente deve permanecer em Trendelenburg reverso, não há diferença quanto ao comportamento da PIO em anestesia geral balanceada ou anestesia venosa total. Além disso, essa medida tende a se manter sem variação significativa com relação ao valor basal, de modo indiferente da técnica de manutenção anestésica utilizada. Dessa forma, nas cirurgias videolaparoscópicas realizadas em cefaloaclive, não há superioridade da anestesia venosa total sobre a geral balanceada quanto à variação da PIO (2B)[2,3].

Tabela 5 Descrição dos vieses em estudos de terapêutica

Estudo	Questão	Randomização	Alocação	Cegamento	Perdas	Prognóstico	Desfechos	AIT
Yoo et al., 2014[5]	Sim	Sim	Sim	Não	Sim	Não	Sim	Não
Hwang et al., 2013[2]	Sim	Sim	Sim	Não	Não	Não	Sim	Não
Asuman et al., 2013[3]	Sim	Sim	Sim	Não	Sim	Não	Sim	Não
Mowafi et al., 2003[4]	Sim	Sim	Sim	Não	Não	Não	Sim	Não

AIT: análise de intenção de tratamento.

Tabela 6 Características de estudos em terapêutica

Estudo	População (n)	Intervenção (n)	Comparação (n)	Outcome	Tempo de acompanhamento
Yoo et al., 2014[5]	Pacientes submetidos à prostatectomia radical robótica em posição de Trendelenburg a 30° (66)	Anestesia venosa total – infusão contínua de propofol e remifentanil (33)	Anestesia geral balanceada – infusão contínua de remifentanil e sevoflurano (33)	Variação da PIO	1 dia
Hwang et al 2013[2]	Pacientes com menos de 70 anos, submetidos a colecistectomia videolaparoscópica (50) ou laparoscopia pélvica (50)	Anestesia geral venosa total com propofol em Trendelenburg reverso a 20° (25) e em Trendelenburg a 20° (25)	Anestesia geral balanceada com desflurano em Trendelenburg reverso a 20° (25) e em Trendelenburg a 20° (25)	PIO	1 dia
Asuman et al., 2013[3]	Pacientes submetidos à colecistectomia videolaparoscópica em posição de Trendelenburg reverso a 15° (36)	Anestesia venosa total com propofol (18)	Anestesia geral balanceada com tiopental/propofol (18)	PIO	1 dia
Mowafi et al., 2003[4]	Pacientes submetidas à laparoscopia pélvica ginecológica eletiva com posicionamento em Trendelenburg de 15-20° (40)	Anestesia geral venosa total com propofol (20)	Anestesia geral balanceada com isoflurano e tiopental (20)	PIO	1 dia

PIO: pressão intraocular.

REFERÊNCIAS BIBLIOGRÁFICAS

1. Goepfert CE, Ifune C, Tempelhoff R. Ischemic optic neuropathy: are we any further? Curr Opin Anaesthesiol 2010;23:582-7.
2. Hwang JW, Oh AY, Hwang DW, Jeon YT, Kim YB, Park SH. Does intraocular pressure increase during laparoscopic surgeries? It depends on anesthetic drugs and the surgical position. Surg Laparosc Endosc Percutan Tech. 2013;23(2):229-32.
3. Asuman AO, Baris A, Bilge K, Bozkurt S, Nurullah B, Meliha K, et al. Changes in intraocular pressures during laparoscopy: a comparison of propofol total intravenous anesthesia to desflurane-thiopental anesthesia. Middle East J Anaesthesiol. 2013;22(1):47-52.
4. Mowafi HA, Al-Ghamdi A, Rushood A. Intraocular pressure changes during laparoscopy in patients anesthetized with propofol total intravenous anesthesia versus isoflurane inhaled anesthesia. Anesth Analg. 2003;97(2):471-4.
5. Yoo YC, Shin S, Choi EK, Kim CY, Choi YD, Bai SJ. Increase in intraocular pressure is less with propofol than with sevoflurane during laparoscopic surgery in the steep Trendelenburg position. Can J Anaesth. 2014;61(4):322-9.

8

A utilização de óxido nitroso na manutenção da anestesia geral piora a qualidade do campo cirúrgico?

Saullo Queiroz Silveira
Paula de Castro Scherer

> **P** Pacientes submetidos à cirurgia videolaparoscópica eletiva
> **I** Utilização de óxido nitroso (N_2O) na manutenção da anestesia geral
> **C** Manutenção da anestesia geral sem a utilização de N_2O
> **O** Qualidade do campo cirúrgico visualizado pela equipe cirúrgica

MÉTODO

Critérios de inclusão
- Cirurgia videolaparoscópica eletiva.
- Anestesia geral com utilização de N_2O na manutenção anestésica comparada à manutenção anestésica sem a utilização de N_2O.
- Analisar a qualidade do campo cirúrgico.
- Ensaios clínicos randomizados.

Critérios de exclusão
- Não comparar técnicas anestésicas com e sem uso de N_2O.
- Texto escrito em idioma diferente do inglês.

Estratégias de busca
Descritores utilizados para pesquisa na base Medline: (laparoscopic OR laparoscopies OR laparoscopy OR laparoscope) AND (nitrous oxide OR nitrogen protoxide) AND RANDOM*.

Resultados
- Artigos recuperados: 145.
- Artigos selecionados: 3.

Principais motivos para exclusão
- Não avaliar a qualidade do campo cirúrgico visualizado pela equipe cirúrgica.
- Não comparar técnica anestésica com a utilização de N_2O durante a manutenção com a técnica que não utiliza esse gás durante essa fase.

ANÁLISE DAS EVIDÊNCIAS

Artigo 1 – El-Galley R, Hammontree L, Urban D, Pierce A, Sakawi Y. Anesthesia for laparoscopic donor nephrectomy: is nitrous oxide contraindicated?. J Urol. 2007;178(1):225-7; discussion 227.

P (n = 28) Pacientes submetidos à nefrectomia esquerda videolaparoscópica eletiva para doação de órgão com duração entre 97 e 170 minutos.

I (n = 12) Pacientes submetidos ao procedimento com utilização de N_2O na manutenção da anestesia (isoflurano com 70% N_2O em oxigênio – O_2).

C (n = 16) Pacientes submetidos ao procedimento sem utilização de N_2O na manutenção da anestesia (isoflurano com mistura de ar e O_2).

O Distensão leve a moderada das alças intestinais relatada pelo cirurgião ao final do procedimento foi maior no grupo que utilizou N_2O (p = 0,007). Poder de análise baseado em:
- Aproximação normal: 67,32%.
- Aproximação normal com correção de continuidade: 46,6%.

Diferença sem significância estatística entre os grupos no que diz respeito à distensão de grande monta de alças intestinais que interferisse no progresso da cirurgia.

Tabela 1   Escore de Jadad

Parâmetro	Sim/não	Pontuação
Randomização	Sim	+1
Randomização adequada	Não	-1
Duplo-cego	Não	0
Cegamento adequado	Não se aplica	0
Descreve perdas	Sim	+1
Total		1 (má qualidade)

Artigo 2 – Brodsky JB, Lemmens HJ, Collins JS, Morton JM, Curet MJ, Brock-Utne JG. Nitrous oxide and laparoscopic bariatric surgery. Obes Surg. 2005;15(4):494-6.

P (n = 50) Pacientes obesos mórbidos submetidos à cirurgia bariátrica videolaparoscópica eletiva.

I (n = 25) Pacientes obesos mórbidos submetidos à cirurgia bariátrica videolaparoscópica com utilização de N_2O na manutenção anestésica.

C (n = 25) Pacientes obesos mórbidos submetidos à cirurgia bariátrica videolaparoscópica sem utilização de N_2O na manutenção da anestesia.

O Identificação, pelo cirurgião, da utilização de N_2O baseado no grau de distensão de alças intestinais em 30, 60 e 90 minutos após início do pneumoperitônio. Não houve reconhecimento adequado da utilização de N_2O em nenhum desses intervalos de tempo.

Tabela 2   Escore de Jadad

Parâmetro	Sim/não	Pontuação
Randomização	Sim	+1
Randomização adequada	Sim	+1
Duplo-cego	Não	0
Cegamento adequado	Não se aplica	0
Descreve perdas	Não	0
Total		2 (má qualidade)

Artigo 3 – Taylor E, Feinstein R, White PF, Soper N. Anesthesia for laparoscopic cholecystectomy. Is nitrous oxide contraindicated? Anesthesiology. 1992;76(4):541-3.

P (n = 50) Pacientes com estado físico ASA 1 ou 2, submetidos à colecistectomia videolaparoscópica eletiva com tempo médio de cirurgia entre 49 e 121 minutos.

I (n = 26) Pacientes submetidos ao procedimento com utilização de N_2O a 70%, oxigênio e isoflurano, durante a manutenção anestésica.

C (n = 24) Pacientes submetidos ao procedimento com utilização de oxigênio, ar e isoflurano durante a manutenção anestésica.

O Avaliação das condições cirúrgicas gerais pelo cirurgião, a cada 15 minutos, baseada em escala de 5 pontos, assim definida: (1) condições extremamente pobres; (2) condições pobres; (3) condições-padrão; (4) condições boas; (5) condições muito boas. Não há diferença estatisticamente significante em nenhum dos intervalos de tempo analisados.

Sem diferença estaticamente significante quanto ao adequado reconhecimento pelo cirurgião do uso de N_2O, baseado nas características das alças intestinais, ao final da cirurgia.

Tabela 3   Escore de Jadad

Parâmetro	Sim/não	Pontuação
Randomização	Sim	+1
Randomização adequada	Não descreve	0
Duplo-cego	Sim	+1
Cegamento adequado	Sim	+1
Descreve perdas	Sim	+1
Total		4 (boa qualidade)

SÍNTESE DA EVIDÊNCIA

O N_2O utilizado na manutenção anestésica por via inalatória tem a capacidade de se difundir para cavidades corporais, aumentando-as em volume. Em decorrência disso, a utilização deste gás durante a videolaparoscopia poderia levar à distensão intestinal, com consequente piora da qualidade do campo cirúrgico. A quantidade de gás que distende as cavidades é diretamente proporcional ao seu tempo de exposição, fazendo com que a duração da cirurgia seja um fator preponderante quanto a este desfecho.

Em pacientes submetidos à nefrectomia esquerda videolaparoscópica para doação de órgão, com duração entre 97 e 170 minutos, a utilização de N_2O a 70%, oxigênio e isoflurano na manutenção da anestesia causou maior incidência de distensão de alças intestinais, com classificações leve a moderada (2B)[1] em comparação à mistura de oxigênio, ar e isoflurano, de acordo com a avaliação dos cirurgiões que estavam cegados para o uso deste gás. Não se pode afirmar se houve significância estatística quanto à diferença na distensão de alças de grande monta que prejudicasse o progresso da cirurgia, uma vez que novos casos não foram coletados, por razões éticas diante da alta incidência inicial de distensão de alças no grupo que recebeu N_2O (25%) em relação ao grupo que não o recebeu (6%), o que inviabiliza a coleta de dados suficientes para haver diferença estatística quanto a este desfecho[1].

Em videolaparoscopia para cirurgia bariátrica, cirurgiões foram incapazes de reconhecer se o N_2O estava ou não sendo utilizado durante a manutenção anestésica, baseando-se na distensão das alças intestinais, em intervalos de 30, 60 e 90 minutos após o início do pneumoperitônio (2B)[2].

Adultos com estado físico ASA 1 e ASA 2, submetidos à colecistectomia videolaparoscópica eletiva, com duração entre 49 e 121 minutos, não apresentaram diferenças estatisticamente significantes quanto às condições cirúrgicas gerais e ao grau de distensão intestinal (2B)[3] utilizando-se N_2O a 70%, oxigênio e isoflurano para a manutenção anestésica, quando comparados a pacientes que receberam mistura de ar, oxigênio e isoflurano. Tais características foram avaliadas por um cirurgião cegado para o uso dessa substância, a cada 15 minutos, após o início do pneumoperitônio. O mesmo cirurgião foi incapaz de reconhecer, ao final da cirurgia, se o N_2O havia sido ou não utilizado na manutenção anestésica (2B)[3], baseando-se nas características das alças intestinais.

Recomendação

Em cirurgias videolaparoscópicas eletivas com duração menor que 3 horas, não há evidência de que o N_2O cause distensão intestinal que prejudique o ato cirúrgico[1-3], apesar de haver evidência de que este gás causa distensão clinicamente perceptível para o cirurgião (2B)[1]. Não há ensaios clínicos randomizados em procedimentos laparoscópicos com duração maior do que 3 horas.

Tabela 4 Descrição dos vieses em estudos de terapêutica

Estudo	Questão	Randomização	Alocação	Cegamento	Perdas	Prognóstico	Desfechos	AIT
El-Galley et al., 2007[1]	Sim	Sim	Sim	Não	Sim	Não	Sim	Não
Brodsky et al., 2005[2]	Sim	Sim	Sim	Não	Não	Não	Sim	Não
Taylor et al., 1992[3]	Sim	Sim	Sim	Sim	Sim	Não	Sim	Não

AIT: análise de intenção de tratamento.

Tabela 5 Características de estudos em terapêutica

Estudo	População (n)	Intervenção (n)	Comparação (n)	Outcome	Tempo de acompanhamento
El-Galley et al., 2007[1]	Pacientes submetidos à nefrectomia esquerda videolaparoscópica eletiva para doação de órgão (28)	Anestesia geral balanceada com utilização de N_2O na manutenção da anestesia (12)	Anestesia geral balanceada sem utilização de N_2O na manutenção da anestesia (16)	Distensão de alças intestinais	1 dia
Brodsky et al., 2005[2]	Pacientes obesos mórbidos submetidos à cirurgia bariátrica videolaparoscópica eletiva (50)	Utilização de N_2O na manutenção anestésica (25)	Anestesia geral sem utilização de N_2O (25)	Cirurgião ser capaz de identificar a utilização de N_2O, baseado no grau de distensão de alças intestinais	1 dia
Taylor et al., 1992[3]	Pacientes submetidos à colecistectomia videolaparoscópica eletiva (50)	Anestesia geral balanceada com utilização de N_2O (26)	Anestesia geral balanceada sem a utilização de N_2O (24)	Cirurgião ser capaz de identificar a utilização de N_2O, baseado no grau de distensão de alças intestinais	75 minutos

REFERÊNCIAS BIBLIOGRÁFICAS

1. El-Galley R, Hammontree L, Urban D, Pierce A, Sakawi Y. Anesthesia for laparoscopic donor nephrectomy: is nitrous oxide contraindicated? J Urol. 2007;178(1):225-7; discussion 227.
2. Brodsky JB, Lemmens HJ, Collins JS, Morton JM, Curet MJ, Brock-Utne JG. Nitrous oxide and laparoscopic bariatric surgery. Obes Surg. 2005;15(4):494-6.
3. Taylor E, Feinstein R, White PF, Soper N. Anesthesia for laparoscopic cholecystectomy. Is nitrous oxide contraindicated? Anesthesiology. 1992;76(4):541-3.

…

Em que evidências baseia-se o uso de metadona em dor neuropática?

Felipe Chiodini Machado
Hazem Adel Ashmawi

P Pacientes com dor neuropática
I Uso de metadona
C Placebo ou outras medicações para controle de dor neuropática
O Diminuição da dor

MÉTODO

Critérios de inclusão
- Pacientes com dor neuropática.
- Ensaios clínicos randomizados e metanálises e revisões sistemáticas de ensaios clínicos randomizados.
- Coorte retrospectiva.
- Relato e série de casos.

Critérios de exclusão
- Pacientes sem diagnóstico de dor neuropática.
- Texto escrito em idioma diferente do inglês.

Estratégias de busca

Descritores utilizados para pesquisa na base Medline: (((((((neurodynia) OR paroxysmal nerve pain) OR nerve pain) OR neuropathic pain) OR neuralgia) OR chronic pain) AND methadone) AND RANDOM*.

Resultados
- Artigos recuperados: 53.
- Artigos selecionados: 23.

Principais motivos para exclusão
- Pacientes sem diagnóstico de dor neuropática.
- Evidência do uso de outras medicações para a dor neuropática.

INTRODUÇÃO

A metadona é um opioide sintético único que, além da analgesia pela afinidade a receptores mu, também tem propriedades de antagonista do receptor N-metil-D--aspartato (NMDA). Mais uma de suas características que a distinguem dos outros opioides é ser um inibidor fraco da recepção de serotonina[1]. Sua meia-vida é longa e altamente variável, estimada por vários artigos entre 13 e 100 horas[1,2]. Seu metabolismo é hepático, sendo a função renal pouco influente na eliminação, e não possui metabólitos ativos[2].

Recomenda-se cuidado ao introduzir um opioide ou trocá-lo por metadona, especialmente em altas doses. Os principais motivos são sua alta variabilidade individual na farmacocinética, variabilidade de equivalência na conversão de doses de opioides, além do potencial estendido de toxicidade, dada sua longa meia-vida e interação com o citocromo P450[3]. A metadona possui interação com várias drogas, destacando-se as psicoativas e as antineoplásticas[2].

Revisão sistemática de Mercadante e Caraceni, de 2011, mostra que a taxa de conversão usada de morfina para metadona é muito variável, indo de 5:1 até 10:1 ou, em alguns casos, até mais. Esse fato é provavelmente influenciado pela razão da troca e pela dose prévia do opioide, requerendo uma avaliação individual ao se trocar opioides por metadona[4].

Outra preocupação deve ser com as alterações eletrocardiográficas. Há evidências de que na maioria dos pacientes em uso de metadona há um aumento pequeno, embora duradouro, do intervalo QT[5-7]. Também foram relatados episódios de *torsades de pointes* em pacientes com outros fatores de risco para arritmias, especialmente com altas doses de metadona[2].

USO NA DOR NEUROPÁTICA EM GERAL

Segundo estimativas da Canadian Pain Society, 2 a 3% das pessoas dos países considerados desenvolvidos sofrem de dor neuropática[8]. Nas principais diretrizes atuais, o tratamento de primeira linha para dor neuropática inclui gabapentina, pregabalina, antidepressivos tricíclicos (ADT) e duais, além de lidocaína tópica. A indicação de opioides é de segunda linha para pacientes refratários à primeira intervenção ou à associação de drogas de primeira linha. A terceira linha de tratamento para dor neuropática inclui outros antiepiléticos e antidepressivos, mexiletina, antagonistas de NMDA e capsaicina tópica e terapias invasivas[8-13].

Quando há a necessidade de introdução de opioides para dor crônica, muitos especialistas consideram a morfina como padrão de prescrição. No entanto, a metanálise de Bekkering et al., de 2011, mostra que não há diferença de eficácia entre morfina, metadona, oxicodona e oximorfona para esse tratamento. Também não há diferença clara na tolerância, embora haja maior tendência da metadona causar efeitos colaterais[14]. Tais efeitos não levam a uma diferença de mortalidade entre quem recebe metadona ou morfina, como demonstrado por Krebs et al., em 2011, em uma coorte retrospectiva que analisou mais de 100.000 pacientes[15].

Esses achados são compatíveis com relatos e séries de caso que mostram uma melhora nas escalas de dor, qualidade de sono e qualidade de vida após o uso de metadona por pacientes com dor neuropática intratável[16].

Para dores neuropáticas não relacionadas ao câncer, diretrizes prévias se baseiam principalmente em consenso de especialistas, dada a falta de evidências sobre seu uso. A principal limitação é a falta de estudos de longo acompanhamento que avaliem benefícios e riscos (incluindo abuso e adição), por isso há evidência insuficiente sobre doses de início e aumentos de dose e sobre a utilidade da rotatividade de opioides e o uso de metadona e outros opioides fortes, principalmente em doses altas[17].

O primeiro estudo a mostrar benefício da metadona na dor neuropática foi o ensaio clínico de Morley et al., em 2003. Neste estudo, 18 pacientes com dores neuropáticas crônicas que responderam mal ao tratamento convencional eram tratados com doses de metadona de 10 mg diários (5 mg de 12 em 12 horas) ou 20 mg diários (10 mg de 12 em 12 horas) administradas a cada 2 dias. A dose de 20 mg levou à melhora na escala de dor máxima e média, além de maior alívio da dor se comparada ao placebo. Houve melhora, inclusive, nos dias de "descanso" em que a metadona não era administrada, mostrando a eficácia na sua analgesia por até 48 horas. A dose de 10 mg também mostrou melhora da dor, embora não tenha sido estatisticamente significativa. Estudos com amostras maiores poderiam melhor elucidar esse resultado[18].

Em 2012, revisão sistemática da Cochrane também demonstrou redução álgica do uso da metadona, com evidências de que a dose de metadona de 10 a 20 mg via oral (VO) por dia seria suficiente para a melhora na intensidade da dor em pacientes com várias síndromes neuropáticas refratárias ao tratamento de primeira linha[19].

Esses resultados são vistos também em uma série de 50 casos, publicada por Moulin et al. em 2005. Neste estudo, pacientes com várias síndromes neuropáticas refratárias ao tratamento de primeira linha receberam doses variadas de metadona. As principais afecções eram fibrose de raiz nervosa pós-discectomia, síndrome da dor complexa regional, neuropatia periférica e síndromes relacionadas à medula espinhal. Mais da metade dos pacientes relatou melhora da dor com metadona, sendo deixada a dose de manutenção. Houve também melhora do *status* funcional com o uso de metadona em relação aos tratamentos prévios[20].

Para dores neuropáticas relacionadas ao câncer, revisão sistemática da Cochrane, em 2007, mostrou que não há evidência suficiente para dizer que a metadona tem eficácia e segurança similares a da morfina para dor neuropática do câncer, mas reconheceu que a maioria dos estudos analisados envolvia dose única ou curto prazo de uso até a avaliação, o que não corresponde à prática clínica[21].

Outra revisão mais recente, de Cherny, em 2011, conclui que a metadona pode ser um candidato para o tratamento opioide de primeira escolha, especialmente em doses diárias de 20 mg. Uma de suas vantagens é o baixo custo. No entanto, há uma propensão à sedação e ao acúmulo, principalmente em estudos que usaram doses morfina-metadona menores que 4:1, sendo mais seguro escolher uma taxa de conversão que gere uma dose de metadona mais conservadora. Outras evidências concordantes com essa conclusão são encontradas em relatos de caso sobre o uso de metadona no rodízio de opioides de pacientes que não toleraram outros fármacos da mesma classe em virtude dos efeitos colaterais[22].

Sobre a associação de opioides para o tratamento de dores crônicas relacionadas ao câncer, revisão sistemática de Fallon e Laird, de 2011, mostra que há uma recomendação fraca para esse uso, visto que os benefícios da associação podem ser menores que os efeitos colaterais. Uma coorte prospectiva de Mercadante et al., em 2011, incluiu 14 pacientes com variadas dores crônicas por conta do câncer. No estudo, no grupo intervenção, adicionou-se uma dose pequena de metadona ou fentanil transdérmico em pacientes já em uso de outros opioides, mas com controle álgico ruim. Para o grupo-controle, foi aumentada a dose do opioide já usado. A associação parece ser melhor que o escalonamento da dose, sem aumentar significativamente os efeitos colaterais. No entanto, os achados desse estudo são limitados, pois ele possui uma amostra pequena, não é controlado, sofreu grandes perdas no acompanhamento e usou uma tabela de conversão de opioides não aceita universalmente. A evidência foi classificada como nível D[23].

USO NAS SÍNDROMES NEUROPÁTICAS ESPECÍFICAS

Para tratamento específico na neuralgia pós-herpética (NPH), a diretriz da Sociedade Americana de Dermatologia de 2013 recomenda, como primeira linha de tratamento, capsaicina e lidocaína tópicas. Como segunda linha, gabapentina, pregabalina ou ADT. Como terceira linha, opioides, citando a possibilidade do uso da metadona, mas sem recomendações específicas[24].

Em 2013, Teixeira et al. publicaram um ensaio clínico piloto duplo cego e randomizado, no qual pacientes virgens de tratamento por opioide e refratários à primeira e segunda linhas de tratamento para NPH eram tratados com metadona ou placebo. O grupo-intervenção teve 5 mg de metadona diários adicionados a sua prescrição por 3 semanas, seguido de 15 dias de *wash out* e novamente outra intervenção de 5 mg de metadona diária por 3 semanas. O grupo que recebeu a metadona teve melhora da dor evocada, redução da alodínea e melhor qualidade de sono que o grupo placebo. Os efeitos adversos medicamentosos foram similares nos dois grupos[25].

Em um estudo de 2002, Manfredi comparou o efeito de ADT com opioides no tratamento da NPH. Todos os 76 pacientes passaram por três períodos de tratamento, com duração de 8 semanas cada: opioides, ADT e placebo. As doses foram tituladas até o máximo alívio da dor ou efeitos adversos incontroláveis. A dose média diária necessária de opioides foi de 91 mg de morfina e 15 mg de metadona. Tanto os ADT quando os opioides reduziram a intensidade de dor mais que o placebo sem efeitos adversos significativos. Houve a tendência a se ter resultado melhor com opioides, mas sem significância estatística. O alívio da dor ocorreu com metadona, embora o resultado da morfina seja estatisticamente superior. A maioria dos pacientes, ao ser perguntada, preferiu o tratamento com opioides ao que utilizava ADT[19,26].

Para dor fantasma, uma revisão sistemática de 2014 mostra que o tratamento de primeira linha com morfina, cetamina, gabapentina, tramadol e botox já carece de evidências, sendo nível 2 de recomendação. Para essa condição, a metadona é colocada como nível 4 de recomendação: relatos de casos ou experiência clínica[27].

Em 2013, um ensaio clínico comparou o uso de metadona, associada ou não a duloxetina com placebo, para tratamento de polineuropatias relacionadas ao HIV. O estudo não mostrou diferença estatisticamente significativa entre os grupos de intervenção ou entre alguma intervenção e o placebo. No entanto, a pequena amostra (15 pacientes) e a perda de acompanhamento alta (só oito completaram o estudo) podem ter sido insuficientes para gerar o resultado confiável[28].

Um estudo de 2013, publicado na revista Pain, comparou o uso de metadona com hidromorfona em 14 pacientes dialíticos e com dor crônica. Há evidência de que a metadona, quando usada para tratamento de dor crônica em pacientes com insuficiência renal dialítica, apresenta menor variação de nível sérico que a hidromorfona durante a diálise, sendo mais estável e com *clearance* menor. No entanto, não houve diferença em escore de dor, perfil de efeitos colaterais ou questionários de qualidade de vida[29].

O tratamento da dor crônica em pacientes com dependência de opioides é um desafio. Em 2012, Neumann et al. compararam o uso de metadona com a associação buprenorfina-naloxona para tratamento de 54 pacientes com dor crônica e adição a opioides. Houve melhora relatada da dor em 48,1% dos participantes, sem diferença para metadona ou buprenorfina. No entanto, nenhum participante do grupo da metadona usou outros opioides "ilicitamente"[30].

RECOMENDAÇÕES

Há evidência de que a metadona pode ser usada na dor neuropática em pacientes refratários aos tratamentos de primeira linha (gabapentina, pregabalina, ADT e duais, além de lidocaína tópica).

O uso de metadona exige cuidado por suas características farmacológicas, especialmente na conversão de opioides. Taxas de conversão menores que 4:1 de morfina:metadona estão associadas a sedação e acúmulo.

Há evidência de que doses de 20 mg por dia em várias síndromes neuropáticas melhoram resultados avaliados pelas escalas de dor, causam maior alívio na dor, melhora da qualidade de sono, da qualidade de vida e *status* funcional, se comparada ao placebo. Esse efeito pode ser mantido por até 48 horas sem uso de dose adicional. No entanto, deve-se avaliar o resultado da introdução de metadona algumas semanas após o início do uso regular, não em curtos intervalos de tempo. Não há evidências suficientes para comparação de metadona com morfina ou outros opioides para síndromes neuropáticas em geral.

Há evidências de que a metadona tem um perfil melhor de segurança se usada para tratar dor crônica de pacientes com insuficiência renal ou com adição a opioides se comparada com outros fármacos da mesma classe.

Especificamente para NPH, metadona é usada como terceira linha e há evidência de que 5 mg diários durante 3 semanas já são suficientes para melhorar a qualidade de sono e alodínea. O resultado analgésico é similar ao de ADT, embora o resultado na morfina tenda a ser superior. Para a dor fantasma, o nível de recomendação da metadona é baseado apenas em relatos de caso ou experiência clínica.

REFERÊNCIAS BIBLIOGRÁFICAS

1. Milller RD. Miller's anesthesia. 8.ed. Philadelphia: Elsevier Sauders; 2014.
2. Fredheim OM, Moksnes K, Borchgrevink PC, Kaasa S, Dale O. Clinical pharmacology of methadone for pain. Acta Anaesthesiol Scand. 2008;52(7):879-89.
3. Dahan A, Overdyk F, Smith T, Aarts L, Niesters M. Pharmacovigilance: a review of opioid-induced respiratory depression in chronic pain patients. Pain Physician. 2013;16(2):E85-94; review.
4. Mercadante S, Caraceni A. Conversion ratios for opioid switching in the treatment of cancer pain: a systematic review. Palliat Med. 2011;25(5):504-15; review.
5. Martell BA, Arnsten JH, Krantz MJ, Gourevitch MN. Impact of methadone treatment on cardiac repolarization and conduction in opioid users. Am J Cardiol. 2005;95:915-8.
6. Krantz MJ, Lowery CM, Martell BA, Gourevitch MN, Arnsten JH. Effects of methadone on QT-interval dispersion. Pharmacotherapy. 2005;25:1523-9.
7. Fredheim OM, Borchgrevink PC, Hegrenaes L, Kaasa S, Dale O, Klepstad P. Opioid switching from morphine to methadone causes a minor but not clinically significant increase in QTc time: a prospective 9-month follow-up study. J Pain Symptom Manage. 2006;32:40.
8. Moulin DE, Clark AJ, Gilron I, Ware MA, Watson CP, Sessle BJ, et al.; Canadian Pain Society. Pharmacological management of chronic neuropathic pain - consensus statement and guidelines from the Canadian Pain Society. Pain Res Manag. 2007;12(1):13-21.

9. Finnerup NB, Otto M, McQuay HJ, Jensen TS, Sindrup SH. Algorithm for neuropathic pain treatment: an evidence based proposal. Pain. 2005;118(3):289-305; review.
10. Namaka M, Leong C, Grossberndt A, Klowak M, Turcotte D, Esfahani F, et al. A treatment algorithm for neuropathic pain: an update. Consult Pharm. 2009;24(12):885-902; review.
11. Dworkin RH, O'Connor AB, Backonja M, Farrar JT, Finnerup NB, Jensen TS, et al. Pharmacologic management of neuropathic pain: evidence-based recommendations. Pain. 2007;132(3):237-51; review.
12. O'Connor AB, Dworkin RH. Treatment of neuropathic pain: an overview of recent guidelines. Am J Med. 2009;122(10 Suppl):S22-32; review.
13. American Society of Anethesiologists Task Force on Chronic Pain Management; American Society of Regional Anesthesia and Pain Medicine. Practice guidelines for chronic pain management. Anesthesiology. 2010;112(4):810-33.
14. Bekkering GE, Soares-Weiser K, Reid K, Kessels AG, Dahan A, Treede RD, et al. Can morphine still be considered to be the standard for treating chronic pain? A systematic review including pair-wise and network meta-analyses. Curr Med Res Opin. 2011;27(7):1477-91.
15. Krebs EE, Becker WC, Zerzan J, Bair MJ, McCoy K, Hui S. Comparative mortality among Department of Veterans Affairs patients prescribed methadone or long-acting morphine for chronic pain. Pain. 2011;152(8):1789-95.
16. Altier N, Dion D, Boulanger A, Choinière M. Management of chronic neuropathic pain with methadone: a review of 13 cases. Clin J Pain. 2005;21(4):364-9.
17. Chou R, Ballantyne JC, Fanciullo GJ, Fine PG, Miaskowski C. Research gaps on use of opioids for chronic noncancer pain: findings from a review of the evidence for an American Pain Society and American Academy of Pain Medicine clinical practice guideline. J Pain. 2009;10(2):147-59.
18. Morley JS, Bridson J, Nash TP, Miles JB, White S, Makin MK. Low-dose methadone has an analgesic effect in neuropathic pain: a double-blind randomized controlled crossover trial. Palliat Med. 2003;17(7):576-87.
19. Haroutiunian S, McNicol ED, Lipman AG. Methadone for chronic non-cancer pain in adults. Cochrane Database Syst Rev. 2012;11:CD008025; review.
20. Moulin DE, Palma D, Watling C, Schulz V. Methadone in the management of intractable neuropathic non-cancer pain. Can J Neurol Sci. 2005;32(3):340-3.
21. Nicholson AB. Methadone for cancer pain. Cochrane Database Syst Rev. 2004;(2):CD003971; review. Update in: Cochrane Database Syst Rev. 2007;(4):CD003971.
22. Cherny N. Is oral methadone better than placebo or other oral/transdermal opioids in the management of pain? Palliat Med. 2011;25(5):488-93; review.
23. Fallon MT, Laird BJ. A systematic review of combination step III opioid therapy in cancer pain: an EPCRC opioid guideline project. Palliat Med. 2011;25(5):597-603; review.
24. Gan EY, Tian EA, Tey HL. Management of herpes zoster and post-herpetic neuralgia. Am J Clin Dermatol. 2013;14(2):77-85.
25. Teixeira MJ, Okada M, Moscoso AS, Puerta MY, Yeng LT, Galhardoni R, et al. Methadone in post-herpetic neuralgia: A pilot proof-of-concept study. Clinics (Sao Paulo). 2013;68(7):1057-60.
26. Manfredi PL. Opioids versus antidepressants in postherpetic neuralgia: a randomized, placebo-controlled trial. Neurology. 2003;60(6):1052-3; author reply 1052-3.
27. McCormick Z, Chang-Chien G, Marshall B, Huang M, Harden RN. Phantom limb pain: a systematic neuroanatomical-based review of pharmacologic treatment. Pain Med. 2014;15(2):292-305.
28. Harrison T, Miyahara S, Lee A, Evans S, Bastow B, Simpson D, et al.; ACTG A5252 Team. Experience and challenges presented by a multicenter crossover study of combination analgesic therapy for the treatment of painful HIV-associated polyneuropathies. Pain Med. 2013;14(7):1039-47.
29. Perlman R, Giladi H, Brecht K, Ware MA, Hebert TE, Joseph L, et al. Intradialytic clearance of opioids: methadone versus hydromorphone. Pain. 2013;154(12):2794-800.
30. Neumann AM, Blondell RD, Jaanimägi U, Giambrone AK, Homish GG, Lozano JR, et al. A preliminary study comparing methadone and buprenorphine in patients with chronic pain and coexistent opioid addiction. J Addict Dis. 2013;32(1):68-78.
31. Fishman SM, Ballantyne JC, Rathmell JP. Bonica's management of pain. 4.ed. Lippincott: Williams & Wilkins; 2010.

10

Em pacientes submetidos à artroscopia de joelho, bloqueio de nervo periférico apresenta melhor analgesia pós-operatória em relação à raquianestesia?

Larissa Mayumi Ono

P	Pacientes submetidos à artroscopia de joelho
I	Procedimento sob bloqueio de nervo periférico
C	Procedimento sob raquianestesia
O	Analgesia pós-operatória

MÉTODO

Critérios de inclusão
- Cirurgias eletivas, pacientes submetidos à raquianestesia ou bloqueio de nervos periféricos exclusivamente, avaliação de analgesia pós-operatória (recuperação pós-anestésica – RPA, enfermaria, acompanhamento ambulatorial), ensaios clínicos randomizados.

Critérios de exclusão
- Não atender ao PICO.
- Pacientes submetidos a mais de uma técnica anestésica (p. ex., associação de anestesia intra-articular).
- Artigos em idioma diferente de inglês ou português.
- Não comparar raquianestesia com bloqueio de nervo periférico, não avaliar analgesia pós-operatória, ser em idioma diferente dos determinados, associação de métodos anestésicos.

Estratégia de busca
- ((arthroscopy AND knee) AND (nerve blockage OR anesthesia, spinal)) AND random*.
- Base de dados: Pubmed.

Resultados
- Artigos recuperados: 118.
- Artigos selecionados: 4.

ANÁLISE DAS EVIDÊNCIAS

Artigo 1 – Kim YM, Joo YB, Kang C, Song JH. Can ultrasound-guided nerve block be a useful method of anesthesia for arthroscopic knee surgery?. Knee Surg Sports Traumatol Arthrosc. 2015;23(7):2090-6.

Estudo prospectivo que comparou anestesia geral, raquianestesia e bloqueio periférico guiado por ultrassonografia (US) de nervos ciático e femoral.

Tabela 1   Escore de Jadad (poder: 80%)

Parâmetro	Sim/não	Pontuação
Randomizado	Sim	+1
Randomização adequada	Não descreve	0
Duplo-cego	Não	0
Cegamento adequado	Não se aplica	0
Descreve perdas	Sim	+1
Total		2 (má qualidade)

Critérios de inclusão
- Ser a primeira artroscopia de joelho do paciente, idade acima de 20 anos, ângulo de mobilidade do joelho entre 0° e 90°.

Critérios de exclusão
- Histórico de condições psiquiátricas, presença de doença neuromuscular ou neurológica, fobia de agulha, sinais de infecção no sítio de punção do bloqueio.

Randomização
- 400 pacientes que fizeram o procedimento entre fevereiro de 2011 e setembro de 2012 nos grupos de bloqueio de nervo periférico (n = 200 pela expectativa de perdas pelo procedimento), anestesia geral (n = 100) e raquianestesia (n = 100).

Técnicas utilizadas
- Anestesia geral – propofol e remifentanil com respiração espontânea, raquianestesia – lidocaína hiperbárica de acordo com o protocolo do serviço, bloqueio de nervo periférico – mistura de lidocaína a 1% e ropivacaína a 0,75% distribuída entre os nervos femoral, ciático, cutâneo lateral e obturador com auxílio de US.

Desfechos analisados
- Dor pós-operatória por meio de escala visual de dor (EVD) após 1, 6, 12 e 24 horas após o procedimento, satisfação com o método utilizado, complicações.

Resultados e conclusão
- Os pacientes submetidos à anestesia geral apresentaram quadro pior de dor pela EVD na primeira hora após o procedimento quando comparados aos demais e, na 12ª hora, os pacientes submetidos a bloqueio de nervo periférico apresentaram melhor controle da dor em relação a outros grupos (p < 0,05). Não houve complicações nos procedimentos e houve maior satisfação com o bloqueio regional (95%) como método anestésico em relação à raquianestesia e à anestesia geral (78 e 65%).

Artigo 2 – Davarci I, Tuzcu K, Karcioglu M, Hakimoglu S, Özden R, Yengil E, et al. Comparison between ultrasound-guided sciatic-femoral nerve block and unilateral spinal anaesthesia for outpatient knee arthroscopy. J Int Med Res. 2013;41(5):1639-47.

Estudo que compara anestesia subaracnóidea unilateral com bloqueio de nervos ciático e femoral guiado por US em artroscopia de joelho ambulatorial.

Tabela 2 Escore de Jadad (poder: 90%)

Parâmetro	Sim/não	Pontuação
Randomizado	Sim	+1
Randomização adequada	Sim	+1
Duplo-cego	Sim	+1
Cegamento adequado	Sim	+1
Descreve perdas	Não	0
Total		4 (boa qualidade)

Critérios de inclusão
- Idade entre 18 e 65 anos, cirurgia eletiva, ASA 1 e 2.

Critérios de exclusão
- Alergias, coagulopatias, infecção no local de punção, doença neurológica, anormalidade anatômica da coluna, doenças respiratórias ou cardíacas, obesidade mórbida, dor crônica, diabetes, neuropatia periférica, cirurgia prévia no joelho. Quarenta pacientes randomizados igualmente nos dois grupos.

Técnicas utilizadas
- Midazolam 0,05 mg.kg^{-1} foi administrado em todos os pacientes, raquianestesia – 10 mg, levobupivacaína 0,5% L3-L4 + 15 minutos de decúbito lateral para o lado acometido, bloqueio periférico – lidocaína 2%, 10 mL + levobupivacaína 0,5%, 10 mL + SF 5 mL, sendo 15 mL no compartimento femoral e 10 mL no ciático com auxílio de estimulador de nervo periférico e US.

Desfechos estudados
- Dor pós-operatória, satisfação do paciente, diurese espontânea, duração do procedimento, complicações.

Resultados e conclusão
- O grupo de bloqueio periférico apresentou melhor controle da dor pós-operatória após 4, 6 e 24 horas após o procedimento, bem como maior tempo para solicitar analgesia em comparação com o outro grupo (p = 0,001), porém demora mais tempo para ser realizado e para a instalação do bloqueio em si.

Artigo 3 – Montes FR, Zarate E, Grueso R, Giraldo JC, Venegas MP, Gomez A, et al. Comparison of spinal anesthesia with combined sciatic-femoral nerve block for outpatient knee arthroscopy. J Clin Anesth. 2008;20(6):415-20.

Estudo que compara bloqueio combinado ciático-femoral com raquianestesia.

Tabela 3 Escore de Jadad (poder: 80%)

Parâmetro	Sim/não	Pontuação
Randomizado	Sim	+1
Randomização adequada	Sim	+1
Duplo-cego	Sim	+1
Cegamento adequado	Não descreve	0
Descreve perdas	Sim	+1
Total		4 (boa qualidade)

Critérios de inclusão
- ASA 1 ou 2, idade entre 18-65 anos.

Critérios de exclusão
- Cirurgia prévia no local, obesidade mórbida, contraindicação ao bloqueio (alergia, coagulopatia, infecção, doença neurológica), doenças cardíacas ou respiratórias. Cinquenta pacientes randomizados igualmente nos dois grupos.

Técnicas utilizadas
- Pré-medicação para todos os pacientes com midazolam 0,03 mg.kg^{-1} e fentanil 1 mcg.kg^{-1}, raquianestesia – bupivacaína hiperbárica 0,5%, 7,5 mg L2-L3 ou L3-L4, bloqueio ciático-femoral – 20 mL, lidocaína 2% + 20 mL bupivacaína 0,5% com uso de estimulador de nervo periférico.

Desfechos estudados
- Alta hospitalar, tempo de preparação, dor pós-operatória.

Resultados e conclusão
- Melhor controle da dor nos pacientes submetidos a bloqueio periférico após 6 horas do procedimento (p = 0,002), sem diferença estatística significante nos demais períodos ou no tempo de alta hospitalar.

Artigo 4 – Spasiano A, Flore I, Pesamosca A, Della Rocca G. Comparison between spinal anaesthesia and sciatic-femoral block for arthroscopic knee surgery. Minerva Anestesiol. 2007;73(1-2):13-21.

Estudo que compara raquianestesia e bloqueio combinado ciático-femoral em pacientes submetidos à artroscopia de joelho. Foram alocados 16 pacientes em cada grupo, totalizando 32.

Tabela 4 Escore de Jadad

Parâmetro	Sim/não	Pontuação
Randomizado	Sim	+1
Randomização adequada	Não	0
Duplo-cego	Não	0
Cegamento adequado	Não se aplica	0
Descreve perdas	Não	0
Total		1 (má qualidade)

Critérios de inclusão
- ASA 1 ou 2, cirurgia eletiva.

Capítulo 10 – Em pacientes submetidos à artroscopia de joelho, bloqueio de nervo periférico apresenta melhor analgesia?   89

Técnicas utilizadas
- Raquianestesia: 7 mg bupivacaína hiperbárica L2-L3 + 30 minutos decúbito lateral; bloqueio periférico: mepivacaína 1%, 15 mL no nervo ciático e mepivacaína 1%, 25 mL no 3 em 1, com auxílio de estimulador de nervo periférico.

Desfechos estudados
- Analgesia pós-operatória, bloqueio motor, diurese, satisfação do paciente, alterações hemodinâmicas.

Resultados e conclusão
- Sem diferenças estatísticas significantes entre os grupos.

SÍNTESE FINAL

Procedimentos ambulatoriais como a artroscopia de joelho vêm se tornando mais frequentes atualmente em decorrência de técnicas anestésicas que possibilitam rápida recuperação e alta hospitalar precoce e segura. É possível elencar a anestesia geral e as anestesias regionais, sendo as últimas preferidas por apresentarem menor custo, maior eficácia na analgesia pós-operatória e maior grau de satisfação do paciente. Dentre essas, encontram-se a raquianestesia e os mais recentemente utilizados bloqueios de nervos periféricos.

Em estudo que comparou as três técnicas anestésicas (anestesia geral, raquianestesia com lidocaína hiperbárica e bloqueio periférico combinado ciático-femoral guiado por ultrassom com lidocaína e ropivacaína) em 400 pacientes adultos submetidos à artroscopia de joelho, foi demonstrada a superioridade da anestesia regional se comparada com a geral no que se refere à analgesia pós-operatória imediata (1 hora após o procedimento) e o melhor resultado do bloqueio periférico na analgesia após 12 horas, bem como maior satisfação com esta técnica em detrimento das demais; todos os dados são estatisticamente significantes (2B)[1].

Nos pacientes adultos classificados como ASA 1 ou 2 que realizaram artroscopia de joelho ambulatorial sob raquianestesia unilateral com levobupivacaína ou sob bloqueio combinado ciático-femoral com lidocaína e levobupivacaína, realizado com auxílio de estimulador de nervo periférico e US, notou-se melhor controle da dor pós-operatória após 4, 6 e 24 horas subsequentes ao procedimento no segundo grupo, levando maior tempo para solicitar analgesia de resgate. Porém, a realização e a instalação do bloqueio em si são mais lentas quando comparadas ao bloqueio neuroaxial (1B)[2].

Outro ensaio clínico randomizado evidencia melhor controle álgico com bloqueio combinado ciático-femoral realizado com lidocaína e bupivacaína após 6 horas do procedimento em relação à raquianestesia com bupivacaína hiperbárica, em população adulta ASA 1 ou 2 submetidos a essa cirurgia (1B)[3].

Por fim, não houve diferença estatística significante na dor pós-operatória entre os grupos selecionados entre raquianestesia com bupivacaína hiperbárica e bloqueio combinado ciático-femoral com mepivacaína nos pacientes avaliados como ASA 1 ou 2 que realizaram a artroscopia de joelho (2B)[4].

RECOMENDAÇÃO

Com base nos ensaios clínicos discutidos, é evidente a superioridade do bloqueio periférico com ropivacaína ou bupivacaína associadas à lidocaína quando comparado com a raquianestesia sem opioide em analgesia pós-operatória, principalmente nos períodos após liberação da sala de recuperação pós-anestésica.

A divergência demonstrada no último trabalho pode se dever ao fato do menor tempo de ação do anestésico em questão, o que não invalida os demais resultados.

No entanto, a maioria dos ensaios realizados até o momento tem como foco o tempo de realização da anestesia e a alta hospitalar, já que a discussão gira em torno de cirurgias ambulatoriais, sendo a questão da analgesia um dos pontos analisados, mas não o principal, de modo que são necessários mais estudos em diferentes cenários para possibilitar uma análise mais fidedigna e definitiva sobre esse assunto (1B)[1-4].

REFERÊNCIAS BIBLIOGRÁFICAS

1. Kim YM, Joo YB, Kang C, Song JH. Can ultrasound-guided nerve block be a useful method of anesthesia for arthroscopic knee surgery? Knee Surg Sports Traumatol Arthrosc. 2015;23(7):2090-6.
2. Davarci I, Tuzcu K, Karcioglu M, Hakimoglu S, Özden R, Yengil E, et al. Comparison between ultrasound-guided sciatic-femoral nerve block and unilateral spinal anaesthesia for outpatient knee arthroscopy. J Int Med Res. 2013;41(5):1639-47.
3. Montes FR, Zarate E, Grueso R, Giraldo JC, Venegas MP, Gomez A, et al. Comparison of spinal anesthesia with combined sciatic-femoral nerve block for outpatient knee arthroscopy. J Clin Anesth. 2008;20(6):415-20.
4. Spasiano A, Flore I, Pesamosca A, Della Rocca G. Comparison between spinal anaesthesia and sciatic-femoral block for arthroscopic knee surgery. Minerva Anestesiol. 2007;73(1-2):13-21.

11

A gabapentina, quando comparada ao tratamento convencional, melhora o controle álgico em pacientes com dor não neuropática?

Julia Fernandes Casellato
Felipe Chiodini Machado
Ana Claudia Cunha de Sousa Augusto
Vinicius Augusto Ferreira Lemes
Miriam Machado Novaes
Hazem Adel Ashmawi

P Pacientes com dor não neuropática
I Uso da gabapentina
C Tratamento convencional da dor
O Melhor controle do quadro álgico

MÉTODO

Critérios de inclusão
- Comparar gabapentina com outras estratégias medicamentosas para o tratamento de dor.
- Pacientes adultos (maiores de 18 anos).
- Dor aguda ou crônica não neuropática.
- Ensaios clínicos randomizados (ECR), metanálises e revisões sistemáticas de ECR.

Critérios de exclusão
- Dor neuropática.
- Estudos realizados em animais.
- Texto escrito em idioma diferente do inglês.

Estratégia de busca
- Gabapentin AND pain AND random*.
- Base de dados: Medline.

Resultados
- Trabalhos recuperados: 497.
- Trabalhos selecionados: 32.

Principais motivos para exclusão
- Pacientes com dor neuropática.
- Estudos realizados em animais.

ANÁLISE DAS EVIDÊNCIAS

Artigo 1 – Üçeyler N, Sommer C, Walitt B, Häuser W. Anticonvulsants for fibromyalgia. Cochrane Database Syst Rev. 2013;10:CD010782.

P   (n = 3.579) Pacientes de qualquer idade com fibromialgia.
I   (n = 2.480) Pacientes que receberam anticonvulsivantes.
C   (n = 1.099) Pacientes que receberam placebo ou qualquer outra medicação.
O   Primários: diminuição de 50% ou mais na dor autorrelatada, número de pacientes que relataram melhora importante ou muito importante, fadiga autorrelatada, distúrbios do sono autorrelatados, segurança e tolerância à medicação (desistência por efeitos adversos e efeitos específicos das medicações, por exemplo, tontura).
Secundários: percepção dos pacientes quanto à intensidade da dor, melhora de 30% ou mais da dor, qualidade de vida, depressão, ansiedade, prejuízo da capacidade funcional.

Foram revisados apenas ensaios clínicos randomizados e incluídos oito estudos: cinco com pregabalina, um com gabapentina, um com lacosamida e um com levetiracetam.

A quantidade e a qualidade das evidências foram insuficientes para se obter conclusão sobre a eficácia e a segurança da gabapentina, da lacosamida e do levetiracetam. Todos os estudos com pregabalina apresentaram baixo risco de *bias*.

Foi encontrada a redução de 50% ou mais da dor com uso de pregabalina comparada com placebo, mas ela não reduziu significativamente a fadiga. Apresentou ainda pequena redução nos distúrbios do sono em comparação com placebo. A desistência por efeitos colaterais foi maior no grupo da pregabalina, sendo tontura o efeito colateral mais comum, porém sem diferença significativa nos eventos adversos graves.

Artigo 2 – Moore RA, Wiffen PJ, Derry S, Toelle T, Rice AS. Gabapentin for chronic neuropathic pain and fibromyalgia in adults. Cochrane Database Syst Rev. 2014;4:CD007938.

P (n = 5.633) Pacientes com diagnóstico de dor neuropática ou fibromialgia, com 18 anos de idade ou mais.
I Gabapentina.
C Placebo ou outros tratamentos medicamentosos para dor neuropática.
O Diminuição da dor, percepção do paciente quanto a melhora clínica e efeitos adversos.

A gabapentina obteve resultado significativamente melhor que o placebo na neuralgia pós-herpética (34% *versus* 21%, NNT = 8; IC 95% 6 a 12) e na neuropatia diabética (34% *versus* 21%, NNT = 5,9; IC 95% 4,6 a 8,3).

Efeitos adversos foram mais comuns nos participantes que receberam gabapentina. É esperado pelo menos um efeito adverso em 62% dos pacientes que recebem gabapentina e 11% de desistências por efeitos adversos. Efeitos colaterais graves foram semelhantes entre o grupo de intervenção e o grupo-controle.

Artigo 3 – Tzellos TG, Toulis KA, Goulis DG, Papazisis G, Zampeli VA, Vakfari A, et al. Gabapentin and pregabalin in the treatment of fibromyalgia: a systematic review and a meta-analysis. J Clin Pharm Ther. 2010;35(6):639-56.

P (n = 1.890) Pacientes acima de 18 anos com diagnóstico de fibromialgia.
I (n = 1.385) Gabapentina ou pregabalina.
C (n = 505) Placebo.
O Eficácia do tratamento (redução em 30% ou mais da dor e desistências por falta de eficácia do tratamento) e efeitos adversos.

A pregabalina é eficaz no tratamento da fibromialgia comparada a placebo, e seus efeitos colaterais como tontura, sonolência, boca seca, ganho de peso e edema periorbitário estão associados ao abandono de tratamento em um a cada quatro pacientes.

Apenas um estudo com gabapentina no tratamento de fibromialgia foi encontrado e mostrou redução significativa da dor em comparação com placebo, no qual 51% dos pacientes apresentaram melhora de mais de 30% na dor, enquanto no grupo placebo foram apenas 31% dos pacientes (p = 0,0014). Foi observada também melhora da qualidade de vida e dos distúrbios do sono.

Não foi observada melhora da dor nos pontos gatilhos e nos distúrbios do humor.

A gabapentina foi bem tolerada, sem diferença significativa das desistências por efeitos colaterais, se comparada com o grupo placebo.

Não foram incluídos os pacientes com dor refratária ao tratamento. A amostra era pequena, e não houve descrição clara do método de randomização.

Gabapentina e pregabalina podem não afetar o mecanismo fisiopatológico da doença.

Artigo 4 – Häuser W, Bernardy K, Uçeyler N, Sommer C. Treatment of fibromyalgia syndrome with gabapentin and pregabalin – a meta-analysis of randomized controlled trials. Pain. 2009;145(1-2):69-81.

P   (n = 3.478) Pacientes acima de 18 anos com diagnóstico de fibromialgia.
I   (n = 2.422) Gabapentina ou pregabalina.
C   (n = 1.056) Placebo.
O   Diminuição da dor, melhora dos distúrbios do sono, da qualidade de vida e dos distúrbios do humor e redução da fadiga e da ansiedade.

Houve redução importante da dor (OR: -0,28; 95% IC -0,36 a -0,2; p < 0,001), melhora do sono (OR: -0,39; 95% IC -0,48 a -0,39; p < 0,001) e melhora da qualidade de vida (OR: -0,3; 95% IC -0,46 a -0,15; p < 0,001), mas não do humor deprimido (OR: -0,12; 95% IC -0,3 a 0,06; p = 0,18) com a gabapentina.

Artigo 5 – Arnold LM, Goldenberg DL, Stanford SB, Lalonde JK, Sandhu HS, Keck PE Jr, et al. Gabapentin in the treatment of fibromyalgia: a randomized, double-blind, placebo-controlled, multicenter trial. Arthritis Rheum. 2007;56(4):1336-44.

P   (n = 150) Pacientes acima de 18 anos com diagnóstico de fibromialgia.
I   (n = 75) Gabapentina (de 1.200 a 2.400 mg/dia).
C   (n = 75) Placebo.
O   Primário: diminuição de 30% ou mais na dor.
    Secundário: interferência na dor na qualidade de vida e outras atividades diárias, sono, humor, capacidade de deambular, trabalhar normalmente e interagir com outras pessoas.

Tabela 1   Escore de Jadad

Parâmetro	Sim/não	Pontuação
Randomizado	Sim	+1
Randomização adequada	Sim	+1
Duplo-cego	Sim	+1
Cegamento adequado	Sim	+1
Descreve perdas	Sim	+1
Total		5 (boa qualidade)

Nesse estudo, os pacientes tratados com gabapentina obtiveram melhora significativa dos escores de dor (OR: -0,92; IC 95% -1,75 a -0,71; p = 0,015), mas 51% apresentaram resposta à dor no final do estudo, enquanto apenas 31% dos pacientes tratados com placebo apresentaram tal resposta (p = 0,014).

Observou-se melhora nos distúrbios do sono e na qualidade de vida, porém não houve melhora na dor nos pontos gatilhos e nos distúrbios do humor.

O estudo não incluiu pacientes refratárias ao tratamento clínico e permitiu o uso de amitriptilina e anti-inflamatórios não esteroidais, sem descrever na randomização o uso dessas medicações.

Artigo 6 – Todorov AA, Kolchev CB, Todorov AB. Tiagabine and gabapentin for the management of chronic pain. Clin J Pain. 2005;21(4):358-6.

P (n = 91) Pacientes com diagnóstico de fibromialgia e sintomáticos apesar do tratamento.
I (n = 46) Tiagabina.
C (n = 45) Gabapentina.
O Primário: diminuição da dor. Secundário: interferência da dor no sono.

Tabela 2   Escore de Jadad

Parâmetro	Sim/não	Pontuação
Randomizado	Sim	+1
Randomização adequada	Sim	+1
Duplo-cego	Não	0
Cegamento adequado	Não	0
Descreve perdas	Sim	+1
Total		3 (boa qualidade)

Após 3 meses de tratamento, tanto a tiagabina como a gabapentina reduziram a dor em comparação com os escores iniciais (p < 0,01). A melhora na qualidade do sono foi maior com a tiagabina (p = 0,04).

Artigo 7 – Bafna U, Rajarajeshwaran K, Khandelwal M, Verma AP. A comparison of effect on preemptive use of oral gabapentin and pregabalin for acute post-operative pain after surgery under spinal anesthesia. J Anaesthesiol Clin Pharmacol. 2014;30(3):373-7.

P (n = 90) Pacientes ASA I e II, que serão submetidas à cirurgia ginecológica eletiva sob raquianestesia, com idade entre 30 e 50 anos, pesando entre 45 e 65 kg.
I (n = 60) Gabapentina ou pregabalina.

C (n = 30) Placebo.
O Diminuição da dor, nível do bloqueio sensitivo, duração do bloqueio motor, efeitos adversos.

Tabela 3   Escore de Jadad

Parâmetro	Sim/não	Pontuação
Randomizado	Sim	+1
Randomização adequada	Sim	+1
Duplo-cego	Sim	+1
Cegamento adequado	Sim	+1
Descreve perdas	Sim	+1
Total		5 (boa qualidade)

Dor é definida como sensação desagradável e experiência emocional associada com lesão tecidual real ou potencial, de acordo com o International Association for Study of Pain (IASP). Tanto a gabapentina como a pregabalina apresentam bons resultados para o tratamento da dor neuropática; o objetivo desse estudo é avaliar seu uso preemptivo, que previne o processamento alterado do estímulo doloroso.

Tanto a gabapentina quanto a pregabalina podem ser usadas como analgésicos preemptivos, reduzindo o uso de medicação de resgate (média de 4,7 doses no grupo placebo, 4,1 no grupo da gabapentina e 3,9 no grupo da pregabalina com $p < 0,001$), entretanto, a pregabalina foi mais efetiva em prolongar a analgesia pós-operatória sem alterar a hemodinâmica intraoperatória e sem efeitos colaterais significativos (535,16 minutos *versus* 151,83 minutos no grupo placebo e 302 minutos no grupo gabapentina, $p < 0,001$).

Artigo 8 – Rimaz S, Alavi CE, Sedighinejad A, Tolouie M, Kavoosi S, Koochakinejad L. Effect of gabapentin on morphine consumption and pain after surgical desbridement of burn wounds: a double-blind randomized clinical trial study. Arch Trauma Res. 2012;1(1):38-43.

P (n = 50) Pacientes vítimas de queimaduras, ASA I ou II, com idades entre 20 e 60 anos e total de superfície corporal queimada entre 10 e 35% em membros inferiores.
I (n = 25) Gabapentina de 1.200 mg.
C (n = 25) Placebo.
O Diminuição de dor no repouso e durante a movimentação 1, 4, 8, 12, 16, 20 e 24 horas após a cirurgia, frequência cardíaca, saturação de oxigênio, pressão arterial média, frequência respiratória, escore de sedação e consumo de morfina.

Tabela 4 Escore de Jadad

Parâmetro	Sim/não	Pontuação
Randomizado	Sim	+1
Randomização adequada	Sim	+1
Duplo-cego	Sim	+1
Cegamento adequado	Sim	+1
Descreve perdas	Não	0
Total		4 (boa qualidade)

Queimaduras são lesões sabidamente dolorosas e de difícil controle. A dor durante o desbridamento pode ser mais intensa que a queimadura propriamente dita e, quando mal controlada, costuma aumentar a incidência de dor crônica, ideação suicida e transtorno de estresse pós-traumático.

Dos agentes que podem ser utilizados no controle da dor, a morfina costuma ser a principal escolha, entretanto uma abordagem multimodal poderá aumentar a eficácia e reduzir os efeitos colaterais das medicações.

O principal resultado do estudo foi a redução da dor em repouso e ao movimento após desbridamento nos pacientes que receberam uma dose única de 1.200 mg de gabapentina antes do procedimento (p < 0,05), com menor consumo de morfina (p < 0,05), sem associação com sedação e outros efeitos colaterais quando comparado com placebo.

Artigo 9 – Panah Khahi M, Yaghooti AA, Marashi SH, Nadjafi A. Effect of pre-emptive gabapentin on postoperative pain folowing lower extremity orthopaedic surgery under spinal anaesthesia. Singapore Med J. 2011;52(12):879-82.

P (n = 64) Pacientes submetidos à fixação interna de tíbia, ASA I ou II, com idades entre 16 e 70 anos e duração estimada da cirurgia de 120 a 150 minutos.
I (n = 32) Gabapentina de 300 mg.
C (n = 32) Placebo.
O Diminuição da dor 2, 12 e 24 horas após a operação, tempo para solicitar o primeiro resgate de morfina, total de morfina consumida e efeitos colaterais.

A gabapentina demonstrou reduzir a sensibilização do corno dorsal dos neurônios na medula e no cérebro, possivelmente por se ligar à subunidade 21 do canal de cálcio pré-sináptico, que sofre *up-regulation* após o trauma cirúrgico. Outra hipótese é a de que haja aumento da produção de ácido gama-aminobutírico (GABA), redução dos transmissores monoaminoxidase (MAO) e aumento da concentração de serotonina.

Tabela 5 Escore de Jadad

Parâmetro	Sim/não	Pontuação
Randomizado	Sim	+1
Randomização adequada	Sim	+1
Duplo-cego	Sim	+1
Cegamento adequado	Sim	+1
Descreve perdas	Não	0
Total		4 (boa qualidade)

A dor na segunda hora pós-operatória foi significativamente menor no grupo da gabapentina (p < 0,004); nas outras horas de observação, não houve diferença estatística.

Artigo 10 – Moore A, Costello J, Wieczorek P, Shah V, Taddio A, Carvalho JC. Gabapentin improves postcesarean delivery pain management: a randomized, placebo-controlled trial. Anesth Analg. 2011;112(1):167-73.

P (n = 44) Pacientes gestantes de termo, ASA II, com 18 anos ou mais, submetidas à cesariana eletiva.
I (n = 21) Gabapentina de 600 mg.
C (n = 23) Placebo.
O Diminuição da dor 6, 12, 24 e 48 horas após a cesariana tanto em repouso quanto em movimento, satisfação com o tratamento da dor, sedação, prurido, náusea, vômitos e tontura, uso suplementar de opioides ou medicações para o tratamento de náusea ou prurido, dor ou sensação desconfortável anormal (queimação, parestesia, prurido) na incisão cirúrgica, Apgar neonatal e necessidade de internação na UTI neonatal.

Tabela 6 Escore de Jadad

Parâmetro	Sim/não	Pontuação
Randomizado	Sim	+1
Randomização adequada	Sim	+1
Duplo-cego	Sim	+1
Cegamento adequado	Sim	+1
Descreve perdas	Sim	+1
Total		5 (boa qualidade)

A dor após o parto cesárea prejudica a capacidade da mãe de cuidar e amamentar o recém-nascido. Pode persistir por muitos meses após o parto e estar associada à depressão pós-parto, por isso deve ser adequadamente controlada em todas as puérperas.

O uso perioperatório de gabapentina reduz a dor pós-operatória em vários procedimentos cirúrgicos, incluindo histerectomia. Acredita-se que a analgesia preemptiva da gabapentina seja secundária à redução da excitação medular desencadeada pelo trauma cirúrgico e que seja mais efetiva quando usada 1 a 2 horas antes do procedimento. Ocorre passagem transplacentária de gabapentina, entretanto não foram encontradas evidências de efeito adverso fetal ou neonatal.

Apesar de uma abordagem multimodal com analgésico, anti-inflamatório, fentanil e morfina intratecal e opioides sistêmicos, uma dose única de 600 mg de gabapentina 1 hora antes da cesariana reduziu a dor nas primeiras 48 horas pós-parto (p = 0,001) e aumentou a satisfação das gestantes, porém aumentou a sedação materna (19% *versus* 0%; p = 0,04).

Não mostrou redução no uso de opioide suplementar ou efeito deletério ao neonato secundário ao uso da gabapentina. Apgar, pH do cordão umbilical, internações na UTI neonatal e dificuldades para aleitamento foram similares nos dois grupos.

Artigo 11 – Clarke H, Bonin RP, Orser BA, Englesakis M, Wijeysundera DN, Katz J. The prevention of chronic postsurgical pain using gabapentin and pregabalin: a commbined systematic review and meta-analysis. Anesth Analg. 2012;115(2):428-42.

P (n = 589) Pacientes cirúrgicos.
I (n = 268) Gabapentina pré e pós-operatória.
C (n = 321) Venlafaxina, pregabalina, cetamina e placebo.
O Diminuição da dor em 2 ou mais meses após a cirurgia, consumo de analgésicos.

Dor crônica pós-operatória é definida como persistência por mais de 2 meses após a cirurgia.

Diversos fatores foram relacionados ao desenvolvimento de dor crônica pós-operatória, entre eles presença e/ou intensidade de dor pré-operatória ou pós-operatória.

A gabapentina é um análogo estrutural ao GABA desenvolvido no final da década de 1980 como anticonvulsivante, porém, clinicamente, provou-se pouco eficaz no controle de crises convulsivas.

Tornou-se uma droga atrativa no tratamento de dor por seu efeito antinociceptivo associado a efeitos colaterais leves.

A pregabalina tem uma estrutura similar à gabapentina, mas se diferencia pela maior facilidade para cruzar a barreira hematoencefálica.

Foram encontrados oito estudos que avaliaram o efeito da gabapentina na prevenção de dor crônica pós-operatória, dos quais quatro reportaram redução da incidência de dor e necessidade de analgésicos mais de 2 meses após a cirurgia. Dos quatro restantes, dois relataram melhora de dor em queimação 3 e 6 meses após a cirurgia.

Nos seis estudos que puderam ser incluídos na metanálise, a gabapentina causou redução de moderada a importante no desenvolvimento de dor crônica pós-operatória (OR 0,52; IC 95% 0,27 a 0,98; p = 0,04).

Artigo 12 – Wibbenmeyer L, Eid A, Liao J, Heard J, Horsfield A, Kral L, et al. Gabapentin is ineffective as an analgesic adjunct in the immediate postburn period. J Burn Care Res. 2014;35(2):136-42.

P   (n = 53) Pacientes com 18 anos ou mais, pelo menos 5% da superfície corpórea queimada e expectativa de pelo menos 48 horas de internação.
I   (n = 27) Gabapentina (de 300 mg a 1.200 mg, três vezes ao dia).
C   (n = 26) Placebo.
O   Controle da dor, consumo de opioides, tolerância ao medicamento.

Tabela 7   Escore de Jadad

Parâmetro	Sim/não	Pontuação
Randomizado	Sim	+1
Randomização adequada	Sim	+1
Duplo-cego	Sim	+1
Cegamento adequado	Sim	+1
Descreve perdas	Sim	+1
Total		5 (boa qualidade)

O uso da gabapentina associada à analgesia multimodal (analgésicos, opioides e anti-inflamatórios) não reduziu a dor quando comparada com placebo. A média dos valores relatados na escala visual nos pacientes que receberam gabapentina foi de 4,7, enquanto no grupo que recebeu placebo foi de 4,6 (p = 0,61). O consumo de opioides avaliado em equivalente de morfina foi 2,3 mg maior no grupo intervenção (p = 0,04), e a ocorrência de dor neuropática pós-operatória foi similar nos dois grupos (p = 0,94).

Artigo 13 – Siddiqui NT, Fischer H, Guerina L, Friedman Z. Effect of a preoperative gabapentin on postoperative analgesia in patients with inflammatory bowel disease following major bowel surgery: a randomized, placebo-controlled trial. Pain Pract. 2014;14(2):132-9.

P (n = 72) Pacientes entre 18 e 60 anos, com diagnóstico de doença inflamatória intestinal, submetidos à cirurgia intestinal eletiva, com incisão mediana.
I (n = 36) Gabapentina.
C (n = 36) Placebo.
O Dor em repouso e durante o movimento, uso da analgesia controlada pelo paciente (PCA), necessidade de modificar a configuração da PCA por analgesia insuficiente, tempo para o retorno da função intestinal e tempo para alta hospitalar.

Tabela 8   Escore de Jadad

Parâmetro	Sim/não	Pontuação
Randomizado	Sim	+1
Randomização adequada	Sim	+1
Duplo-cego	Sim	+1
Cegamento adequado	Sim	+1
Descreve perdas	Sim	+1
Total		5 (boa qualidade)

Doenças inflamatórias intestinais são mediadas por reações autoimunes, e os pacientes acometidos, em sua maioria, são jovens, muitos submetidos a múltiplas abordagens cirúrgicas, podendo apresentar diversos graus de tolerância a opioides, o que torna o controle da dor pós-operatória especialmente desafiador.

Anti-inflamatórios não esteroidais (AINE) possuem contraindicação relativa pela possibilidade de desencadear crise da doença e sangramento digestivo. O uso de analgesia peridural é evitado por estar associado a maior incidência de abcesso peridural em pacientes imunossuprimidos e de fístulas intra-abdominais ou retroperitoneais. A única opção restante é o uso de opioides, geralmente como PCA venosa, que pode prejudicar o funcionamento intestinal e atrasar a recuperação e a alta hospitalar.

O uso de 600 mg de gabapentina em dose única, 1 hora antes da cirurgia, não reduziu o consumo de opioides ($p = 0,4$) e os efeitos adversos secundários ao seu uso ($p > 0,1$). Não reduziu tempo para retorno à função intestinal normal e a duração da internação. A dor pós-operatória foi avaliada por meio de escala visual duas vezes por dia em repouso ($p = 0,2$ e $p = 0,6$) e em movimento ($p = 0,8$ e $p = 0,9$), e não houve diferença estatisticamente significante entre os grupos.

Artigo 14 – Najafi Anaraki A, Mirzaei K. The effect of gabapentin versus intrathecal fentanyl on postoperative pain and morphine consumption in cesarean delivery: a prospective, randomized, double-blind study. Arch Gynecol Obstet. 2014;290(1):47-52.

P (n = 78) Pacientes gestantes de termo, primigestas, ASA II, com 18 anos ou mais, submetidas à cesariana eletiva sob anestesia subaracnóidea.
I (n = 39) Gabapentina de 300 mg.
C (n = 39) Placebo.
O Diminuição da dor, sedação, prurido, náusea, vômitos e tontura, uso suplementar de opioides ou medicações para o tratamento de náusea ou prurido, dor ou sensação desconfortável anormal (queimação, parestesia, prurido) na incisão cirúrgica, Apgar neonatal, necessidade de internação na UTI neonatal.

Tabela 9   Escore de Jadad

Parâmetro	Sim/não	Pontuação
Randomizado	Sim	+1
Randomização adequada	Sim	+1
Duplo-cego	Sim	+1
Cegamento adequado	Não	−1
Descreve perdas	Sim	+1
Total		3 (boa qualidade)

O uso perioperatório de gabapentina se mostrou eficaz para reduzir dor após diversos procedimentos cirúrgicos. Gestantes epilépticas em uso de gabapentina apresentam a mesma incidência de complicações gestacionais que a população geral, como abortos, baixo peso ao nascer e malformações fetais, e o uso dessa medicação se provou seguro tanto durante a gestação como durante a amamentação.

Neste estudo, as gestantes foram alocadas de forma randomizada para receberem 300 mg de gabapentina 2 horas antes da cesariana ou fentanil intratecal no intraoperatório. No grupo que recebeu gabapentina, o consumo de opioides foi menor ($p < 0,001$) e foi iniciado mais tardiamente, quando comparado com o grupo placebo ($p < 0,001$). Os escores de dor foram menores no grupo gabapentina ($p = 0,001$), e o grau de satisfação foi maior ($p = 0,0001$).

Artigo 15 – Short J, Downey K, Bernstein P, Shah V, Carvalho JC. A single preoperative dose of gabapentin does not improve postcesarean delivery pain management: a randomized, double-blind, placebo-controlled dose-finding trial. Anesth Analg. 2012;115(6):1336-42.

P (n = 132) Pacientes gestantes de termo com feto único, ASA II, com 18 anos ou mais, submetidas à cesárea eletiva sob anestesia subaracnóidea.
I (n = 88) Gabapentina de 300 mg ou 600 mg.
C (n = 44) Placebo.
O Diminuição da dor, sedação, prurido, náusea, vômitos e tontura, uso suplementar de opioides ou medicações para o tratamento de náusea ou prurido, dor ou sensação desconfortável anormal (queimação, parestesia, prurido) na incisão cirúrgica, Apgar neonatal, necessidade de internação na UTI neonatal.

Tabela 10   Escore de Jadad

Parâmetro	Sim/não	Pontuação
Randomizado	Sim	+1
Randomização adequada	Sim	+1
Duplo-cego	Sim	+1
Cegamento adequado	Sim	+1
Descreve perdas	Sim	+1
Total		5 (boa qualidade)

Dor pós-operatória é a maior preocupação das gestantes e a queixa mais frequente no pós-operatório, sendo um fator de risco para desenvolvimento de dor crônica e depressão pós-parto. Nesse estudo, as gestantes foram alocadas de forma randomizada para receberem placebo ou gabapentina em dose única de 300 ou 600 mg 1 hora antes da cesariana. Não houve diferença estatisticamente significativa entre os escores de dor dos três grupos (p = 0,61). O número de gestantes que necessitaram de morfina suplementar e o consumo de opioides foram discretamente maiores no grupo placebo (p = 0,14 e p = 0,46, respectivamente). A incidência de efeitos adversos foi similar entre os grupos (p > 0,1).

Artigo 16 – Poylin V, Quinn J, Messer K, Nagle D. Gabapentin significantly decreases posthemorrhoidectomy pain: a prospective study. Int J Colorectal Dis. 2014;29(12):1565-9.

P (n = 39) Pacientes submetidos à hemorroidectomia eletiva.
I (n = 21) Gabapentina.
C (n = 18) Placebo.
O Intensidade da dor, consumo de opioides, complicações pós-operatórias e efeitos adversos da gabapentina.

Tabela 11   Escore de Jadad

Parâmetro	Sim/não	Pontuação
Randomizado	Não	0
Randomização adequada	Não	0
Duplo-cego	Não	0
Cegamento adequado	Não	0
Descreve perdas	Sim	+1
Total		1 (má qualidade)

Doença hemorroidária é uma causa muito comum de encaminhamento à cirurgia. Apesar da segurança e da eficácia da hemorroidectomia, este procedimento pode estar associado com dor pós-operatória e tempo prolongado de recuperação. Nesse estudo, os pacientes foram recrutados para receber tratamento convencional (acetaminofeno, AINE e opioides) apenas ou associado a 1.000 mg de gabapentina por 9 dias, iniciando no dia anterior ao procedimento.

Os escores de dor foram menores no grupo que recebeu gabapentina no primeiro (3,68 vs 6,82; p < 0,01), no sétimo (2,68 vs 5, p = 0,02) e no décimo quarto dias pós-operatórios (0,75 vs 3,64, p < 0,001). O consumo de opioides foi menor também no grupo da intervenção, porém não é estatisticamente significativo. Não foram descritos efeitos colaterais da gabapentina.

Artigo 17 – Sen H, Sizlan A, Yanarates O, Emirkadi H, Ozkan S, Dagli G, et al. A comparison of gabapentin and ketamine in acute and chronic pain after hysterectomy. Anesth Analg. 2009;109(5):1645-50.

P   (n = 60) Pacientes com 18 ou mais anos de idade submetidas à histerectomia com salpingooforectomia abdominal.
I   (n = 40) Gabapentina ou cetamina.
C   (n = 20) Placebo.
O   Diminuição da dor, sedação, uso suplementar de opioides, qualidade da recuperação, recuperação da função intestinal, retorno às atividades usuais e satisfação com o controle da dor, dor crônica pós-operatória em 1, 3 e 6 meses após a cirurgia.

A gabapentina e a cetamina são analgésicos adjuvantes muito usados no manejo de dor. Sessenta pacientes submetidas à histerectomia abdominal foram randomicamente alocadas em um dos três grupos: controle, recebendo placebo oral e venoso, cetamina, recebendo placebo oral e cetamina endovenosa e gabapentina, recebendo gabapentina oral e placebo endovenoso. A cetamina foi iniciada em 0,3 mg/kg em bolus e 0,05 mg/kg/h até o final do procedimento. A dose de gabapentina foi de 1.200 mg 1 hora antes do procedimento.

Tabela 12   Escore de Jadad

Parâmetro	Sim/não	Pontuação
Randomizado	Sim	+1
Randomização adequada	Sim	+1
Duplo-cego	Sim	+1
Cegamento adequado	Não	-1
Descreve perdas	Sim	+1
Total		3 (boa qualidade)

Os escores de dor tanto deitado como sentado foram menores no grupo gabapentina quando comparada com placebo nas primeiras 24 horas após o procedimento ($p < 0,05$) e nas primeiras 16 horas quando comparado com cetamina ($p < 0,05$). O consumo de opioides foi 35% menor no grupo cetamina e 42% no grupo gabapentina quando comparado com o grupo-controle ($p < 0,001$). A satisfação dos pacientes nos grupos que receberam analgésicos foi maior quando comparada com a do grupo que recebeu placebo ($p < 0,001$). Não houve diferença estatística entre os três grupos para retorno de ruídos intestinais, eliminação de flatos, deambulação e tempo de hospitalização.

A incidência e os escores de dor avaliados em 1, 3 e 6 meses após o procedimento foram menores no grupo tratado com gabapentina, em comparação com o grupo cetamina e com o grupo-controle ($p < 0,001$).

Artigo 18 – Türe H, Sayin M, Karlikaya G, Bingol CA, Aykac B, Türe U. The analgesic effect of gabapentin as a prophylatic anticonvulsant drug on post craniotomy pain: a prospective randomized study. Anesth Analg. 2009;109(5):1625-31.

P   (n = 80) Pacientes submetidos à craniectomia para ressecção de tumor supratentorial em posição supina, com idades entre 18 e 60 anos.
I   (n = 40) Gabapentina.
C   (n = 40) Fenitoína.
O   Diminuição da dor, efeitos adversos, consumo de anestésicos, duração da anestesia e cirurgia, tempo para extubação, consumo de morfina e sedação.

A gabapentina é um anticonvulsivante que também atua no controle álgico no pós-operatório. Neste estudo, oitenta pacientes foram randomicamente alocados para receber gabapentina 400 mg, três vezes ao dia, ou fenitoína 100 mg, três vezes ao dia, por 7 dias antes do procedimento. No grupo que recebeu gabapentina, os escores de dor na primeira hora ($p < 0,05$) e o consumo de opioides nas primeiras 48 horas ($p < 0,05$) foram menores, assim como o consumo de anestésicos e analgésicos ($p = 0,01$), entretanto houve aumento do tempo para extubação ($p < 0,001$) e sedação pós-operatória ($p < 0,001$).

Tabela 13   Escore de Jadad

Parâmetro	Sim/não	Pontuação
Randomizado	Sim	+1
Randomização adequada	Não	−1
Duplo-cego	Não	0
Cegamento adequado	Não	0
Descreve perdas	Sim	+1
Total		1 (má qualidade)

Artigo 19 – Dolgun H, Turkoglu E, Kertmen H, Gurer B, Yilmaz ER, Comoglu SS, et al. Gabapentin versus pregabalin in relieving early post-surgical neuropathic pain in patients after lumbar disc herniation surgery: a prospective clinical trial. Neurol Res. 2014;36(12):1080-5.

P (n = 54) Pacientes com diagnóstico de herniação discal lombar, com idades entre 18 e 75 anos, com dor lombar baixa e radiculopatia submetidos à cirurgia para discectomia.
I (n = 27) Gabapentina.
C (n = 27) Pregabalina.
O Sinais e sintomas de dor neuropática, intensidade da dor e incapacidade pelos sintomas.

Tabela 14   Escore de Jadad

Parâmetro	Sim/não	Pontuação
Randomizado	Não	0
Randomização adequada	Não	0
Duplo-cego	Não	0
Cegamento adequado	Não	0
Descreve perdas	Não	0
Total		0 (má qualidade)

Dor neuropática é causada por lesões ou disfunções do sistema nervoso e pode ser desencadeada por processos, tais como compressão neural e neurovascular. Os sintomas mais comuns a persistirem após cirurgia para correção de hérnia discal lombar são dor crônica neuropática, deficiências motoras e limitações funcionais.

Após correção cirúrgica de hérnia discal, a gabapentina foi eficaz em reduzir a dor em paciente com dor de características neuropáticas (p < 0,001).

Artigo 20 – Straube S, Derry S, Moore RA, Wiffen PJ, McQuay HJ. Single dose oral gabapentin for established acute postoperative pain in adults. Cochrane Database Syst Rev. 2010;(5):CD008183.

P (n = 370) Pacientes cirúrgicos no pós-operatório imediato.
I (n = 198) Dose única, por via oral, de gabapentina.
C (n = 172) Placebo.
O Características dos participantes, dor reportada pelo paciente, melhora na dor relatada pelo paciente, avaliada por escalas validadas na avaliação da dor, percepção de eficácia da medicação pelo paciente, tempo para fazer uso da medicação de resgate, número de participantes usando medicação de resgate, número de participantes com um ou mais efeitos colaterais, número de participantes com efeitos adversos graves, número de desistências.

A gabapentina vem sendo utilizada com sucesso em síndromes álgicas neuropáticas, e esta revisão visa avaliar a eficácia em dor aguda pós-operatória. Foram encontrados quatro trabalhos não publicados avaliando o uso de gabapentina no pós-operatório.

Melhora de 50% ou mais da dor após 6 horas foi atingida em 15% dos participantes que receberam 250 mg de gabapentina e em 5% dos que receberam placebo. O benefício relativo foi 2,5 (intervalo de confiança – IC 95% 1,2 a 5), e o número necessário para tratar foi 11 (6,4 a 35). Poucos participantes que receberam 250 mg de gabapentina precisaram da medicação de resgate quando comparado com placebo. O número necessário para prevenir foi 5,8. O número de participantes que relataram efeitos adversos foi aproximadamente um terço dos que receberam 250 mg de gabapentina e placebo, sem nenhum relato de efeitos adversos graves. O estudo que utilizou dose de 500 mg de gabapentina apresentou dados insuficientes para serem analisados nessa metanálise.

Artigo 21 – Mardani-Kivi M, Mobarakeh MK, Keyhani S, Motlagh KH, Ekhtiari KS. Is gabapentin effective on pain management after arthroscopic anterior cruciate ligament reconstruction? A triple blinded randomized controlled trial. Arch Bone Jt Surg. 2013;1(1):18-22.

P (n = 114) Pacientes submetidos à reconstrução de ligamento cruzado anterior por artroscopia, com idades entre 18 e 55 anos, ASA I ou II, com tempo cirúrgico menor que 1 hora e sem outras lesões associadas.
I (n = 57) Gabapentina.
C (n = 57) Placebo.
O Intensidade da dor, consumo de opioides e efeitos adversos em 6 a 24 horas.

Tabela 15   Escore de Jadad

Parâmetro	Sim/não	Pontuação
Randomizado	Sim	+1
Randomização adequada	Sim	+1
Duplo-cego	Sim	+1
Cegamento adequado	Sim	+1
Descreve perdas	Sim	+1
Total		5 (boa qualidade)

Dor é uma complicação comum no pós-operatório de reconstrução de ligamento cruzado anterior em joelho por artroscopia, podendo gerar grande desconforto para o paciente, prejudicar deambulação e aumentar o tempo de internação. Neste estudo, 114 pacientes foram divididos em dois grupos, um recebendo placebo e outro recebendo 600 mg de gabapentina 2 horas antes do procedimento. Foram reavaliados com 6 e 24 horas após o procedimento. Nas duas reavaliações, o grupo gabapentina relatou escores menores de dor (p < 0,001) e menor consumo de opioides (p < 0,001). A incidência de efeitos colaterais como sedação, náusea e vômitos foi similar nos dois grupos (p > 0,05).

Artigo 22 – Spence D, Goff J, Mohan E, Bowen K, Osborne L, Maye J. Perioperative administration of gabapentin for shoulder arthroscopy: a prospective, randomized, double-blind, placebo-controlled study. AANA J. 2011;79(4 Suppl):S43-50.

P   (n = 70) Pacientes submetidos à artroscopia de ombro sob anestesia geral, ASA I ou II.
I   (n = 35) Gabapentina.
C   (n = 35) Placebo.
O   Diminuição da dor, sedação, uso suplementar de opioides, qualidade do sono e efeitos adversos.

Tabela 16   Escore de Jadad

Parâmetro	Sim/não	Pontuação
Randomizado	Sim	+1
Randomização adequada	Sim	+1
Duplo-cego	Sim	+1
Cegamento adequado	Sim	+1
Descreve perdas	Sim	+1
Total		5 (boa qualidade)

A artroscopia de ombro é um procedimento cirúrgico bastante associado à dor pós-operatória e necessita, muitas vezes, de grandes doses de opioides para controle álgico.

Neste estudo, setenta pacientes foram randomicamente alocados para receber gabapentina 300 mg ou placebo 1 hora antes da cirurgia e duas vezes por dia, por 2 dias no pós-operatório. Todos foram submetidos a bloqueio interescalênico e anestesia geral, e a analgesia pós-operatória foi mantida com oxicodona e acetaminofeno.

Não houve diferença nos escores de dor entre os dois grupos no primeiro (p = 0,58) e no segundo (p = 0,71) dia pós-operatório. Efeitos adversos foram similares nos dois grupos (p > 0,05), assim como o consumo de opioides no primeiro (p = 0,88) e no segundo (p = 0,17) dia de pós-operatório.

Artigo 23 – Grosen K, Drewes AM, Højsgaard A, Pfeiffer-Jensen M, Hjortdal VE, Pilegaard HK. Perioperative gabapentin for the prevention of persistent pain after thoracotomy: a randomized controlled trial. Eur J Cardiothorac Surg. 2014;46(1):76-85.

P (n = 104) Pacientes submetidos à toracotomia anterior por processos pulmonares malignos, com idades entre 18 e 80 anos.
I (n = 52) Gabapentina.
C (n = 52) Placebo.
O Diminuição da incidência de dor persistente pós-toracotomia, diminuição de dor aguda pós-operatória, consumo de morfina, tempo para recuperação da função intestinal, tempo para recuperação da função pulmonar, qualidade do sono, capacidade funcional para realização de atividades físicas e efeitos adversos.

Tabela 17 Escore de Jadad

Parâmetro	Sim/não	Pontuação
Randomizado	Sim	+1
Randomização adequada	Sim	+1
Duplo-cego	Sim	+1
Cegamento adequado	Sim	+1
Descreve perdas	Sim	+1
Total		5 (boa qualidade)

De 25 a 60% dos pacientes submetidos à toracotomia podem evoluir com dor persistente após o procedimento. A gabapentina possui efeito analgésico e poupador de opioides em pós-operatório recente e eficácia já comprovada no tratamento de síndromes dolorosas neuropáticas, incluindo dor persistente após toracotomia. Um total de 104 pacientes foi randomicamente alocado em dois grupos, em um os pacientes receberam 1.200 mg de gabapentina e no outro placebo, 2 horas antes do procedimento e doses subsequentes crescentes nos 5 dias pós-operatórios: 600 mg no primeiro dia, 900 mg no segundo dia e 1.200 mg do terceiro ao quinto.

Todos os pacientes receberam analgesia multimodal com infusão peridural de bupivacaína e morfina por 72 horas, acetominofeno, ibuprofeno e morfina venosa.

Após 6 meses da cirurgia, 47% dos pacientes tratados com gabapentina e 49% dos tratados com placebo reportaram dor persistente (p = 0,9). Não foi observada diferença significativa entre os grupos com relação a dor pós-operatória recente, necessidade de morfina e efeitos colaterais relacionados à analgesia (p > 0,1).

Artigo 24 – Lee JH, Lee HK, Chun NH, So Y, Lim CY. The prophylactic effects of gabapentin on postoperative sore throat after thyroid surgery. Korean J Anesthesiol. 2013;64(2):138-42.

P (n = 71) Pacientes submetidos à tireoidectomia total ou parcial, com idades entre 20 e 65 anos, ASA I ou II.
I (n = 36) Gabapentina.
C (n = 35) Placebo.
O Intensidade da dor 1, 6, 12 e 24 horas após a extubação, em repouso e durante a deglutição, efeitos adversos e quantidade de medicação de resgate recebida nas primeiras 24 horas após a cirurgia.

Tabela 18   Escore de Jadad

Parâmetro	Sim/não	Pontuação
Randomizado	Sim	+1
Randomização adequada	Sim	+1
Duplo-cego	Sim	+1
Cegamento adequado	Sim	+1
Descreve perdas	Não	0
Total		4 (boa qualidade)

Dor de garganta, em repouso e durante a deglutição, é considerada uma complicação comum após intubação orotraqueal, especialmente em tireoidectomia.

Setenta e um pacientes submetidos à tireoidectomia eletiva receberam gabapentina 600 mg ou placebo, 1 hora antes do procedimento. Foram avaliados quanto a dor e efeitos adversos 1, 6, 12 e 24 horas após a cirurgia.

O grupo da gabapentina demonstrou redução da dor em repouso entre 6 e 24 horas após o procedimento (p = 0,038). Entretanto, não houve diferença estatística da dor durante a deglutição e na ocorrência de efeitos colaterais (p > 0,07).

Artigo 25 – Kinney MA, Mantilla CB, Carns PE, Passe MA, Brown MJ, Hooten WM, et al. **Preoperative gabapentin for acute post-thoracotomy analgesia: a randomized, double-blinded, active placebo-controlled study.** Pain Pract. 2012;12(3):175-83.

P (n = 120) Pacientes submetidos à toracotomia eletiva, com idades entre 45 e 75 anos.
I (n = 57) Gabapentina.
C (n = 63) Placebo (difenidramina).
O Diminuição da dor, sedação, uso suplementar de opioides, qualidade da recuperação, recuperação da função intestinal, retorno às atividades usuais e satisfação com o controle da dor, dor crônica pós-operatória em 1, 3 e 6 meses após a cirurgia.

Tabela 19   Escore de Jadad

Parâmetro	Sim/não	Pontuação
Randomizado	Sim	+1
Randomização adequada	Sim	+1
Duplo-cego	Sim	+1
Cegamento adequado	Sim	+1
Descreve perdas	Sim	+1
Total		5 (boa qualidade)

O papel da gabapentina na dor pós-operatória em pacientes submetidos a bloqueio regional ainda não é claro. Paciente após toracotomia podem evoluir com dor importante, apesar da analgesia peridural. Neste estudo, 120 pacientes foram randomizados em dois grupos, recebendo ou gabapentina 600 mg ou placebo (difenidramina 12,5 mg), 2 horas antes do procedimento. Todos foram submetidos à analgesia epidural e receberam opioides com infusão venosa controlada pelo paciente, acetaminofeno e cetorolaco.

Os escores de dor foram semelhantes entre os grupos em todas as avaliações (p = 0,53). Consumo oral e parenteral de opioides não diferiu entre os grupos (p > 0,05). Efeitos colaterais como náusea e vômitos foram semelhantes, porém a gabapentina foi associada a menor ocorrência de prurido com necessidade de nalbufina (p < 0,001). A frequência de dor persistente 6 meses após o procedimento também foi similar entre os grupos (70% gabapentina *versus* 66% placebo, p = 0,72).

Artigo 26 – Clarke H, Pereira S, Kennedy D, Gilron I, Katz J, Gollish J, et al. Gabapentin decreases morphine consumption and improves functional recovery following total knee arthroplasty. Pain Res Manag. 2009;14(3):217-22.

P (n = 36) Pacientes submetidos à artroplastia total de joelho, com idades entre 18 e 75 anos, ASA I e II.
I (n = 29) Gabapentina, nos grupos:
- G2, 600 mg pré-operatória e placebo pós-operatório,
- G3, 600 mg pré-operatória e 100 mg três vezes por dia no pós-operatório,
- G4, 600 mg pré-operatória, 2.000 mg três vezes por dia no pós-operatório,
- G5, 600 mg pré-operatória, 300 mg três vezes por dia no pós-operatório.

C (n = 7) Placebo (G1).
O Diminuição da dor, sedação, uso suplementar de opioides.

Tabela 20   Escore de Jadad

Parâmetro	Sim/não	Pontuação
Randomizado	Sim	+1
Randomização adequada	Sim	+1
Duplo-cego	Sim	+1
Cegamento adequado	Sim	+1
Descreve perdas	Sim	+1
Total		5 (boa qualidade)

Dor moderada a forte após artroplastia total de joelho prejudica a reabilitação e atrasa a alta hospitalar, podendo levar à cronificação do quadro álgico em até 30% dos pacientes. A analgesia nesses procedimentos costuma se basear principalmente em opioides, que são relativamente ineficazes no controle da dor durante a movimentação e estão associados a diversos efeitos colaterais, como náuseas e vômitos. A gabapentina se mostrou eficaz para reduzir a dor e acelerar a recuperação em pacientes submetidos à reconstrução de ligamento cruzado anterior. O objetivo desse estudo foi avaliar a eficácia da gabapentina como adjuvante no controle da dor após artroplastia total de joelho.

Quarenta pacientes foram randomicamente alocados em cinco grupos. A medicação do estudo foi administrada 2 horas antes do procedimento e mantida até o quarto dia pós-operatório. Todos os pacientes foram submetidos a bloqueios femoral e ciático seguidos de raquianestesia e receberam celecoxibe. O uso de opioides foi significativamente menor nos grupos que receberam gabapentina no pós-operatório (G3, G4 e G5) em comparação com os grupos que receberam placebo no pós-operatório (G1 e G2), com p < 0,05. Apresentaram também melhor mobilização do joelho e menos prurido (p < 0,05). Não houve diferença nos escores de dor entre os grupos.

Artigo 27 – Amr YM, Yousef AAA-M. Evaluation of efficacy of the perioperative administration of venlafaxine or gabapentin on acute and chronic postmastectomy pain. Clin J Pain. 2010;26:381-5.

P (n = 150) Pacientes submetidas à mastectomia parcial ou total.
I (n = 100) Gabapentina e venlafaxina.
C (n = 50) Placebo.
O Consumo de opioides, diminuição da dor, efeitos adversos, escore de dor 6 meses após o procedimento.

Tabela 21   Escore de Jadad

Parâmetro	Sim/não	Pontuação
Randomizado	Sim	+1
Randomização adequada	Sim	+1
Duplo-cego	Sim	+1
Cegamento adequado	Sim	+1
Descreve perdas	Sim	+1
Total		5 (boa qualidade)

Dor pós-mastectomia é uma síndrome neuropática que pode se desenvolver após a cirurgia. Analgesia preemptiva se comprovou eficaz para reduzir dor pós-operatória e pode ser efetiva na prevenção de dor neuropática. Neste estudo, cento e cinquenta pacientes em programação para mastectomia parcial ou radical foram randomicamente alocadas em três grupos. No grupo 1, receberam venlafaxina 37,5 mg/dia, no grupo 2, gabapentina 300 mg/dia e, no grupo 3, placebo. As medicações foram ministradas por 10 dias consecutivos, iniciando na noite anterior ao procedimento. Os escores de dor foram similares entre os grupos nas primeiras 24 horas ($p > 0,05$), porém durante a movimentação a dor foi menor nos grupos de intervenção ($p < 0,0003$). O consumo de morfina foi menor no grupo 2, em comparação com os outros grupos ($p < 0,0001$). A incidência de efeitos adversos foi similar entre os grupos. A venlafaxina foi eficaz em reduzir a incidência de dor crônica 6 meses após a mastectomia ($p < 0,0001$), porém no grupo gabapentina a incidência foi semelhante à encontrada no grupo placebo.

Artigo 28 – Sen H, Sizlan A, Yanarates O, Senol MG, Inangil G, Sucullu I, et al. The effects of gabapentin on acute and chronic pain after inguinal herniorrhaphy. Eur J Anaesthesiol. 2009;26:772-6.

P   (n = 120) Pacientes submetidos à herniorrafia inguinal unilateral, com idades entre 20 e 40 anos.
I   (n = 57) Gabapentina.
C   (n = 63) Placebo.
O   Consumo de opioides, diminuição da dor, efeitos adversos, escore de dor 6 meses após o procedimento.

Tabela 22   Escore de Jadad

Parâmetro	Sim/não	Pontuação
Randomizado	Sim	+1
Randomização adequada	Sim	+1
Duplo-cego	Sim	+1
Cegamento adequado	Sim	+1
Descreve perdas	Sim	+1
Total		5 (boa qualidade)

Gabapentina é eficaz para reduzir dor pós-operatória, entretanto seus efeitos na dor crônica pós-operatória ainda são desconhecidos. Neste estudo, sessenta pacientes do sexo masculino em programação para herniorrafia inguinal unilateral sob raquianestesia foram randomicamente alocados em dois grupos. Em um dos grupos, os pacientes receberam 1.200 mg de gabapentina 1 hora antes do procedimento, enquanto no outro grupo receberam placebo. Quando comparado ao grupo placebo, o grupo gabapentina apresentou menores escores de dor e consumo de opioides nas primeiras 8, 12, 16 e 24 horas após o procedimento (p < 0,05), assim como maior satisfação dos pacientes (p < 0,05). Nas avaliações de incidência e intensidade de dor com 1, 3 e 6 meses, os pacientes que receberam gabapentina apresentaram escores significativamente menores (p < 0,05).

Artigo 29 – Clarke H, Pereira S, Kennedy D, Andrion J, Mitsakakis N, Gollish J, et al. Adding gabapentin to a multimodal regimen does not reduce acute pain, opioid consumption or chronic pain after total hip arthroplasty. Acta Anaesthesiol Scand. 2009;53:1073-83.

P   (n = 117) Pacientes submetidos à artroplastia total de quadril eletiva, com idades entre 18 e 75 anos.
I   (n = 79) Gabapentina pré e pós-operatória.
C   (n = 38) Placebo.
O   Consumo de opioides, diminuição da dor, efeitos adversos, escore de dor 6 meses após o procedimento.

Tabela 23 Escore de Jadad

Parâmetro	Sim/não	Pontuação
Randomizado	Sim	+1
Randomização adequada	Sim	+1
Duplo-cego	Sim	+1
Cegamento adequado	Sim	+1
Descreve perdas	Sim	+1
Total		5 (boa qualidade)

Gabapentina é eficaz para reduzir dor pós-operatória e consumo de opioides, porém seu uso associado à analgesia regional para artroplastia de quadril é desconhecido. Nesse estudo, 126 pacientes foram randomicamente alocados em três grupos para receber a medicação do estudo 2 horas antes do procedimento e na recuperação pós-anestésica. O primeiro grupo, G1, recebeu placebo no pré e no pós-operatório; o segundo, G2, recebeu gabapentina no pré-operatório e placebo no pós-operatório; e o terceiro, G3, recebeu placebo no pré-operatório e gabapentina no pós-operatório. Em todos os pacientes, foi utilizada a anestesia subaracnóidea e com celecoxibe, acetaminofeno, dexametasona e morfina endovenosa.

O consumo de morfina, os efeitos adversos e os escores de dor nas primeiras 48 horas e 6 meses após o procedimento foram semelhantes entre os grupos (p > 0,05).

Artigo 30 – Brogly N, Wattier JM, Andrieu G, Peres D, Robin E, Kipnis E, et al. Gabapentin attenuates late but not early postoperative pain after thyroidectomy with superficial cervical plexus block. Anesth Analg. 2008;107:1720-5.

P (n = 47) Pacientes submetidos à tireoidectomia total ou parcial, com idades entre 18 e 75 anos.
I (n = 24) Gabapentina.
C (n = 23) Placebo.
O Consumo de opioides, diminuição da dor, efeitos adversos, incidência de dor neuropática 6 meses após o procedimento.

Gabapentina é eficaz para reduzir dor pós-operatória, entretanto seus efeitos quando associada à anestesia regional ainda são inconclusivos e seus efeitos na dor crônica pós-operatória ainda são desconhecidos. Neste estudo, cinquenta pacientes submetidos à tireoidectomia após bloqueio de plexo cervical superficial foram randomicamente alocados em dois grupos. Duas horas antes do procedimento, os pacientes alocados no grupo G receberam gabapentina e no grupo P, placebo. O consumo de anestésicos e analgésicos no intra e no pós-operatório foi similar nos dois grupos (p > 0,5). Não houve diferença nos escores de dor em repouso e na deglutição entre os dois grupos (p > 0,5), entretanto, a incidência de dor neuropática persistente pós-operatória foi maior no grupo P (p = 0,01).

Tabela 24 Escore de Jadad

Parâmetro	Sim/não	Pontuação
Randomizado	Sim	+1
Randomização adequada	Sim	+1
Duplo-cego	Sim	+1
Cegamento adequado	Sim	+1
Descreve perdas	Sim	+1
Total		5 (boa qualidade)

Artigo 31 – Fassoulaki A, Patris K, Sarantopoulos C, Hogan Q. The analgesic effect of gabapentin and mexiletine after breast surgery for cancer. Anesth Analg. 2002;95:985-91.

P (n = 67) Pacientes submetidos à mastectomia radical com linfadenectomia axilar, com idades entre 45 e 75 anos.
I (n = 43) Gabapentina e mexiletina.
C (n = 24) Placebo.
O Consumo de opioides e analgésicos, diminuição da dor em repouso e na movimentação, efeitos adversos, incidência e intensidade de dor neuropática 6 meses após o procedimento.

Tabela 25 Escore de Jadad

Parâmetro	Sim/não	Pontuação
Randomizado	Sim	+1
Randomização adequada	Sim	+1
Duplo-cego	Sim	+1
Cegamento adequado	Sim	+1
Descreve perdas	Sim	+1
Total		5 (boa qualidade)

Atualmente, a mastectomia radical com linfadenectomia axilar, associada a quimio ou radioterapia, é o tratamento de escolha para câncer de mama. Entretanto, muitas pacientes podem evoluir com dor pós-operatória aguda e dor crônica neuropática. Nesse estudo, 75 pacientes em programação para mastectomia radical foram randomicamente alocadas em três grupos, para receber gabapentina, mexiletina ou placebo. O consumo de codeína e paracetamol foi menor nos grupos que receberam gabapentina e mexiletina (p = 0,02). Os escores de dor foram maiores no segundo (p = 0,0039), no terceiro (p = 0,0046), no quarto (p = 0,0053) e no quinto (p = 0,04) dias pós-operatórios no grupo que recebeu placebo, quando comparado com os outros dois grupos. Após 3 meses do procedimento, a incidência e a intensidade de dor crônica foram similares nos três grupos (p > 0,05), entretanto a presença de dor em queimação foi significativamente maior no grupo placebo (p = 0,033).

Artigo 32 – Fassoulaki A, Triga A, Melemeni A, Sarantopoulos C. Multimodal analgesia with gabapentin and local anesthetics prevents acute and chronic pain after breast surgery for cancer. Anesth Analg. 2005;101:1427-32.

P (n = 41) Pacientes submetidas à mastectomia, com idades entre 32 e 59 anos.
I (n = 20) Gabapentina, pomada de anestésicos locais – EMLA e infiltração com solução de ropivacaína.
C (n = 21) Placebo.
O Consumo de opioides e analgésicos, diminuição da dor em repouso e na movimentação, efeitos adversos, incidência e intensidade de dor neuropática 6 meses após o procedimento.

Tabela 26 Escore de Jadad

Parâmetro	Sim/não	Pontuação
Randomizado	Sim	+1
Randomização adequada	Sim	+1
Duplo-cego	Sim	+1
Cegamento adequado	Sim	+1
Descreve perdas	Sim	+1
Total		5 (boa qualidade)

Pacientes submetidas à mastectomia radical para tratamento oncológico podem evoluir com dor crônica não apenas na incisão cirúrgica, mas também na axila e na região proximal do braço. A incidência de dor crônica pós-mastectomia é de 43%, podendo chegar a 65% em mulheres jovens. Neste estudo, cinquenta pacientes foram randomicamente alocadas em dois grupos: grupo A (que recebeu cápsulas de placebo, pomada placebo e infusão de solução salina em ferida operatória) e grupo B (que recebeu gabapentina, pomada de anestésicos locais – EMLA e infiltração com solução de ropivacaína). A gabapentina ou a cápsula placebo foram prescritas a cada 6 horas, iniciando às 18 horas da noite anterior à cirurgia. No grupo B, o consumo de paracetamol foi menor (p < 0,002). Os escores de dor foram menores tanto em repouso quanto em movimento na recuperação pós-anestésica e nos primeiros dias pós-operatórios (p < 0,05). A incidência de dor crônica foi menor no grupo B 3 meses após o procedimento (p = 0,028), porém não houve diferença após 6 meses (p = 0,4).

SÍNTESE DA EVIDÊNCIA

A gabapentina é um anticonvulsivante, porém, clinicamente, provou-se pouco eficaz para controle de crises convulsivas. É um análogo do neurotransmissor GABA, exercendo grande efeito analgésico e antialodínico em síndromes secundárias à sensibilização, mas com efeito mínimo em quadros agudos ou transitórios, sugerindo não diminuir a intensidade da dor diretamente, mas reduzindo a hipersensibilização (alodínia e hiperalgesia) induzida por inflamação ou lesão nervosa. Os efeitos antinociceptivos da gabapentina são hipoteticamente mediados por canais de cálcio, modulando a transmissão de GABA e possivelmente outros mecanismos ainda desconhecidos (2B)[5]. Além do efeito analgésico, a gabapentina demonstrou melhorar distúrbios do sono, além de possuir efeito ansiolítico (2B)[3]. Tornou-se uma droga atrativa no tratamento de dor por seu efeito antinociceptivo associado a efeitos colaterais leves e vem sendo utilizada com sucesso em diversas síndromes dolorosas neuropáticas (1A)[11].

Na revisão de Moore et al., a gabapentina obteve resultado significativamente melhor que o placebo na neuralgia pós-herpética e na neuropatia diabética para o controle da dor, porém os efeitos adversos foram mais comuns nos participantes que receberam gabapentina: 62% apresentaram pelo menos um efeito adverso e 11% deixaram de participar dos estudos em razão dos efeitos adversos da gabapentina (1A)[2]. Os mais comuns são sonolência e tontura, que, apesar de serem leves, podem ser intoleráveis na população idosa com risco de queda (2B)[20].

Fibromialgia

A fibromialgia é uma doença que cursa com dor crônica difusa, de etiologia desconhecida, contudo evidências sugerem alteração central no processamento do estímulo doloroso, apesar de não estar associado à injúria no sistema nervoso periférico ou central (2B)[3,5].

A patologia afeta 2% da população, predominantemente mulheres (3,4% das mulheres e 0,5% dos homens). Está associada com frequência a fadiga crônica, distúrbios do sono e do humor, como ansiedade e depressão (1A)[1].

Os principais diagnósticos diferenciais são doenças inflamatórias sistêmicas, acometimento reumático da coluna e hipotireoidismo, entretanto a fibromialgia não cursa com alterações em exames radiológicos ou laboratoriais. Os pacientes costumam apresentar dor de difícil controle, com prejuízo para realização das atividades diárias (2B)[5].

No estudo de Arnold et al., a gabapentina, na dose de 1.200 a 2.400 mg por dia, reduziu significativamente a dor em comparação com o placebo, bem como mostrou melhora da qualidade de vida e dos distúrbios do sono. Não mostrou melhora dos distúrbios do humor e da dor na palpação muscular nos pontos gatilhos. Foi bem tolerada quando comparada ao placebo. Entretanto o método de randomização do estudo não foi claro, a amostra foi pequena, o tempo de duração foi curto e os pacientes com dor refratária ao tratamento não foram incluídos. Permitiu, ainda, o uso de amitriptilina e AINE sem discriminar na análise dos dados (2B)[5].

Um estudo comparando a gabapentina com tiagabina, um anticonvulsivante cujo mecanismo de ação consiste no bloqueio da recaptação do GABA, evidenciou redução significativa da dor e melhora dos distúrbios do sono para as duas medicações em comparação com o tempo zero do estudo (antes da intervenção medicamentosa). O benefício na qualidade do sono foi maior no grupo tratado com tiagabina (2B)[6].

Dor pós-operatória

Crônica

Dor crônica pós-operatória (DCPO) é definida como a persistência da dor por mais de 2 meses após a cirurgia. Diversos fatores foram relacionados ao desenvolvimento de DCPO, entre eles presença e/ou intensidade de dor pré-operatória ou pós-operatória.

A gabapentina é eficaz para redução da dor e do uso de analgésico após mais de 2 meses pós-operatórios de acordo com a revisão sistemática de Clarke et al. Nesta revisão, foram encontrados oito estudos que avaliaram o efeito da gabapentina na prevenção de dor crônica pós-operatória dos quais quatro reportaram redução da incidência de dor e necessidade de analgésicos em mais de 2 meses após a cirurgia. Dos quatro restantes, dois relataram melhora de dor em queimação entre 3 e 6 meses após a cirurgia (2B)[17,28,30,32]. Nessa metanálise, a gabapentina causou redução de moderada a importante no desenvolvimento de dor crônica pós-operatória (OR 0,52; IC 95% 0,27 a 0,98; p = 0,04) (2B)[10,11,27,29,31].

Aguda

A dor aguda pós-operatória é uma complicação cirúrgica comum que prejudica a recuperação dos pacientes e prolonga a internação hospitalar.

Primariamente, três classes de medicações são utilizadas no tratamento da dor aguda pós-operatória: anti-inflamatório, anestésicos locais e opioides. Porém, os efeitos colaterais impedem o uso prolongado. A gabapentina pode ser uma alternativa para obter melhor controle álgico no pós-operatório e diminuir o uso de medicações de resgate, com menos efeitos colaterais.

Na revisão de Straube, 15% dos participantes que receberam 250 mg de gabapentina no perioperatório relataram melhora de 50% ou mais na dor, após 6 horas, enquanto no grupo que recebeu placebo foram apenas 5% (2B)[20].

Cirurgias ginecológicas sob raquianestesia

O estudo de Bafna et al. comparou o efeito analgésico preemptivo da gabapentina (600 mg), pregabalina e placebo em cirurgias ginecológicas sob raquianestesia. Os autores concluíram que o uso das duas medicações reduz o uso de analgésicos de resgate e aumenta a duração da analgesia pós-operatória, sem alterar hemodinâmica intraoperatória e sem efeitos colaterais significativos (1B)[7].

Queimaduras

Pacientes queimados costumam evoluir com dor de difícil controle e ansiedade. A dor costuma ser pior durante os procedimentos, podendo ser, durante o desbridamento, ainda pior que a queimadura propriamente dita. Quando mal controlada, a dor pode aumentar a incidência de cronificação da queixa álgica e depressão, bem como ideação suicida e transtorno de estresse pós-traumático.

Uma abordagem multimodal é costumeiramente utilizada no controle álgico para aumentar a eficácia e reduzir efeitos colaterais, sendo a morfina a medicação mais utilizada. Em um estudo com cinquenta pacientes randomizados para receber gabapentina ou placebo, houve redução da dor em repouso e no movimento, após desbridamento nos pacientes que receberam uma dose única de gabapentina 1.200 mg antes do procedimento, sem associação com mais efeitos colaterais que placebo (2B)[8].

Entretanto, no uso diário durante a internação no período pós-queimadura, o uso da gabapentina, em doses variando de 300 mg, três vezes ao dia, a 1.200 mg, três vezes ao dia, associada à analgesia multimodal (analgésicos, opioides, anti-inflamatórios) não apresenta melhor controle álgico ou redução do consumo de opioides quando comparada a placebo (1B)[12].

Cirurgias ortopédicas

No estudo de Panah Khahi et al., 64 pacientes submetidos à fixação interna de tíbia foram randomizados em dois grupos para receber 300 mg de gabapentina ou placebo 2 horas antes do procedimento, evidenciando redução significativa da dor na segunda hora pós-operatória, porém com 12 e 24 horas não houve diferença estatística (1B)[9].

Em pacientes submetidos à reconstrução de ligamento cruzado anterior por artroscopia, a dose de 600 mg de gabapentina pré-operatória reduziu a dor no pós-operatório, com menor consumo de opioides, sem maior incidência de efeitos colaterais quando comparada com placebo (1B)[21].

Em um estudo com setenta pacientes randomizados para receber gabapentina 300 mg ou placebo 1 hora antes de serem submetidos à artroscopia de ombro e duas vezes por dia nos dois primeiros dias pós-operatórios, não foram encontradas diferenças significativas nos escores de dor, quantidade de opioides usados e efeitos adversos (1B)[22].

Na artroplastia total de joelho, o uso da gabapentina no pós-operatório reduziu a necessidade de morfina, melhorou mobilização do membro e reduziu incidência de prurido quando comparada com placebo, porém não alterou escores de dor (2B)[26].

Nos pacientes submetidos à artroplastia total de quadril, o consumo de morfina, efeitos adversos e os escores de dor nas primeiras 48 horas e 6 meses após o procedimento foram semelhantes entre os grupos (p > 0,05)(1B)[29].

Pós-toracotomia

Dor pós-toracotomia pode ter grande impacto na mobilidade e na recuperação dos pacientes. Muitos fatores podem afetar a analgesia pós-operatória, como técnica cirúrgica, técnica anestésica, fisioterapia e escolha de analgésicos pós-operatórios.

Em pacientes submetidos à toracotomia que receberam analgesia multimodal, com infusão peridural de anestésico local, acetaminofeno, AINE e morfina venosa, a gabapentina não foi superior ao placebo para controle álgico quando usada 2 horas antes do procedimento, acrescida ou não de doses subsequentes nos 5 primeiros dias pós-operatórios. A incidência de efeitos colaterais e dor crônica pós-operatória também foi semelhante entre os grupos, porém a gabapentina foi associada a menor uso de nalbufina para controle de prurido (1B)[23,25].

Pós-cesariana

A dor após parto cesárea prejudica a capacidade da mãe de cuidar e amamentar o recém-nascido e pode estar associada a dor crônica e depressão pós-parto.

Apesar da ocorrência de passagem transplacentária de gabapentina, não foram encontradas evidências de efeito adverso fetal ou neonatal (1B)[10]. Um estudo com gestantes epilépticas mostrou mesma taxa de complicações gestacionais como abortos, baixo peso ao nascer e malformações fetais comparadas às da população geral, indicando uso seguro tanto durante a gestação como durante amamentação desta medicação (1B)[14].

Anaraki comparou a analgesia pós-cesárea em gestantes que receberam gabapentina pré-operatória (300 mg) ou fentanil intratecal no intraoperatório e encontrou maior satisfação das pacientes no grupo que recebeu gabapentina, porém maior sedação. A necessidade de analgésicos suplementares foi maior e mais precoce no grupo que recebeu fentanil intratecal. Não foram relatadas alterações hemodinâmicas significativas em nenhum dos dois grupos (1B)[14].

Associada a abordagem multimodal com analgésico, anti-inflamatório e opioides sistêmicos, fentanil e morfina intratecal, uma dose única de 600 mg de gabapentina 1 hora antes da cesárea reduziu a dor nas primeiras 48 horas por parto e aumentou a satisfação das gestantes, sem aumentar a sedação materna ou efeitos deletérios ao neonato, porém não mostrou redução no uso de opioide suplementar (1B)[10].

Já o estudo de Short et al. encontrou que dose única de 300 ou 600 mg de gabapentina foi similar a placebo quando avaliado escores de dor pós-operatória efeitos adversos e satisfação materna num contexto de analgesia multimodal com morfina intratecal (1B)[15].

Procedimentos em pacientes com doenças inflamatórias intestinais

Doenças inflamatórias intestinais são mediadas por reações autoimunes, e os pacientes acometidos, em sua maioria, são jovens, muitos submetidos a múltiplas abordagens cirúrgicas, podendo apresentar diversos graus de tolerância a opioides, o que torna o controle da dor pós-operatória especialmente desafiador.

AINE possuem contraindicação relativa pela possibilidade de desencadear crise da doença e sangramento digestivo. O uso de analgesia peridural é evitado por estar associado a maior incidência de abcesso peridural em pacientes imunossuprimidos e de fístulas intra-abdominais ou retroperitoneais. A única opção restante é o uso de opioides, geralmente como PCA venosa, que pode prejudicar o funcionamento intestinal e atrasar a recuperação e a alta hospitalar.

O uso de 600 mg de gabapentina em dose única, 1 hora antes da cirurgia, não reduziu a necessidade e os efeitos adversos secundários ao uso de opioides, não reduziu tempo para retorno à função intestinal normal, duração da internação ou dor pós-operatória em repouso ou em movimento nesses pacientes (1B)[13].

Pós-hemorroidectomia

Uso de 1.000 mg de gabapentina, uma vez por dia durante 10 dias, iniciando um dia antes do procedimento levou à redução nos escores de dor e menor uso de opioides quando comparado com placebo, porém sem significância estatística (2B)[16].

Histerectomia

Quando comparado o uso perioperatório com placebo e cetamina, a gabapentina em dose única pré-operatória é eficaz em reduzir a dor, tanto deitado como sentado, e o uso de morfina venosa nas primeiras 24 horas após o procedimento. Não houve diferença estatística entre os três grupos para retorno de ruídos intestinais, eliminação de flatos, deambulação e tempo de hospitalização. A satisfação dos pacientes foi maior nos grupos de intervenção.

A incidência e o escore de dor foram menores em 1, 3 e 6 meses no grupo tratado com gabapentina, em comparação com os grupos cetamina e controle (2B)[17].

Neurocirurgia

Quando comparada com fenitoína, a gabapentina demonstrou redução do consumo de anestésicos e de morfina nas primeiras 48 horas, entretanto aumentou a sedação e o tempo para extubação em pacientes submetidos à craniectomia para ressecção de tumores supratentoriais (2B)[18].

Após dissectomia lombar, tanto a gabapentina quanto a pregabalina foram efetivas na redução da intensidade da dor neuropática, quando comparadas aos escores de dor pós-operatória antes da intervenção medicamentosa (3B)[19].

Pós-tireoidectomia

A gabapentina foi eficaz para redução da dor em repouso 6 e 24 horas após o procedimento, entretanto não houve diferença estatística dos escores de dor durante a deglutição e na ocorrência de efeitos colaterais (2B)[24]. Todavia, quando os pacientes foram submetidos a bloqueio de plexo cervical superficial, não houve diferença no consumo de anestésicos e analgésicos no intra e no pós-operatório, nos escores de dor em repouso e na deglutição (p > 0,5), porém a incidência de dor neuropática persistente pós-operatória foi maior no grupo que recebeu placebo (p = 0,01)(1B)[30].

Pós-mastectomia

No estudo de Amr et al., cento e cinquenta pacientes foram randomizadas para receber gabapentina, venlafaxina ou placebo no pós-operatório. Os escores de dor em repouso foram similares entre os grupos nas primeiras 24 horas (p > 0,05), porém durante a movimentação a dor foi menor nos grupos de intervenção (p < 0,0003). O consumo de morfina foi menor no grupo gabapentina, em comparação com os outros grupos (p < 0,0001). A incidência de efeitos adversos foi similar entre os grupos. A venlafaxina foi eficaz em reduzir a incidência de dor crônica 6 meses após a mastectomia (p < 0,0001), porém no grupo gabapentina a incidência foi semelhante à encontrada no grupo placebo (1B)[27]. O estudo de Fassoulaki et al. comparou mexiletina, gabapentina e placebo em pacientes submetidas à mastectomia. Nesse estudo, o consumo de codeína e paracetamol foi menor nos grupos que receberam gabapentina e mexiletina (p = 0,02). Os escores de dor foram maiores no segundo (p = 0,0039), no terceiro (p = 0,0046), no quarto (p = 0,0053) e no quinto (p = 0,04) dias pós-operatórios no grupo que recebeu placebo, quando comparado com os outros dois grupos. Após 3 meses do procedimento, a incidência e a intensidade de dor crônica foram similares nos três grupos (p > 0,05), entretanto a presença de dor em queimação foi significativamente maior no grupo placebo (p = 0,033)(1B)[31].

Quando associada a infiltração de anestésicos locais e pomada com anestésicos locais, a gabapentina reduziu o consumo de paracetamol (p < 0,002) e os escores de dor tanto em repouso quanto em movimento na recuperação pós-anestésica e nos primeiros dias pós-operatórios (p < 0,05). A incidência de dor crônica foi menor no grupo intervenção 3 meses após o procedimento (p = 0,028), porém não houve diferença após 6 meses (p = 0,4)(1B)[32].

Pós-herniorrafia inguinal

Em pacientes submetidos à herniorrafia inguinal unilateral sob raquianestesia, a gabapentina, quando comparada ao placebo, apresentou menores escores de dor e consumo de opioides nas primeiras 8, 12, 16 e 24 horas após o procedimento (p < 0,05), assim como maior satisfação dos pacientes (p < 0,05). Nas avaliações de incidência e intensidade de dor em 1, 3 e 6 meses, os pacientes que receberam gabapentina apresentaram escores significativamente menores (p < 0,05)(1B)[28].

RECOMENDAÇÃO

Fibromialgia

Gabapentina pode ser utilizada como alternativa no controle álgico de pacientes com diagnóstico de fibromialgia, na dose de 1.200 a 2.400 mg por dia, com evidência em reduzir a intensidade da dor e melhorar a qualidade do sono quando comparada com placebo ou com o escore pré-tratamento, porém não tem efeito nos distúrbios de humor e na dor à palpação dos pontos gatilhos (2B)[5,6]. Não há evidência de um perfil melhor para controle álgico da gabapentina quando comparada com a tiagabina (2B, grau de recomendação B)[6].

Dor pós-operatória

Crônica

A gabapentina é eficaz para redução da dor e do uso de analgésico por mais de 2 meses pós-operatórios, com dose variável entre 600 e 1.200 mg em dose única pré-operatória ou 300 mg/dia por 8 a 10 dias após o procedimento (2B, grau de recomendação B)[11].

Aguda

Existe evidência que suporta o uso de 250 mg de gabapentina perioperatório para obtenção de melhor controle álgico no pós-operatório (2B, grau de recomendação B)[20].

Cirurgias ginecológicas sob raquianestesia

A gabapentina, em dose única de 600 mg, pode ser usada no perioperatório para reduzir o uso de analgésicos de resgate e aumentar a duração da analgesia pós-operatória, sem alterar a hemodinâmica intraoperatória e sem efeitos colaterais significativos (1B, grau de recomendação A)[7].

Queimaduras

Uma dose única de 1.200 mg de gabapentina antes do procedimento pode reduzir a dor em repouso e no movimento após desbridamento de queimaduras, sem estar associada com mais efeitos colaterais observados no grupo que recebeu placebo (2B, grau de recomendação B)[8]. Entretanto, no uso diário de gabapentina durante a internação no período pós-queimadura, em doses variando de 300 mg a 1.200 mg, três vezes ao dia, associada à analgesia multimodal (analgésicos, opioides, anti-inflamatórios), não reduz escores de dor e consumo de opioides quando comparada a placebo (1B, grau de recomendação A)[12].

Cirurgias ortopédicas

Gabapentina em dose única de 300 mg pré-operatória pode reduzir os escores de dor na segunda hora após o procedimento, porém em 12 e 24 horas não houve diferença quando comparada a placebo em pacientes submetidos à fixação interna da tíbia (1B, grau de recomendação A)[9].

Em pacientes submetidos à reconstrução de ligamento cruzado anterior por artroscopia, a dose de 600 mg de gabapentina pré-operatória reduziu dor no pós-operatório, com menor consumo de opioides, sem maior incidência de efeitos colaterais quando comparada com placebo (1B, grau de recomendação A)[21].

O uso de 300 mg de gabapentina, 1 hora antes da cirurgia e duas vezes por dia nos dois primeiros dias pós-operatórios, em pacientes submetidos à artroscopia de ombro não resultou em diferenças significativas nos escores de dor, consumo de opioides ou efeitos adversos (1B, grau de recomendação A)[22].

Na artroplastia total de joelho, o uso da gabapentina no pós-operatório reduziu a necessidade de morfina, melhorou a mobilização do membro e reduziu a incidência de prurido quando comparada com placebo, porém não alterou escores de dor (2B, grau de recomendação B)[26].

Pós-toracotomia

A gabapentina não foi superior ao placebo para controle álgico em pacientes submetidos à toracotomia recebendo analgesia multimodal com infusão peridural de anestésico local, acetaminofeno, AINE e morfina venosa (1B, grau de recomendação A)[25].

Pós-cesariana

O efeito analgésico de 300 mg de gabapentina pré-operatória é superior ao do fentanil intratecal na anestesia para cesariana, sem efeitos adversos para a gestante ou para o feto. Porém, numa analgesia multimodal com uso de fentanil e morfina intratecal, analgésicos, anti-inflamatórios e opioides sistêmicos, o efeito da gabapentina perioperatório é controverso, sendo necessários mais estudos para comprovar o real papel dessa medicação na analgesia pós-cesárea (1B, grau de recomendação A)[10,14,15].

Procedimentos em pacientes com doenças inflamatórias intestinais

Não há evidência de diminuição de escores de dor, consumo de opioide, tempo para retorno da função intestinal e duração da internação de pacientes submetidos a procedimentos cirúrgicos intestinais que suportem o uso de gabapentina perioperatória em pacientes com doenças inflamatórias intestinais (1B, grau de recomendação A)[13].

Pós-hemorroidectomia

Não há evidência de redução de escores de dor com o uso de gabapentina perioperatória em pacientes submetidos à hemorroidectomia (2B, grau de recomendação A)[16].

Histerectomia

A gabapentina em dose única pré-operatória pode ser usada como adjuvante na analgesia pós-operatória, reduzindo escores de dor aguda e persistente e o consumo de opioides sistêmicos e aumentando a satisfação da paciente com relação ao tratamento. Não existe evidência de que a gabapentina reduza tempo para retorno de ruídos intestinais, eliminação de flatos, deambulação e tempo de hospitalização quando comparada ao placebo (2B, grau de recomendação B)[17].

Neurocirurgia

Quando comparada com fenitoína, a gabapentina demonstrou redução do consumo de anestésicos e de morfina nas primeiras 48 horas, entretanto aumentou a sedação e o tempo para extubação em pacientes submetidos à craniectomia para ressecção de tumores supratentoriais (2B, grau de recomendação B)[18].

Após dissectomia lombar, tanto a gabapentina quanto a pregabalina foram efetivas na redução da intensidade da dor neuropática, quando comparadas aos escores de dor pós-operatória antes da intervenção medicamentosa (3B, grau de recomendação B)[19].

Pós-tireoidectomia

Em pacientes submetidos à tireoidectomia, a gabapentina em dose única pré-operatória de 600 mg reduz a dor em repouso 6 e 24 horas após o procedimento, porém não tem evidência que sustente o seu uso para controle da dor na deglutição (2B, grau de recomendação B)[24]. Entretanto, quando são submetidos a bloqueio de plexo cervical superficial, não há diferença no consumo de anestésicos e analgésicos no intra e no pós-operatório, nos escores de dor em repouso e na deglutição, entretanto a incidência de dor neuropática persistente pós-operatória foi menor (1B, grau de recomendação A)[30].

Pós-mastectomia

Quando comparada com venlafaxina ou placebo, a gabapentina reduziu o consumo de opioides, porém não reduziu incidência de dor crônica no pós-operatório. Reduziu a dor durante a movimentação quando comparada com placebo, sem aumentar a incidência de efeitos adversos (1B, grau de recomendação A)[27]. No estudo de Fassoulaki et al. comparando mexiletina, gabapentina e placebo, os grupos intervenção foram eficazes em reduzir os escores de dor nos primeiros dias pós-operatórios, entretanto sem efeito na dor crônica (1B, grau de recomendação A)[31].

Quando associada a infiltração de anestésicos locais e pomada com anestésicos locais, a gabapentina reduziu o consumo de paracetamol e os escores de dor tanto em repouso quanto em movimento na recuperação pós-anestésica e nos primeiros dias pós-operatórios. A incidência de dor crônica foi menor no grupo intervenção 3 meses após o procedimento, porém não houve diferença após 6 meses (1B, grau de recomendação A)[32].

Pós-herniorrafia inguinal

Em pacientes submetidos à herniorrafia inguinal unilateral sob raquianestesia, a gabapentina quando comparada ao placebo apresentou menores escores de dor e consumo de opioides nas primeiras 24 horas após o procedimento, assim como maior satisfação dos pacientes e menor incidência e intensidade de dor crônica (1B, grau de recomendação A)[28].

Tabela 27 Descrição dos vieses em estudos de terapêutica

Estudo	Questão	Randomização	Alocação adequada	Cegamento	Descreve perdas	Prognóstico	Desfecho	AIT
Üçeyler et al.	Sim	NA	NA	NA	NA	Não	Sim	Sim
Moore et al.	Sim	NA	NA	NA	NA	Não	Sim	Sim
Tzellos et al.	Sim	NA	NA	NA	NA	Não	Sim	Sim
Häuser et al.	Sim	NA	NA	NA	NA	Não	Sim	Sim
Arnold et al.	Sim	Sim	Sim	Sim	Sim	Sim	Sim	Sim
Todorov et al.	Sim	Sim	Sim	Não	Sim	Sim	Sim	Sim
Bafna et al.	Sim	Sim	Sim	Sim	Sim	Sim	Sim	Sim
Rimaz et al.	Sim	Sim	Sim	Sim	Não	Sim	Sim	Sim

(continua)

Tabela 27   Descrição dos vieses em estudos de terapêutica (*continuação*)

Estudo	Questão	Randomização	Alocação adequada	Cegamento	Descreve perdas	Prognóstico	Desfecho	AIT
Panah Khahi et al.	Sim	Sim	Sim	Sim	Não	Sim	Sim	Sim
Moore et al.	Sim	Sim	Sim	Sim	Sim	Sim	Sim	Sim
Clarke et al.	Sim	NA	NA	NA	NA	Sim	Sim	Sim
Wibbenmeyer et al.	Sim	Sim	Sim	Sim	Sim	Sim	Sim	Sim
Siddiqui et al.	Sim	Sim	Sim	Sim	Sim	Sim	Sim	Sim
Najafi Anaraki et al.	Sim	Sim	Sim	Sim	Sim	Sim	Sim	Sim
Short et al.	Sim	Sim	Sim	Sim	Sim	Sim	Sim	Sim
Poylin et al.	Sim	Não	Não	Não	Sim	Sim	Sim	Sim
Sen et al.	Sim	Sim	Sim	Sim	Sim	Sim	Sim	Sim
Türe et al.	Sim	Sim	Não	Não	Sim	Sim	Sim	Sim
Dolgun et al.	Sim	Não	Não	Não	Não	Sim	Sim	Sim
Straube et al.	Sim	NA	NA	NA	NA	Sim	Sim	Sim
Mardani-Kivi et al.	Sim	Sim	Sim	Sim	Sim	Sim	Sim	Sim
Spence et al.	Sim	Sim	Sim	Sim	Sim	Sim	Sim	Sim
Grosen et al.	Sim	Sim	Sim	Sim	Sim	Sim	Sim	Sim
Lee et al.	Sim	Sim	Sim	Sim	Não	Sim	Sim	Sim
Kinney et al.	Sim	Sim	Sim	Sim	Sim	Sim	Sim	Sim
Clarke et al.	Sim	Sim	Sim	Sim	Sim	Sim	Sim	Sim
Amr et al.	Sim	Sim	Sim	Sim	Sim	Sim	Sim	Sim
Sen et al.	Sim	Sim	Sim	Sim	Sim	Sim	Sim	Sim
Clarke et al.	Sim	Sim	Sim	Sim	Sim	Sim	Sim	Sim
Brogly et al.	Sim	Sim	Sim	Sim	Sim	Sim	Sim	Sim
Fassoulaki et al.	Sim	Sim	Sim	Sim	Sim	Sim	Sim	Sim
Fassoulaki et al.	Sim	Sim	Sim	Sim	Sim	Sim	Sim	Sim

AIT: análise de intenção de tratamento; NA: não se aplica.

Tabela 28 Características de estudos em terapêutica

Estudo	População (n°)	Intervenção (n°)	Comparação (n°)	*Outcome*	Tempo de acompanhamento
Üçeyler et al.	Pacientes com fibromialgia (3.579)	Uso de anticonvulsivantes (2.480)	Uso de placebo ou outra medicação (1.099)	Diminuição de 50% ou mais da dor	Não
Moore et al.	Pacientes com dor neuropática ou fibromialgia (5.633)	Uso de gabapentina (2.480)	Uso de placebo ou outra medicação (1.099)	Diminuição da dor	Não
Tzellos et al.	Pacientes com fibromialgia (1.890)	Uso de gabapentina ou pregabalina (1.385)	Uso de placebo (505)	Diminuição da dor	Não
Häuser et al.	Pacientes com fibromialgia (3.478)	Uso de gabapentina ou pregabalina (2.422)	Uso de placebo (1.056)	Diminuição da dor, melhora da qualidade de vida	Não
Arnold et al.	Pacientes com fibromialgia (150)	Uso de gabapentina 1.200 a 2.400 mg/dia (75)	Uso de placebo (75)	Diminuição de 30% ou mais da dor	12 semanas
Todorov et al.	Pacientes com fibromialgia sintomáticos apesar do tratamento (91)	Uso de tiagabina (46)	Uso de gabapentina (45)	Diminuição da dor	3 meses
Bafna et al.	Pacientes ASA I ou II submetidos à cirurgia ginecológica com raquianestesia (90)	Uso preemptivo de gabapentina ou pregabalina (60)	Uso de placebo (30)	Diminuição da dor e consumo de analgésicos	24 h
Rimaz et al.	Pacientes vítimas de queimaduras, ASA I ou II (50)	Uso de gabapentina (25)	Uso de placebo (25)	Diminuição da dor em repouso e no movimento	24 h
Panah Khahi et al.	Pacientes submetidos à fixação interna da tíbia, ASA I ou II (64)	Uso de gabapentina 300 mg (32)	Uso de placebo (32)	Diminuição da dor	24 h

(continua)

Tabela 28 Características de estudos em terapêutica (*continuação*)

Estudo	População (n°)	Intervenção (n°)	Comparação (n°)	*Outcome*	Tempo de acompanhamento
Moore et al.	Pacientes gestantes, ASA I, submetidas à cesariana eletiva (44)	Uso de gabapentina 600 mg (21)	Uso de placebo (23)	Diminuição da dor	48 h
Clarke et al.	Pacientes cirúrgicos (589)	Uso de gabapentina pré e pós-operatória (268)	Uso de venlafaxina, pregabalina, cetamina e placebo (321)	Diminuição da dor	2 meses
Wibben et al.	Pacientes com 18 anos ou mais e pelo menos 5% da superfície corpórea queimada devem ter expectativa de pelo menos 48 h de internação (53)	Uso de gabapentina de 300 mg a 1.200 mg, 3 x/dia (27)	Uso de placebo (23)	Diminuição da dor, consumo de opioides e tolerância ao medicamento	48 h
Siddiqui et al.	Pacientes entre 18 e 60 anos, com diagnóstico de doença inflamatória intestinal, submetidos à cirurgia intestinal eletiva com incisão mediana (72)	Uso de gabapentina (36)	Uso de placebo (36)	Dor em repouso e no movimento	48 h
Najafi Anaraki et al.	Pacientes gestantes de termo, primigestas, ASA II, com 18 anos ou mais, submetidas à cesariana eletiva sob anestesia subaracnóidea (78)	Uso de gabapentina 300 mg (39)	Uso de placebo (39)	Diminuição da dor	24 h

(*continua*)

Tabela 28   Características de estudos em terapêutica (*continuação*)

Estudo	População (n°)	Intervenção (n°)	Comparação (n°)	Outcome	Tempo de acompanhamento
Short et al.	Pacientes gestantes de termo com feto único, ASA II, com 18 anos ou mais, submetidas à cesariana eletiva sob anestesia subaracnóidea (132)	Uso de gabapentina 300 mg ou 600 mg (88)	Uso de placebo (44)	Diminuição da dor	48 h

REFERÊNCIAS BIBLIOGRÁFICAS

1. Üçeyler N, Sommer C, Walitt B, Häuser W. Anticonvulsants for fibromyalgia. Cochrane Database Syst Rev. 2013;10:CD010782.
2. Moore RA, Wiffen PJ, Derry S, Toelle T, Rice AS. Gabapentin for chronic neuropathic pain and fibromyalgia in adults. Cochrane Database Syst Rev. 2014;4:CD007938.
3. Tzellos TG, Toulis KA, Goulis DG, Papazisis G, Zampeli VA, Vakfari A, et al. Gabapentin and pregabalin in the treatment of fibromyalgia: a systematic review and a meta-analysis. J Clin Pharm Ther. 2010;35(6):639-56.
4. Häuser W, Bernardy K, Üçeyler N, Sommer C. Treatment of fibromyalgia syndrome with gabapentin and pregabalin – a meta-analysis of randomized controlled trials. Pain. 2009;145(1-2):69-81.
5. Arnold LM, Goldenberg DL, Stanford SB, Lalonde JK, Sandhu HS, Keck PE Jr, et al. Gabapentin in the treatment of fibromyalgia: a randomized, double-blind, placebo-controlled, multicenter trial. Arthritis Rheum. 2007;56(4):1336-44.
6. Todorov AA, Kolchev CB, Todorov AB. Tiagabine and gabapentin for the management of chronic pain. Clin J Pain. 2005;21(4):358-61.
7. Bafna U, Rajarajeshwaran K, Khandelwal M, Verma AP. A comparison of effect os preemptive use of oral gabapentin and pregabalin for acute port-operative pain after surgery under spinal anesthesia. J Anaesthesiol Clin Pharmacol. 2014;30(3):373-7.
8. Rimaz S, Alavi CE, Sedighinejad A, Tolouie M, Kavoosi S, Koochakinejad L. Effect of gabapentin on morphine consumption and pain after surgical desbridement of burn wounds: a double-blind randomized clinical trial study. Arch Trauma Res. 2012;1(1):38-43.
9. Panah Khahi M, Yaghooti AA, Marashi SH, Nadjafi A. Effect of pre-emptive gabapentin on postoperative pain folowing lower extremity orthopaedic surgury under spinal anaesthesia. Singapore Med J. 2011;52(12):879-82.
10. Moore A, Costello J, Wieczorek P, Shah V, Taddio A, Carvalho JC. Gabapentin improves postcesarean delivery pain management: A randomized, placebo-controlled traial. Anesth Analg. 2011;112(1):167-73.
11. Clarke H, Bonin RP, Orser BA, Englesakis M, Wijeysundera DN, Katz J. The prevention of chronic postsurgical pain using gabapentin and pregabalin: a commbined systematic rewiew and meta-analysis. Anesth Analg. 2012;115(2):428-42.
12. Wibbenmeyer L, Eid A, Liao J, Heard J, Horsfield A, Kral L, et al. Gabapentin is ineffective as an analgesic adjunct in the immediate postburn period. J Burn Care Res. 2014;35(2):136-42.

13. Siddiqui NT, Fischer H, Guerina L, Friedman Z. Effect of a preoperative gabapentin on postoperative analgesia in patients with inflammatory bowel disease following major bowel surgery: a randomized, placebo-controlled trial. Pain Pract. 2014;14(2):132-9.
14. Najafi Anaraki A, Mirzaei K. The effect of gabapentin versus intrathecal fentanyl on postoperative pain and morphine consumption in cesarean delivery: a prospective, randomized, double-blind study. Arch Gynecol Obstet. 2014;290(1):47-52.
15. Short J, Downey K, Bernstein P, Shah V, Carvalho JC. A single preoperative dose of gabapentin does not improve postcesarean delivery pain management: a randomized, double-blind, placebo-controlled dose-finding trial. Anesth Analg. 2012;115(6):1336-42.
16. Poylin V, Quinn J, Messer K, Nagle D. Gabapentin significantly decreases posthemorrhoidectomy pain: a prospective study. Int J Colorectal Dis. 2014;29(12):1565-9.
17. Sen H, Sizlan A, Yanarates O, Emirkadi H, Ozkan S, Dagli G, et al. A comparison of gabapentin and ketamine in acuteand chronic pain after hysterectomy. Anesth Analg. 2009;109(5):1645-50.
18. Türe H, Sayin M, Karlikaya G, Bingol CA, Aykac B, Türe U. The analgesic effect of gabapentin as a prophylatic anticonvulsant drug on postcraniotomy pain: a prospective randomized study. Anesth Analg. 2009;109(5):1625-31.
19. Dolgun H, Turkoglu E, Kertmen H, Gurer B, Yilmaz ER, Comoglu SS, et al. Gabapentin versus pregabalin in relieving early post-surgical neuropathic pain in patients after lumbar disc herniation surgery: a prospective clinical trial. Neurol Res. 2014;36(12):1080-5.
20. Straube S, Derry S, Moore RA, Wiffen PJ, McQuay HJ. Single dose oral gabapentin for established acute postoperative pain in adults. Cochrane Database Syst Rev. 2010;(5):CD008183.
21. Mardani-Kivi M, Mobarakeh MK, Keyhani S, Motlagh KH, Ekhtiari KS. Is gabapentin effective on pain management after arthroscopic anterior cruciate ligament reconstruction? A triple blinded randomized controlled trial. Arch Bone Jt Surg. 2013;1(1):18-22.
22. Spence D, Goff J, Mohan E, Bowen K, Osborne L, Maye J. Perioperative administration of gabapentin for shoulder arthroscopy: a prospective, randomized, double-blind, placebo-controlled study. AANA J. 2011;79(4 Suppl):S43-50.
23. Grosen K, Drewes AM, Højsgaard A, Pfeiffer-Jensen M, Hjortdal VE, Pilegaard HK. Perioperative gabapentin for the prevention of persistent pain after thoracotomy: a randomized controlled trial. Eur J Cardiothorac Surg. 2014;46(1):76-85.
24. Lee JH, Lee HK, Chun NH, So Y, Lim CY. The prophylactic effects of gabapentin on postoperative sore throat after thyroid surgery. Korean J Anesthesiol. 2013;64(2):138-42.
25. Kinney MA, Mantilla CB, Carns PE, Passe MA, Brown MJ, Hooten WM, et al. Preoperative gabapentin for acute post-thoracotomy analgesia: a randomized, double-blinded, active placebo-controlled study. Pain Pract. 2012;12(3):175-83.
26. Clarke H, Pereira S, Kennedy D, Gilron I, Katz J, Gollish J, et al. Gabapentin decreases morphine consumption and improves functional recovery following total kneearthroplasty. Pain Res Manag. 2009;14(3):217-22.
27. Amr YM, Yousef AAA-M. Evaluation of efficacy of the perioperative administration of Venlafaxine or gabapentin on acute and chronic postmastectomy pain. Clin J Pain. 2010;26:381-5.
28. Sen H, Sizlan A, Yanarates O, Senol MG, Inangil G, Sucullu I, et al. The effects of gabapentin on acute and chronic pain after inguinal herniorrhaphy. Eur J Anaesthesiol. 2009;26:772-6.
29. Clarke H, Pereira S, Kennedy D, Andrion J, Mitsakakis N, Gollish J, et al. Adding gabapentin to a multimodal regimen does not reduce acute pain, opioid consumption or chronic pain after total hip arthroplasty. Acta Anaesthesiol Scand. 2009;53:1073-83.
30. Brogly N, Wattier JM, Andrieu G, Peres D, Robin E, Kipnis E, et al. Gabapentin attenuates late but not early postoperative pain after thyroidectomy with superficial cervical plexus block. Anesth Analg. 2008;107:1720-5.
31. Fassoulaki A, Patris K, Sarantopoulos C, Hogan Q. The analgesic effect of gabapentin and mexiletine after breast surgery for cancer. Anesth Analg. 2002;95:985-91.
32. Fassoulaki A, Triga A, Melemeni A, Sarantopoulos C. Multimodal analgesia with gabapentin and local anesthetics prevents acute and chronic pain after breast surgery for cancer. Anesth Analg. 2005;101:1427-32.

Ventilação mecânica protetora comparada à ventilação convencional evita complicações em pacientes submetidos à anestesia geral?

Ana Claudia Cunha de Sousa Augusto
Julia Fernandes Casellato
Bianca Yuki Kanamura

P Pacientes adultos submetidos a procedimentos cirúrgicos sob anestesia geral
I Uso de alguma medida de "ventilação mecânica protetora" – pressão positiva ao final da expiração (*positive end-expiratory pressure*, PEEP); volume corrente (V_T) baixo; uso de manobras de recrutamento alveolar; fração inspirada de oxigênio (FIO_2) baixa
C Ventilação mecânica "convencional" (sem uso de PEEP e/ou com uso de V_T alto, sem manobras de recrutamento, com FIO_2 alta ou baixa)
O Complicações clínicas, oxigenação, função pulmonar, marcadores inflamatórios

MÉTODO

Critérios de inclusão
- Ensaios clínicos randomizados (ECR) ou metanálises/revisões sistemáticas de ECR.
- Pacientes adultos (idade maior ou igual a 18 anos).
- Procedimentos cirúrgicos sob anestesia geral.
- Comparação de ventilação mecânica protetora com ventilação mecânica convencional.

Critérios de exclusão
- Não comparação de ventilação mecânica protetora com ventilação mecânica convencional.

- Pacientes não submetidos a procedimentos cirúrgicos.
- Uso de circulação extracorpórea ou ventilação monopulmonar.
- Estudos em pacientes pediátricos (idade menor que 18 anos).
- Estudos em animais.
- Idioma diferente do inglês.

Estratégia de busca
- Base de dados: Medline.
- (respiration, artificial OR mechanical ventilation OR anesthesia, general) AND random* AND protect*.

Resultados
- Trabalhos recuperados: 854.
- Trabalhos selecionados: 9.

Principais motivos para exclusão
- Pacientes não submetidos a procedimentos cirúrgicos.
- Não comparação da ventilação mecânica protetora com ventilação mecânica tradicional.

ANÁLISE DAS EVIDÊNCIAS

Artigo 1 – Hartland BL, Newell TJ, Damico N. Alveolar recruitment maneuvers under general anesthesia: a systematic review of the literature. Respir Care. 2015;60(4):609-20.

P (n = 186) Estudos realizados em pacientes com 16 anos ou mais, sem síndrome da angústia respiratória aguda (SARA), submetidos a procedimentos cirúrgicos abdominais.

I (n = 93) Uso de manobras de recrutamento alveolar (aumento gradual do V_T até atingir pressão de platô de 30 cmH_2O ou aumento gradual da PEEP até 20 cmH_2O ou insuflações manuais da bolsa-reservatório do aparelho de anestesia até atingir pressão inspiratória de pico de 40 cmH_2O).

C (n = 93) Sem manobras de recrutamento alveolar.

O Primários: medidas intraoperatórias de PaO_2, relação PaO_2/FiO_2 no intraoperatório e complacência pulmonar.
Secundários: complicações pulmonares, PaO_2 ou saturação periférica de oxigênio (SpO_2) pós-operatória, complicações secundárias a manobras de recrutamento, frequência das manobras de recrutamento e resistência de vias aéreas no intraoperatório.

Os participantes submetidos à manobra de recrutamento alveolar obtiveram maiores PaO_2, PaO_2/FIO_2 e complacência pulmonar no intraoperatório, porém não houve diferença na incidência de complicações pulmonares, na PaO_2 e na SpO_2 no pós-operatório e nas resistências de vias aéreas no intraoperatório. Complicações secundárias a manobras de recrutamento foram observadas em apenas um estudo, mas a incidência foi semelhante à observada no grupo controle.

Artigo 2 – Defresne AA, Hans GA, Goffin PJ, Bindelle SP, Amabili PJ, DeRoover AM, et al. Recruitment of lung volume during surgery neither affects the postoperative spirometry nor the risk of hypoxaemia after laparoscopic gastric bypass in morbidly obese patients: a randomized controlled study. Br J Anaesth. 2014;113(3):501-7.

P (n = 50) Adultos com índice de massa corpórea (IMC) superior a 35 kg/cm² (obesidade mórbida) submetidos à gastroplastia videolaparoscópica sob anestesia geral. Critérios de exclusão: idade menor que 18 anos ou maior que 65 anos, diagnóstico polissonográfico prévio de síndrome da apneia obstrutiva do sono, antecedente de pneumotórax ou insuficiência ventricular direita.

I (n = 25) Realização de manobra de recrutamento – pressão mantida em 40 cmH_2O por 40 segundos, 5 minutos após o início do pneumoperitônio e outra 5 minutos após o fim do pneumoperitônio.

C Sem manobras de recrutamento.

O (n = 25) Primário: variação do valor da capacidade residual funcional (CRF), medida por diluição de hélio em circuito fechado e pletismografia de corpo inteiro, entre a avaliação pré-operatória e o primeiro dia pós-operatório.
Secundários: variações da capacidade vital funcional (CVF) e volume expiratório forçado em 1 segundo (VEF_1); SpO_2 pós-operatória; índice de apneia e hipopneia no pós-operatório.
Nenhum dos desfechos medidos apresentou diferença estatisticamente significativa entre os dois grupos.

Tabela 1   Escore de Jadad

Parâmetro	Sim/não	Pontuação
Randomizado	Sim	+1
Randomização adequada	Não	-1
Duplo-cego	Não	0
Cegamento adequado	Não se aplica	0
Descreve perdas	Sim	+1
Total		1 (má qualidade)

Artigo 3 — PROVE Network Investigators for the Clinical Trial Network of the European Society of Anaesthesiology; Hemmes SN, Gama de Abreu M, Pelosi P, Schultz MJ. High versus low positive end-expiratory pressure during general anaesthesia for open abdominal surgery (PROVHILO trial): a multicentre randomised controlled trial. Lancet. 2014;384(9942):495-503.

P (n = 894) Adultos com risco intermediário a alto para complicações pulmonares pós-operatórias (classificação ARISCAT – *Assess Respiratory Risk in Surgical Patients in Catalonia*) submetidos a cirurgias abertas intra-abdominais sob anestesia geral. Critérios de exclusão: cirurgias laparoscópicas, gestantes, IMC superior a 40 kg/cm², comorbidades cardíacas ou pulmonares graves.

I (n = 445) Uso de PEEP alta (12 cmH$_2$O) e manobras de recrutamento (aumento gradual do V$_T$ logo após a indução da anestesia, após qualquer desconexão do aparelho e logo antes da extubação).

C (n = 449) Uso de PEEP baixa (menor ou igual a 2 cmH$_2$O), sem manobras de recrutamento.

O Primário: complicações pulmonares nos primeiros 5 dias de pós-operatório (hipoxemia, hipoxemia grave, broncoespasmo, suspeita de infecção pulmonar, infiltrado pulmonar, pneumonite aspirativa, SARA, atelectasias, derrame pleural, edema pulmonar cardiogênico, pneumotórax).
Secundários: complicações intraoperatórias (SpO$_2$ menor que 90% e com necessidade de resgate; hipotensão – pressão arterial sistólica menor que 90 mmHg por mais de 3 minutos; necessidade de drogas vasoativas; arritmias novas com necessidade de intervenção; transfusão maciça – mais de cinco unidades de concentrado de hemácias em 1 hora; qualquer complicação cirúrgica); complicações extrapulmonares até o quinto dia pós-operatório (desenvolvimento de síndrome da resposta inflamatória sistêmica – *systemic inflammatory response syndrome* – SIRS); sepse, sepse grave ou choque séptico; infecção extrapulmonar; coma; infarto agudo do miocárdio; insuficiência renal aguda (IRA); coagulação intravascular disseminada; insuficiência hepática; sangramento gastrointestinal; insuficiência gastrointestinal; cicatrização insuficiente.

Tabela 2   Escore de Jadad

Parâmetro	Sim/não	Pontuação
Randomizado	Sim	+1
Randomização adequada	Sim	+1
Duplo-cego	Não	0
Cegamento adequado	Não se aplica	0
Descreve perdas	Sim	+1
Total		3 (boa qualidade)

Complicações pulmonares até o quinto dia pós-operatório foram registradas em 40% dos pacientes do grupo de intervenção contra 39% dos pacientes do grupo-controle (RR = 1,01; IC 95% 0,85-1,20; p = 0,84). A necessidade de suporte ventilatório mantido ou novo no período pós-operatório não diferiu entre os grupos (RR = 0,77; IC 95% 0,42-1,4; p = 0,74).

No grupo de intervenção, 55% dos pacientes desenvolveram complicações extrapulmonares pós-operatórias contra 54% do grupo-controle (RR = 1,02; IC 95% 0,9-1,15; p = 0,78). As complicações extrapulmonares mais frequentes nos dois grupos foram a insuficiência gastrointestinal seguida de SIRS e IRA. Admissão em unidade de terapia intensiva (UTI), número de dias fora do ambiente hospitalar até o 90º dia pós-operatório e mortalidade hospitalar não foram diferentes entre os dois grupos. Necessitaram de resgate por queda de SpO_2 11 pacientes do grupo de intervenção (2%) e 34 pacientes do grupo-controle (8%) (RR = 0,34; IC 95% 0,18-0,67; p = 0,0008). Instabilidade hemodinâmica ocorreu mais frequentemente no grupo de intervenção (RR = 1,29; IC 95% 1,10-1,51; p = 0,0016), com maior necessidade de vasopressores (RR = 1,20; IC 95% 1,07-1,35; p = 0,0016) do que no grupo-controle. Duração da cirurgia, anestesia administrada, uso de anestesia peridural, perda sanguínea intraoperatória, transfusão sanguínea, arritmias, complicações cirúrgicas e débito urinário não foram diferentes entre os dois grupos.

Artigo 4 – Tao T, Bo L, Chen F, Xie Q, Zou Y, Hu B, et al. Effect of protective ventilation on postoperative pulmonary complications in patients undergoing general anaesthesia: a meta-analysis of randomised controlled trials. BMJ Open. 2014;4(6):e005208.

P (n = 594) Pacientes cirúrgicos com mais de 18 anos de idade submetidos à ventilação mecânica em sala operatória (exceto em cirurgias cardíacas ou ventilação monopulmonar).

I (n = 297) Ventilação protetora (V_T baixo e PEEP, com ou sem manobras de recrutamento).

C (n = 297) Ventilação convencional (V_T alto, com ou sem PEEP e manobras de recrutamento).

O Primários: atelectasias, lesão pulmonar aguda (*acute lung injury*, ALI), infecção pulmonar. Secundários: mortalidade pós-operatória por qualquer causa até 60 dias, duração da internação hospitalar e em UTI.

Entre os desfechos primários, atelectasias ocorreram em 53 pacientes do grupo de intervenção e 88 pacientes do grupo-controle (OR = 0,36; IC 95% 0,22-0,60; p < 0,0001); infecções pulmonares ocorreram em menor número no grupo de intervenção (OR = 0,30; IC 95% 0,14-0,68; p = 0,004); ALI ocorreu menos vezes no grupo de intervenção, mas a redução não foi estatisticamente significativa (OR = 0,4; IC 95% 0,07-2,15; p = 0,28).

A mortalidade pós-operatória não foi significativamente reduzida no grupo de intervenção (OR = 0,77; IC 95% 0,33-1,79; p = 0,54), assim como a duração da internação hospitalar ou em UTI.

Artigo 5 – Futier E, Constantin JM, Paugam-Burtz C, Pascal J, Eurin M, Neuschwander A, et al. A trial of intraoperative low-tidal-volume ventilation in abdominal surgery. N Engl J Med. 2013;369(5):428-37.

P   (n = 400) Pacientes com 40 anos ou mais de idade e risco intermediário a alto para complicações pulmonares submetidos a procedimentos cirúrgicos eletivos intra-abdominais de grande porte com duração estimada superior a 2 horas sob anestesia geral. Critérios de exclusão: ter sido submetido à ventilação mecânica nas duas semanas anteriores ao procedimento; IMC maior ou igual a 35; quadro de insuficiência respiratória ou sepse nas duas semanas anteriores ao procedimento; cirurgia intratorácica ou de emergência; doença neuromuscular progressiva.

I   (n = 200) Ventilação protetora (V_T 6-8 mL/kg do peso previsto, PEEP = 6-8 cmH_2O, manobras de recrutamento alveolar a cada 30 minutos após a intubação orotraqueal com aplicação de pressão contínua de 30 cmH_2O por 30 segundos).

C   (n = 200) Ventilação não protetora (V_T 10-12 mL/kg do peso previsto, PEEP = 0, sem manobras de recrutamento alveolar).

O   Primários: complicações pulmonares (pneumonia ou necessidade de suporte ventilatório por insuficiência respiratória) ou extrapulmonares (sepse, sepse grave, choque séptico ou morte) até 7 dias após o procedimento cirúrgico.

Secundários: ocorrência até 30 dias após o procedimento cirúrgico de complicações pulmonares, graduadas numa escala de gravidade de zero (sem complicações) a quatro (complicações mais graves); eventos adversos intraoperatórios relacionados à ventilação; troca gasosa pós-operatória; necessidade imprevista de admissão em UTI; complicações extrapulmonares (SIRS; sepse, sepse grave e choque séptico; complicações cirúrgicas – abscesso intra-abdominal, abertura de anastomose, reoperação não planejada); duração de internação em UTI e hospitalar; óbito por qualquer causa.

Tabela 3   Escore de Jadad

Parâmetro	Sim/não	Pontuação
Randomizado	Sim	+1
Randomização adequada	Não	-1
Duplo-cego	Não	0
Cegamento adequado	Não se aplica	0
Descreve perdas	Sim	+1
Total		1 (má qualidade)

Os desfechos primários ocorreram em 21 pacientes (10,5%) do grupo de intervenção e em 55 pacientes (27,5%) do grupo-controle (RR ajustado = 0,4; IC 95% 0,24-0,68; p = 0,001).

Uma ou mais complicações pulmonares ocorreram nos primeiros 7 dias após o procedimento em 35 pacientes (17,5%) do grupo de intervenção e em 72 pacientes (36%) do grupo-controle (RR ajustado = 0,49; IC 95% 0,32-0,74; p < 0,001). Mais pacientes do grupo-controle do que do grupo de intervenção tiveram complicações pulmonares maiores (gravidade > 3 pela escala utilizada no estudo) e tiveram mais complicações pulmonares e extrapulmonares maiores nos primeiros 30 dias após o procedimento cirúrgico. Não houve diferença significativa entre os grupos na troca gasosa à extubação e no primeiro dia pós-operatório. A proporção de pacientes que necessitou de suporte ventilatório por insuficiência respiratória nos primeiros 7 dias de pós-operatório foi menor no grupo de intervenção (10/200; 5%) do que no grupo-controle (34/200; 17%) (RR ajustado = 0,29; IC 95% = 0,14-0,61; p = 0,001). A proporção também foi menor com ventilação protetora nos primeiros 13 dias de pós-operatório (6,5% *versus* 18,5%; RR ajustado = 0,36; IC 95% 0,39-0,70; p = 0,003). Além disso, a probabilidade cumulativa em 30 dias de um evento com necessidade de suporte ventilatório por insuficiência respiratória foi menor no grupo de intervenção do que no grupo-controle. Não houve diferença significativa entre os grupos de intervenção e controle em relação a internações não previstas em UTI (11% e 12,5%, respectivamente; RR ajustado = 0,88; IC 95% 0,49-1,59; p = 0,67) ou eventos adversos intraoperatórios relacionados à ventilação; a mortalidade em 30 dias foi semelhante (3,0% e 3,5%, respectivamente; RR ajustado = 1,13; IC 95% 0,36-3,61; p = 0,83). No entanto, a mediana da duração da internação hospitalar foi menor no grupo de intervenção.

Artigo 6 – Hovaguimian F, Lysakowski C, Elia N, Tramèr MR. Effect of intraoperative high inspired oxygen fraction on surgical site infection, postoperative nausea and vomiting, and pulmonary function: systematic review and meta-analysis of randomized controlled trials. Anesthesiology. 2013;119(2):303-16.

P   Adultos submetidos a procedimentos cirúrgicos sob anestesia geral.
I   Uso predominante de FIO_2 alta no intraoperatório (maior ou igual a 50% e maior ou igual ao dobro da FIO_2 do grupo-controle).
C   Uso predominante de FIO_2 baixa no intraoperatório (menor que 50% e menor ou igual à metade da FIO_2 do grupo de intervenção).
O   Infecção do sítio cirúrgico, náuseas ou vômitos pós-operatórios (*postoperative nausea and vomiting*, PONV), desfechos pulmonares intra ou pós-operatórios.

Infecção do sítio cirúrgico ocorreu em 11,4% dos pacientes do grupo de intervenção e em 14,1% dos pacientes do grupo-controle (RR = 0,77; IC 95% 0,59-1,00);

entre os pacientes submetidos à cirurgia colorretal, os números são 15,2% do grupo de FIO_2 alta e 19,3% do grupo-controle (RR = 0,78; IC 95% 0,6-1,02).

Quanto a PONV, apenas a incidência de náusea tardia (até 24 horas após o procedimento) apresentou diferença estatisticamente significativa entre os grupos de intervenção (19,5%) e controle (24,8%) (RR = 0,79; IC 95% 0,66-0,93). Quando analisados apenas estudos em pacientes que receberam anestesia exclusivamente inalatória sem profilaxia antiemética, náusea tardia ocorreu em 29,3% e 33,7% dos pacientes, respectivamente (RR = 0,75; IC 95% 0,62-0,9); vômitos tardios ocorreram em 19,2% e 26,2% dos pacientes, respectivamente (RR = 0,72; IC 95% 0,56-0,92). Quando analisados simultaneamente todos os desfechos relacionados à náusea, não foi encontrada nenhuma significância estatística.

A incidência de atelectasias foi de 8,3% no grupo de intervenção e 10,6% no grupo-controle (RR = 0,93, IC 95% 0,59-1,46). Em um estudo pequeno, foi encontrada evidência estatisticamente significativa de piora da relação PaO_2/FIO_2 intraoperatória com o uso de FIO_2 = 100%. Outros dois estudos pequenos não identificaram piora da relação PaO_2/FIO_2 associada à FIO_2 utilizada no intraoperatório. Dois estudos pequenos não encontraram associação dos valores de espirometria no pós-operatório com a FIO_2 intraoperatória; um outro estudo pequeno encontrou piora estatisticamente significativa dos valores de espirometria com o uso de FIO_2 alta. Dois estudos não identificaram alterações da SpO_2 associadas à FIO_2 intraoperatória. Por fim, um estudo não encontrou diferença na necessidade pós-operatória de oxigênio suplementar entre os pacientes dos grupos de intervenção e controle.

Artigo 7 – Severgnini P, Selmo G, Lanza C, Chiesa A, Frigerio A, Bacuzzi A, et al. Protective mechanical ventilation during general anesthesia for open abdominal surgery improves postoperative pulmonary function. Anesthesiology. 2013;118(6):1307-21.

P (n = 55) Adultos submetidos à cirurgia intra-abdominal aberta com duração esperada superior a 2 horas sob anestesia geral. Critérios de exclusão: IMC acima de 40 kg/cm²; cirurgia videolaparoscópica; cirurgia de emergência; qualquer cirurgia pulmonar prévia; tratamento de repetição com corticosteroides decorrente de exacerbações agudas de doença pulmonar obstrutiva crônica (DPOC); asma ou distúrbios do sono; quimioterapia ou radioterapia há menos de 2 meses; doença cardíaca grave (New York Heart Association – NYHA – classe III ou IV); síndrome coronariana aguda; arritmias ventriculares sustentadas; gestação; ALI ou SARA; previsão de necessidade de ventilação mecânica prolongada no pós--operatório; qualquer doença neuromuscular; transtornos maiores da coagulação; sinais de infecção do sítio a ser operado.

I (n = 28) Ventilação mecânica protetora (V_T = 7 mL/kg peso ideal; PEEP = 10 cmH_2O; manobras de recrutamento – aumento gradual do V_T até atingir pressão de platô = 30 cmH_2O mantida por 30 segundos).

C (n = 27) Ventilação convencional (V_T = 9 mL/kg ideal; sem PEEP ou manobras de recrutamento).

O Primário: desenvolvimento de infecção pulmonar pós-operatória medido por meio do valor de mCPIS (*modified Clinical Pulmonary Infection Score*) no primeiro e terceiro dias de pós-operatório.

Secundários: variações da oxigenação arterial e SpO_2 em ar ambiente; testes de função pulmonar; taxa de complicações durante manobras de recrutamento, anestesia e período pós-operatório.

Tabela 4 Escore de Jadad

Parâmetro	Sim/não	Pontuação
Randomizado	Sim	+1
Randomização adequada	Sim	+1
Duplo-cego	Não	0
Cegamento adequado	Não se aplica	0
Descreve perdas	Sim	+1
Total		3 (boa qualidade)

O poder do estudo para avaliação do desfecho primário foi menor que 80%. O mCPIS do grupo-controle foi maior que o do grupo de intervenção nos dias 1 e 3 do pós-operatório.

A oxigenação arterial e a SpO_2 caíram de maneira significativa nos dias 1 e 3 apenas no grupo-controle. Complicações pulmonares ocorreram com menor frequência no grupo de intervenção do que no grupo-controle no dia 1 (1 de 27 *versus* 7 de 26 respectivamente; p = 0,024), mas não houve diferença entre os grupos no dia 3. A CVF e VEF_1 pós-operatórios do grupo de intervenção foram maiores que os do grupo-controle nos dias 1, 3 e 5. Não houve diferença estatisticamente significativa entre os grupos em relação a complicações intraoperatórias ou a complicações extrapulmonares pós-operatórias.

Artigo 8 – Wolthuis EK, Choi G, Dessing MC, Bresser P, Lutter R, Dzoljic M, et al. Mechanical ventilation with lower tidal volumes and positive end-expiratory pressure prevents pulmonary inflammation in patients without preexisting lung injury. Anesthesiology. 2008;108(1):46-54.

P (n = 40) Adultos submetidos a cirurgias de 5 horas ou mais de duração sob anestesia geral. Critérios de exclusão: qualquer doença pulmonar; uso de imunossupressores; infecções recentes; doença tromboembólica prévia; suporte ventilatório recente; participação em outro ensaio clínico.

I (n = 21) Ventilação mecânica protetora (V_T = 6 mL/kg peso ideal; PEEP = 10 cmH$_2$O).
C (n = 19) Ventilação mecânica convencional (V_T = 12 mL/kg peso ideal; PEEP = 0).
O Identificação de polimorfonucleares, marcadores inflamatórios e nucleossomos em amostras de lavado broncoalveolar (LBA; amostras colhidas após a indução anestésica e novamente 5 horas após) e no sangue.

Tabela 5 Escore de Jadad

Parâmetro	Sim/não	Pontuação
Randomizado	Sim	+1
Randomização adequada	Não descrita	0
Duplo-cego	Não	0
Cegamento adequado	Não se aplica	0
Descreve perdas	Sim	+1
Total		2 (má qualidade)

Não foi identificada nenhuma diferença estatisticamente significativa na quantidade de polimorfonucleares nas amostras de LBA dos dois grupos. Foram identificados maiores níveis de mieloperoxidase e elastase nas amostras do grupo-controle após 5 horas de ventilação mecânica quando comparadas com as amostras iniciais, o que não ocorreu no grupo de intervenção. Houve diferença estatisticamente significativa entre os dois grupos para mieloperoxidase (p = 0,004). Os níveis de citocinas e quimiocinas no LBA não foram influenciados pela estratégia de ventilação. Os níveis plasmáticos de interleucinas 6 e 8 (IL-6 e IL-8) aumentaram de forma semelhante nos dois grupos durante o procedimento cirúrgico. Os níveis de fator de necrose tumoral alfa (TNFα) no LBA aumentaram no grupo de intervenção (embora sem significância estatística após múltiplos testes), enquanto os de IL-8 aumentaram no grupo-controle. Houve diferença estatisticamente significativa entre os grupos quanto aos níveis de nucleossomos no LBA, com aumento mais importante no grupo-controle (o que não se confirmou após a realização de múltiplos testes, resultando apenas em uma tendência de aumento no grupo-controle); os níveis plasmáticos aumentaram de forma semelhante nos dois grupos. Não houve diferença entre os grupos em complicações pulmonares ou gasometrias arteriais pós-operatórias.

Artigo 9 – Wrigge H, Zinserling J, Stüber F, von Spiegel T, Hering R, Wetegrove S, et al. Effects of mechanical ventilation on release of cytokines into systemic circulation in patients with normal pulmonary function. Anesthesiology. 2000;93(6):1413-7.

P (n = 39) Adultos ASA I ou II submetidos à cirurgia extratorácica eletiva sob anestesia geral. Critérios de exclusão: antecedente ou sinais clínicos de doença pulmonar ou tabagismo; idade acima de 65 anos; imunossupressão por drogas ou comorbidades; leucocitose; sinais clínicos de infecção sistêmica.

I (n = 13/n = 13) Ventilação convencional (V_T = 15 mL/kg peso ideal, PEEP = 0 ou V_T = 6 mL/kg ideal, PEEP = 0).

C (n = 13) Ventilação protetora (V_T = 6 mL/kg peso ideal, PEEP = 10 cmH_2O).

O Níveis plasmáticos de mediadores pró-inflamatórios e anti-inflamatórios (TNF, IL-6, IL-10 e antagonista do receptor de IL-1) medidos pouco antes da indução anestésica e 1 hora após o início da ventilação mecânica (antes do começo do procedimento cirúrgico).

Tabela 6 Escore de Jadad

Parâmetro	Sim/não	Pontuação
Randomizado	Sim	+1
Randomização adequada	Não descrita	0
Duplo-cego	Não	0
Cegamento adequado	Não se aplica	0
Descreve perdas	Não	0
Total		1 (má qualidade)

Não houve nenhuma diferença estatisticamente significativa entre os grupos quanto aos níveis das citocinas avaliadas, sendo que estas permaneceram baixas em todas as medidas.

SÍNTESE DA EVIDÊNCIA

O uso de ventilação mecânica comprovadamente pode resultar em lesão pulmonar aguda (VALI – *ventilator-induced acute lung injury*), tendo sido largamente estudado no contexto das UTI. O uso de medidas "protetoras" de ventilação mecânica (V_T baixo, PEEP alta, manobras de recrutamento alveolar) trouxe benefícios para os pacientes com diagnóstico de SARA. Essas descobertas incentivaram a busca dos anestesiologistas pela melhor estratégia de ventilação mecânica também no intraoperatório, visando à melhora da função e à prevenção de infecção e lesão pulmonares pós-operatórias, ao mesmo tempo diminuindo os tempos de recuperação, de internação hospitalar e em UTI.

Em pacientes acima de 16 anos de idade submetidos a procedimentos abdominais abertos ou fechados, a realização de manobras de recrutamento alveolar no intraoperatório levou a maior PaO_2 nesse período (2a)[1]. Não houve evidência de que o benefício se estendesse ao pós-operatório, tendo sido observada a mesma incidência de complicações pulmonares e mesma PaO_2 pós-operatória de pacientes não submetidos às manobras de recrutamento (2a)[1].

Em adultos com obesidade mórbida submetidos à gastroplastia videolaparoscópica sob anestesia geral, a realização de duas manobras de recrutamento alveolar (5 minutos após o início e 5 minutos após o fim do pneumoperitônio), quando comparada com a não realização de manobras de recrutamento, não levou a diferenças significativas entre os grupos na variação da CRF, VEF_1 e CVF entre o pré e o pós-operatório (2b)[2]. Também não foi estatisticamente significativa a diferença entre os grupos na SpO_2 e no índice de apneia e hipopneia no pós-operatório (2b)[2].

Em adultos de risco intermediário a alto para complicações pulmonares pós-operatórias submetidos a cirurgias abertas intra-abdominais sob anestesia geral, o uso de PEEP alto (12 cmH_2O) comparado com o uso de PEEP baixo (até 2 cmH_2O) não se mostrou eficaz para redução de complicações pulmonares ou extrapulmonares no período pós-operatório (1b)[3]. No intraoperatório, houve benefício na prevenção de queda de SpO_2 com necessidade de resgate, porém acompanhando maior instabilidade hemodinâmica, com mais hipotensão e necessidade de uso de vasopressores (1b)[3].

Em pacientes cirúrgicos acima de 18 anos submetidos à ventilação mecânica em sala operatória, o uso de ventilação protetora (V_T baixo e PEEP, com ou sem manobras de recrutamento) comparado ao da ventilação convencional (V_T alto, com ou sem PEEP ou manobras de recrutamento) reduziu a incidência de atelectasias e infecção pulmonar, não tendo sido estatisticamente relevante a redução da incidência de ALI, mortalidade por todas as causas ou duração da internação hospitalar ou em UTI (1a)[4].

Em pacientes com 40 anos ou mais de idade e risco intermediário a alto para complicações pulmonares submetidos a procedimentos cirúrgicos eletivos intra-abdominais de grande porte com duração estimada superior a 2 horas e sob anestesia geral, o uso de ventilação mecânica protetora (V_T = 6-8 mL/kg, PEEP e manobras de recrutamento), em comparação com a ventilação mecânica convencional (V_T = 10-12 mL/kg, sem PEEP ou manobras de recrutamento), mostrou-se benéfico quanto ao desenvolvimento de pneumonia, quadros sépticos e insuficiência respiratória com necessidade de suporte ventilatório (2b)[5]; não foi demonstrado benefício quanto a mortalidade, admissão imprevista em UTI, eventos adversos e trocas gasosas[5].

Em adultos submetidos a procedimentos cirúrgicos sob anestesia geral, não foi encontrada nenhuma associação prejudicial estatisticamente significativa entre o uso de FIO_2 alta (maior ou igual a 50%) e desfechos pulmonares – atelectasias, piora da relação PaO_2/FIO_2, piora da função pulmonar medida por espirometria, SpO_2

pós-operatória, necessidade pós-operatória de O_2 suplementar – quando comparado com o uso de FIO_2 menor que 50% (1a)[6].

Em adultos submetidos à cirurgia intra-abdominal aberta com duração esperada superior a 2 horas sob anestesia geral, pacientes ventilados com estratégia protetora (V_T = 7 mL/kg peso ideal, PEEP = 10 cmH_2O, com manobras de recrutamento) tiveram melhores medidas de oxigenação arterial, SpO_2, CVF e VEF_1 nos dias 1 e 3 do pós-operatório quando comparados a pacientes submetidos à ventilação convencional – V_T = 9 mL/kg peso ideal, PEEP = 0, sem manobras de recrutamento (2b)[7]. Tiveram ainda menos complicações pulmonares no dia 1 e menores índices de infecção pulmonar (mCPIS) nos dias 1 e 3 (2b)[7].

Em adultos submetidos a cirurgias de 5 horas ou mais de duração sob anestesia geral, foi observado aumento dos níveis de mieloperoxidase e elastase em amostras de LBA após 5 horas de ventilação mecânica convencional (V_T = 12 mL/kg peso ideal, PEEP = 0) quando comparados com os níveis iniciais, o que não ocorreu no grupo submetido à ventilação mecânica protetora – V_T = 6 mL/kg peso ideal, PEEP = 10 cmH_2O (2b)[8]. Não houve nenhuma diferença estatisticamente significativa entre os grupos para os níveis iniciais e finais de polimorfonucleares, TNF-α, IL-6, IL-8 e nucleossomos plasmáticos e no LBA (2b)[8].

Em adultos ASA I ou II submetidos à cirurgia extratorácica eletiva sob anestesia geral, não houve diferença nos níveis plasmáticos basais e após 1 hora de ventilação mecânica das citocinas medidas (TNF, IL-6, IL10 e antagonista do receptor de IL-1) em nenhum dos grupos estudados – V_T = 15 mL/kg peso ideal, PEEP = 0; V_T = 6 mL/kg peso ideal, PEEP = 0; V_T = 6 mL/kg peso ideal, PEEP = 10 (2b)[9].

RECOMENDAÇÃO

Quanto às diferentes medidas para ventilação mecânica protetora:

- O uso de PEEP alto (maior ou igual a 10 cmH_2O) previne quedas da SpO_2 no intraoperatório[3]; porém, seu uso não só não se mostrou eficaz para melhoria de desfechos pulmonares ou extrapulmonares quando estudado isoladamente, como pode estar associado a maior instabilidade hemodinâmica intraoperatória (nível de evidência 1b, grau de recomendação A)[3].
- O uso de V_T baixo (6-8 mL/kg do peso ideal ou previsto) pode ser benéfico como medida isolada[4] ou combinada com outras para a obtenção de melhor função pulmonar, prevenção de atelectasias, inflamação e infecções pulmonares pós-operatórias (nível de evidência 1a, grau de recomendação A)[4,5,7,8].
- O uso de manobras de recrutamento alveolar no intraoperatório resultou em melhor oxigenação e maior complacência pulmonar no intraoperatório[1,2], porém não se mostrou eficaz para a obtenção de melhores desfechos pulmonares

ou extrapulmonares pós-operatórios (nível de evidência 1a, grau de recomendação A)[1,2].

- O uso de FIO$_2$ alta (maior que 50%) não foi associado ao maior número de complicações pulmonares pós-operatórias (nível de evidência 1a, grau de recomendação A)[6].

Tabela 7   Descrição dos vieses em estudos de terapêutica

Estudo	Questão	Randomização	Alocação adequada	Cegamento	Descreve perdas	Desfechos	AIT
Hartland et al., 2014[1]	Manobra de recrutamento alveolar tem impacto em medidas ventilatórias intra e pós-operatórias e na incidência de complicações em adultos?	NA	NA	NA	NA	Primários: medidas intraoperatórias de PaO$_2$, relação PaO$_2$/FiO$_2$ no intraoperatório e complacência pulmonar. Secundários: complicações pulmonares, PaO$_2$ ou saturação periférica de oxigênio (SpO$_2$) pós-operatória, complicações secundárias a manobras de recrutamento, frequência das manobras de recrutamento e resistência de vias aéreas no intraoperatório	NA
Defresne et al., 2014[2]	Manobra de recrutamento alveolar tem impacto em medidas ventilatórias intra e pós-operatórias e na incidência de complicações em obesos mórbidos submetidos à gastroplastia VLP?	Sim	Não	NA	Sim	Primários: variação do valor da capacidade residual funcional (CRF), medida por diluição de hélio em circuito fechado e pletismografia de corpo inteiro, entre a avaliação pré-operatória e o primeiro dia pós-operatório. Secundários: variações da capacidade vital funcional (CVF) e volume expiratório forçado em 1 s (VEF$_1$); SpO$_2$ pós-operatória; índice de apneia e hipopneia pós-operatório	Não

(continua)

Tabela 7 Descrição dos vieses em estudos de terapêutica (*continuação*)

Estudo	Questão	Randomização	Alocação adequada	Cegamento	Descreve perdas	Desfechos	AIT
Hemmes et al., 2014[3]	Ventilação protetora é benéfica em pacientes com risco intermediário e alto de complicações pulmonares submetidos à anestesia geral para cirurgias abdominais abertas?	Sim	Sim	NA	Sim	Primários: complicações pulmonares nos primeiros 5 dias de pós-operatório. Secundários: complicações intraoperatórias; complicações extrapulmonares até o 5º dia pós-operatório	Sim
Tao et al., 2014[4]	Ventilação protetora reduz complicações pulmonares pós-operatórias em adultos submetidos à cirurgia (exceto cardíaca e ventilação monopulmonar)?	NA	NA	NA	NA	Primários: atelectasias, lesão pulmonar aguda (*acute lung injury*, ALI), infecção pulmonar. Secundários: mortalidade pós-operatória por qualquer causa até 60 dias, duração da internação hospitalar e em unidade de terapia intensiva (UTI)	NA

(*continua*)

Tabela 7   Descrição dos vieses em estudos de terapêutica (*continuação*)

Estudo	Questão	Rando-mização	Aloca-ção ade-quada	Cega-mento	Des-creve perdas	Desfechos	AIT
Futier et al., 2013[5]	Ventilação protetora reduz complicações pulmonares em adultos com 40 anos ou mais com risco de complicações pulmonares intermediário a alto submetidos à anestesia geral para cirurgia eletiva abdominal > 2 h?	Sim	Não	NA	Sim	Primários: complicações pulmonares (pneumonia ou necessidade de suporte ventilatório por insuficiência respiratória) ou extrapulmonares (sepse, sepse grave, choque séptico ou morte) até 7 dias após o procedimento cirúrgico Secundários: ocorrência até 30 dias após o procedimento cirúrgico de complicações pulmonares; eventos adversos intraoperatórios relacionados à ventilação; necessidade imprevista de admissão em UTI; complicações extrapulmonares; duração de internação em UTI e hospitalar; óbito por qualquer causa	Sim
Hovaguimian et al., 2013[6]	FiO_2 alta (> 50%) no intraoperatório tem impacto em desfechos pulmonares, náuseas e vômitos ou infecção de sítio cirúrgico intra ou pós-operatório em adultos submetidos à anestesia geral?	NA	NA	NA	NA	Infecção do sítio cirúrgico, náuseas ou vômitos pós-operatórios, desfechos pulmonares intra ou pós-operatórios	NA

(*continua*)

Tabela 7 Descrição dos vieses em estudos de terapêutica (*continuação*)

Estudo	Questão	Randomização	Alocação adequada	Cegamento	Descreve perdas	Desfechos	AIT
Severgnini et al., 2013[7]	Ventilação protetora com manobras de recrutamento reduz o risco de pneumonia e melhora a função pulmonar pós-operatória em adultos submetidos à laparotomia abdominal eletiva?	Sim	Sim	NA	Sim	Primários: desenvolvimento de infecção pulmonar pós-operatória no 1º e 3º dias de pós-operatório. Secundários: variações da oxigenação arterial e SpO_2 em ar ambiente; testes de função pulmonar; taxa de complicações durante manobras de recrutamento, anestesia e período pós-operatório	Não
Wolthuis et al., 2008[8]	Ventilação protetora previne inflamação pulmonar em adultos submetidos a cirurgias de 5 h ou mais sob anestesia geral?	Sim	Não	NA	Sim	Identificação de polimorfonucleares, marcadores inflamatórios e nucleossomos em amostras de lavado broncoalveolar (LBA; amostras colhidas após a indução anestésica e novamente 5 h após) e no sangue	Não
Wrigge et al., 2000[9]	Ventilação protetora reduz liberação de citocinas inflamatórias em adultos ASA 1 ou 2 submetidos à cirurgia extratorácica eletiva sob anestesia geral?	Sim	Não	NA	Não	Níveis plasmáticos de mediadores pró-inflamatórios e anti-inflamatórios (TNF, IL-6, IL-10 e antagonista do receptor de IL-1) medidos pouco antes da indução anestésica e 1 h após o início da ventilação mecânica (antes do começo do procedimento cirúrgico)	Não

AIT: análise de intenção de tratamento; NA: não se aplica.

Tabela 8 Características de estudos em terapêutica

Estudo	População (N)	Intervenção (N)	Comparação (N)	Desfechos	Tempo de acompanhamento
Hartland et al., 2014[1]	186	93	93	Primários: medidas intraoperatórias de PaO_2, relação PaO_2/FiO_2 no intraoperatório e complacência pulmonar Secundários: complicações pulmonares, PaO_2 ou saturação periférica de oxigênio (SpO_2) pós-operatória, complicações secundárias a manobras de recrutamento, frequência das manobras de recrutamento e resistência de vias aéreas no intraoperatório	NA
Defresne et al., 2014[2]	50	25	25	Primários: variação do valor da capacidade residual funcional (CRF), medida por diluição de hélio em circuito fechado e pletismografia de corpo inteiro, entre a avaliação pré-operatória e o primeiro dia pós-operatório Secundários: variações da capacidade vital funcional (CVF) e volume expiratório forçado em 1 s (VEF_1); SpO_2 pós-operatória; índice de apneia e hipopneia pós-operatório	1° PO
Hemmes et al., 2014[3]	894	445	449	Primários: complicações pulmonares nos primeiros cinco dias de pós-operatório Secundários: complicações intraoperatórias; complicações extrapulmonares até o 5° dia pós-operatório	5° PO
Tao et al., 2014[4]	594	297	297	Primários: atelectasias, lesão pulmonar aguda (*acute lung injury*, ALI), infecção pulmonar Secundários: mortalidade pós-operatória por qualquer causa até 60 dias, duração da internação hospitalar e em unidade de terapia intensiva (UTI)	NA

(continua)

Tabela 8 Características de estudos em terapêutica (*continuação*)

Estudo	População (N)	Intervenção (N)	Comparação (N)	Desfechos	Tempo de acompanhamento
Futier et al., 2013[5]	400	200	200	Primários: complicações pulmonares (pneumonia ou necessidade de suporte ventilatório por insuficiência respiratória) ou extrapulmonares (sepse, sepse grave, choque séptico ou morte) até 7 dias após o procedimento cirúrgico Secundários: ocorrência até 30 dias após o procedimento cirúrgico de complicações pulmonares; eventos adversos intraoperatórios relacionados à ventilação; necessidade imprevista de admissão em UTI; complicações extrapulmonares; duração de internação em UTI e hospitalar; óbito por qualquer causa	30° PO
Hovaguimian et al., 2013[6]	7.001	Variável de acordo com o desfecho	Variável de acordo com o desfecho	Infecção do sítio cirúrgico, náuseas ou vômitos pós-operatórios, desfechos pulmonares intra ou pós-operatórios	NA
Severgnini et al., 2013[7]	55	28	27	Primários: desenvolvimento de infecção pulmonar no 1º e 3º dias de pós-operatório. Secundários: variações da oxigenação arterial e SpO_2 em ar ambiente; testes de função pulmonar; taxa de complicações durante manobras de recrutamento, anestesia e período pós-operatório	3° PO
Wolthuis EK et al., 2008[8]	40	21	19	Identificação de polimorfonucleares, marcadores inflamatórios e nucleossomos em amostras de lavado broncoalveolar (LBA; amostras colhidas após a indução anestésica e novamente 5 h após) e no sangue	NA

(*continua*)

Tabela 8   Características de estudos em terapêutica (*continuação*)

Estudo	População (N)	Intervenção (N)	Comparação (N)	Desfechos	Tempo de acompanhamento
Wrigge H et al., 2000[9]	39	13/13	13	Níveis plasmáticos de mediadores pró-inflamatórios e anti-inflamatórios (TNF, IL-6, IL-10 e antagonista do receptor de IL-1) medidos pouco antes da indução anestésica e 1 h após o início da ventilação mecânica (antes do começo do procedimento cirúrgico)	NA

NA: não se aplica.

REFERÊNCIAS BIBLIOGRÁFICAS

1. Hartland BL, Newell TJ, Damico N. Alveolar recruitment maneuvers under general anesthesia: a systematic review of the literature. Respir Care. 2015;60(4):609-620.
2. Defresne AA, Hans GA, Goffin PJ, Bindelle SP, Amabili PJ, DeRoover AM, et al. Recruitment of lung volume during surgery neither affects the postoperative spirometry nor the risk of hypoxaemia after laparoscopic gastric bypass in morbidly obese patients: a randomized controlled study. Br J Anaesth. 2014;113(3):501-7.
3. PROVE Network Investigators for the Clinical Trial Network of the European Society of Anaesthesiology; Hemmes SN, Gama de Abreu M, Pelosi P, Schultz MJ. High versus low positive end-expiratory pressure during general anaesthesia for open abdominal surgery (PROVHILO trial): a multicentre randomised controlled trial. Lancet. 2014;384(9942):495-503.
4. Tao T, Bo L, Chen F, Xie Q, Zou Y, Hu B, et al. Effect of protective ventilation on postoperative pulmonary complications in patients undergoing general anaesthesia: a meta-analysis of randomised controlled trials. BMJ Open. 2014;4(6):e005208.
5. Futier E, Constantin JM, Paugam-Burtz C, Pascal J, Eurin M, Neuschwander A, et al. A trial of intraoperative low-tidal-volume ventilation in abdominal surgery. N Engl J Med. 2013;369(5):428-37.
6. Hovaguimian F, Lysakowski C, Elia N, Tramèr MR. Effect of intraoperative high inspired oxygen fraction on surgical site infection, postoperative nausea and vomiting, and pulmonary function: systematic review and meta-analysis of randomized controlled trials. Anesthesiology. 2013;119(2):303-16.
7. Severgnini P, Selmo G, Lanza C, Chiesa A, Frigerio A, Bacuzzi A, et al. Protective mechanical ventilation during general anesthesia for open abdominal surgery improves postoperative pulmonary function. Anesthesiology. 2013;118(6):1307-21.
8. Wolthuis EK, Choi G, Dessing MC, Bresser P, Lutter R, Dzoljic M, et al. Mechanical ventilation with lower tidal volumes and positive end-expiratory pressure prevents pulmonary inflammation in patients without preexisting lung injury. Anesthesiology. 2008;108(1):46-54.
9. Wrigge H, Zinserling J, Stüber F, von Spiegel T, Hering R, Wetegrove S, et al. Effects of mechanical ventilation on release of cytokines into systemic circulation in patients with normal pulmonary function. Anesthesiology. 2000;93(6):1413-7.

13

Analgesia peridural é mais efetiva no controle da dor e em complicações pulmonares quando comparada à analgesia intravenosa em pacientes vítimas de trauma torácico?

João Victor Galvão Barelli

P	Pacientes vítimas de trauma torácico
I	Analgesia peridural
C	Analgesia venosa
O	Controle da dor e complicações pulmonares

MÉTODO

Busca de artigos na base PubMed/MeSH e seleção conforme critérios de inclusão discriminados a seguir.

Critérios de inclusão

- Artigos em português ou inglês.
- Comparação entre anestesia peridural e anestesia venosa (PCA ou intermitente).
- Pacientes vítimas de trauma torácico.
- Ensaios clínicos randomizados (RCT), metanálises e revisões sistemáticas.

Critérios de exclusão

- Artigos em outros idiomas que não sejam inglês ou português.
- Artigos que não documentavam pacientes com trauma torácico.
- Artigos que não comparavam diferentes métodos de analgesia.

- *Guidelines*, relatos de caso, opiniões de especialistas e outros tipos de artigos com baixo índice de evidência.

Estratégias de busca
- Descritores utilizados para pesquisa na base PubMed/MeSH: (("thoracic injuries"[Mesh]) AND "analgesia, epidural"[Mesh]) AND ("analgesia, patient--controlled"[Mesh] OR "analgesia"[Mesh]).

Resultados
- Artigos recuperados: 39.
- Artigos selecionados: 5.

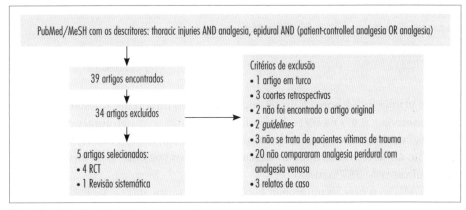

Figura 1   Fluxo de avaliação dos artigos.

ANÁLISE DAS EVIDÊNCIAS

Artigo 1 – Moon MR, Luchette FA, Gibson SW, Crews J, Sudarshan G, Hurst JM, et al. Prospective, randomized comparison of epidural versus parenteral opioid analgesia in thoracic trauma. Ann Surg. 1999;229(5):684-91.

P   Pacientes vítimas de trauma torácico com idades entre 18 e 60 anos atendidos no Centro de Emergência do Hospital Universitário da Universidade de Cincinatti entre 1/9/1996 e 1/8/1998. Para inclusão no estudo, o paciente deveria ter pelo menos um dos critérios a seguir: fratura de três ou mais arcos costais consecutivos, contusão pulmonar, fratura de esterno ou tórax instável.

I   Analgesia peridural contínua com cateter peridural entre T5 e T7 com *bolus* de morfina 3 mg e fentanil 50 mcg e infusão contínua de solução de bupivacaína 0,25% e morfina 0,005% inicialmente a 4 a 6 mL/h e titulada conforme demanda do paciente ou efeitos colaterais.

C   Analgesia controlada pelo paciente (PCA) com dose inicial de morfina intravenosa 0,1 mg/kg e solução de PCA com morfina 1 mg/mL com *bolus* de 2 mg e intervalo de 10 min.
O   Avaliação da dor por escala verbal numérica (EVN) com valores de zero a 10 a cada 12 horas (h) e avaliação da função pulmonar diária (força inspiratória máxima, volume corrente e volume expiratório forçado no primeiro segundo – VEF_1).

Tabela 1   Escore de Jadad

Parâmetro	Sim/não	Pontuação
Randomização	Sim	+1
Randomização adequada	Sim	+1
Duplo-cego	Não	0
Cegamento adequado	Não se aplica	0
Descreve perdas	Sim	+1
Total		3 (boa qualidade)

Nas primeiras 24 horas e no terceiro dia, houve uma redução estatisticamente significante (p < 0,05) na EVN dos pacientes com analgesia peridural quando comparados com pacientes que receberam analgesia intravenosa. A diferença foi mais marcante no terceiro dia, quando a escala de dor dos pacientes com analgesia peridural foi cerca de 38,7% menor.

Em relação à função pulmonar, não houve diferença entre o VEF_1 de ambos os grupos, entretanto, o grupo que recebeu analgesia peridural teve aumento progressivo no volume corrente (45% do volume corrente do primeiro dia) ao longo das primeiras 72 horas, enquanto no grupo que recebeu analgesia intravenosa por PCA o volume corrente apresentou decréscimo ao longo dos 3 primeiros dias de internação, decaindo no terceiro dia para 56% do valor inicial da internação.

Do mesmo modo que o volume corrente, a força inspiratória máxima também decresceu no grupo que recebeu analgesia intravenosa e cresceu no grupo que recebeu analgesia peridural, atingindo uma diferença estatisticamente significante no terceiro dia de internação (p < 0,05).

Artigo 2 – Bulger EM, Edwards T, Klotz P, Jurkovich GJ. Epidural analgesia improves outcome after multiple rib fractures. Surgery. 2004;136(2):426-30.

P   Pacientes atendidos no centro de trauma do Harbourview Medical Center entre 1/03/2000 e 15/12/2003 com fratura de três arcos costais ou mais e maiores de 18 anos. Critério de exclusão: presença de alguma contraindicação ao bloqueio de neuroeixo.

I   Analgesia peridural com solução de morfina, fentanil e bupivacaína.
C   Analgesia controlada pelo paciente (PCA) com solução de morfina, fentanil ou hidromorfona.
O   O desfecho primário analisado foi a ocorrência de pneumonia nos primeiros 28 dias de internação definido por um novo infiltrado na radiografia de tórax com tamanho correspondente a um ou mais segmentos do pulmão associado com febre (> 38,3ºC) ou hipotermia (< 36ºC), leucocitose (> 10.000/mm^3 ou > 10% de bastões) ou leucopenia (< 4.000/mm^3) ou confirmação bacteriológica (lavado bronquioalveolar > 10.000 UFC/mL ou cultura do escarro positiva). Desfechos secundários analisados foram: tempo de ventilação mecânica, de internação em UTI, internação hospitalar e morte.

Tabela 2   Escore de Jadad

Parâmetro	Sim/não	Pontuação
Randomização	Sim	+1
Randomização adequada	Sim	+1
Duplo-cego	Não	0
Cegamento adequado	Não se aplica	0
Descreve perdas	Sim	+1
Total		3 (boa qualidade)

O estudo apresentou como importante limitação a redução do número da amostra, pois dos 408 pacientes atendidos no período apenas 46 se encaixaram no critério de inclusão. Entre os dois grupos randomizados, não houve diferença estatisticamente significante, exceto o fato de os pacientes do grupo peridural apresentarem tendência a uma taxa maior de portar dreno de tórax (95% vs. 71%; p = 0,03). Os pacientes do grupo peridural também apresentavam maiores taxas de tórax instável (38% vs. 21%; p = 0,20) e contusão pulmonar (59% vs. 38%; p = 0,14).

Observou-se no estudo que o único desfecho significativo (p < 0,05) foi o tempo de ventilação mecânica nos pacientes com contusão pulmonar, que se mostrou amplamente favorável ao grupo peridural (IRR = 2,0; IC 95 1,6-2,6; p < 0,001). A incidência de pneumonia nosocomial foi de 18% no grupo peridural e 38% no grupo que recebeu opioide venoso (p = 0,15). Não houve diferença entre os grupos nos desfechos: mortalidade, tempo de internação hospitalar e tempo de internação em UTI.

Artigo 3 – Mackersie RC, Karagianes TG, Hoyt DB, Davis JW. Prospective evaluation of epidural and intravenous administration of fentanyl for pain control and restoration of ventilatory function following multiple rib fractures. J Trauma. 1991;31(4):443-9.

P   Pacientes vítimas de trauma torácico atendidos no Centro Médico da Universidade da Califórnia, San Diego, entre agosto de 1987 e julho de 1990 com um ou mais dos seguintes critérios: nível de consciência normal e presença de fratura de três ou mais arcos costais, tórax instável, fratura de esterno ou fratura de dois arcos costais associada com laparotomia exploradora ou contusão pulmonar. Critérios de exclusão: idade menor que 18 anos, gravidez, abuso de substâncias psicoativas, doenças psiquiátricas que interfiram na escala visual analógica de dor, transferência de outro serviço de assistência, lesão dolorosa ou potencialmente dolorosa de membros, história de dor crônica ou lesão de neuroeixo.

I   Administração peridural de fentanil 1 mcg/kg em solução de 5 mcg/mL, seguida de infusão de 0,5 mcg/kg/h titulada conforme dor e aparecimento de efeitos colaterais.

C   Administração de fentanil via intravenosa (IV) na mesma dose e titulada conforme necessidade (dor do paciente) e aparecimento de efeitos colaterais.

O   Foram considerados como desfechos: dor (medida pela escala visual analógica – EVA) e parâmetros ventilatórios. Houve significativa redução da dor (medida pela EVA) em ambos os grupos quando comparados com o *status* pré-analgesia, porém sem diferença estatística entre os grupos (p = 0,08). Em relação aos parâmetros funcionais respiratórios, houve aumento na pressão inspiratória máxima e no volume corrente com importância estatística quando comparado aos níveis pré-analgesia, porém sem diferença entre os grupos.

Tabela 3   Escore de Jadad

Parâmetro	Sim/não	Pontuação
Randomização	Sim	+1
Randomização adequada	Sim	+1
Duplo-cego	Não	0
Cegamento adequado	Não se aplica	0
Descreve perdas	Não	0
Total		2 (má qualidade)

Quando se comparou o grupo que recebeu analgesia peridural, percebeu-se que ocorreu uma diferença importante nos valores de $PaCO_2$ e PaO_2 da gasometria arterial em ar ambiente. Nos pacientes que receberam analgesia intravenosa com fentanil, houve diminuição da PaO_2 (-19 ± 14 torr) e aumento da $PaCO_2$ (5,6 ± 4,2 torr) quando comparada com os valores pré-analgesia (p < 0,05). O parâmetro gasométrico nos pacientes que receberam analgesia peridural não teve alteração significativa.

Artigo 4 – Ullman DA, Fortune JB, Greenhouse BB, Wimpy RE, Kennedy TM. The treatment of patients with multiple rib fractures using continuous thoracic epidural narcotic infusion. Reg Anesth. 1989;14(1):43-7.

P Pacientes vítimas de trauma torácico com múltiplas fraturas de arcos costais.
I Peridural torácica com fentanil 100 mcg e morfina 5 mg seguido de infusão contínua de morfina 70 mcg/mL, iniciando com 8 a 10 mL/h e titulando a dose.
C Analgesia venosa com morfina em infusão contínua de 1 a 1,5 mg/h ou doses de 5 mg a cada 3 ou 4 horas.
O Impacto da técnica analgésica no tempo de internação hospitalar, no tempo de internação em UTI e no tempo de ventilação mecânica. O estudo demonstrou uma diminuição do tempo de internação em UTI do grupo com analgesia peridural (5,9 ± 1,4 dias) quando comparado com o grupo que recebeu analgesia intravenosa (18,7 ± 5,2 dias), e a mesma tendência se mostrou no tempo de internação hospitalar (19,4 ± 2,2 dias para o grupo peridural e 47,7 ± 14,7 dias para o grupo da analgesia venosa). Para ambos os dados, o valor é de p < 0,05.

Tabela 4   Escore de Jadad

Parâmetro	Sim/não	Pontuação
Randomização	Sim	+1
Randomização adequada	Não	0
Duplo-cego	Não	0
Cegamento adequado	Não se aplica	0
Descreve perdas	Não	0
Total		1 (má qualidade)

O tempo de ventilação mecânica no grupo peridural foi de 3,1 ± 1,3 dias, enquanto no grupo com analgesia sistêmica foi de 18,2 ± 8,1 dias (p < 0,05).

SÍNTESE DA EVIDÊNCIA

O trauma torácico pode se apresentar sob diversas formas no que tange à gravidade do quadro e às lesões associadas (visto que, muitas vezes, o quadro inicial do paciente é de politrauma e não somente trauma torácico exclusivo). Todos os estudos recuperados nessa revisão de literatura se referem a pacientes com quadros de trauma torácico grave, em geral decorrente de impactos de alta energia (fratura de três ou mais arcos costais, fratura de esterno, tórax instável e/ou contusão pulmonar associada).

Dessa forma, é importante pontuar que as recomendações que se seguem não são válidas para qualquer tipo de trauma e sim para aqueles que se enquadraram nos critérios de inclusão dos estudos apresentados, sendo que fratura de menos que três arcos costais foi considerada critério de exclusão em todos eles.

Para pacientes com trauma torácico grave, a associação de opioide (morfina e fentanil) com anestésico local (bupivacaína) em infusão peridural torácica diminui consideravelmente a dor nas primeiras 72 horas após admissão hospitalar, chegando a ser 38,7% menor no terceiro dia nos pacientes com analgesia peridural quando comparado com pacientes que receberam analgesia venosa (1B)[1]. Consequentemente, a analgesia peridural nesses pacientes permitiu melhores parâmetros inspiratórios na função pulmonar com aumento progressivo do volume corrente e da força inspiratória máxima[1] (1B). O parâmetro expiratório VEF_1, talvez por estar menos relacionado e menos influenciado pela dor, não apresentou diferença entre os dois grupos[1].

A analgesia peridural com opioide e anestésico local também diminuiu o tempo de ventilação mecânica dos pacientes com trauma torácico grave (1B)[2].

Quando se compara a analgesia peridural somente com opioides em relação à analgesia intravenosa, tem-se uma importante redução da dor durante a internação (medida pela EVN) em relação à dor pré-analgesia (na admissão), porém sem diferença entre os dois grupos. O mesmo ocorre com os parâmetros respiratórios, no qual se observa melhora do volume corrente e pressão inspiratória máxima, mas sem diferença entre os grupos (2B). Dessa forma, a melhora da dor e da função pulmonar provavelmente se deve à analgesia promovida pelo opioide (fentanil) e não pela via de administração[3].

Ainda assim, alguns estudos sugerem que analgesia peridural com associação de opioides (morfina + fentanil) pode reduzir o tempo de internação hospitalar, o tempo de permanência na UTI e o tempo de ventilação mecânica (2B)[4].

RECOMENDAÇÃO

Em pacientes com trauma torácico grave (envolvendo três ou mais arcos costais, fratura de esterno, contusão pulmonar ou tórax instável), a analgesia peridural com associação de anestésicos locais (e não somente opioide) é efetiva na redução do tempo de ventilação mecânica (1A)[5] e na redução da dor nos primeiros 3 dias (1B), além da melhora da função pulmonar (1B)[1,2].

Em relação a mortalidade, diminuição do tempo de internação em UTI e tempo de permanência hospitalar, a literatura é inconclusiva e não há benefícios concretos advogando que a analgesia peridural seja superior à venosa (1A)[2,4,5].

REFERÊNCIAS BIBLIOGRÁFICAS

1. Moon MR, Luchette FA, Gibson SW, Crews J, Sudarshan G, Hurst JM, et al. Prospective, randomized comparison of epidural versus parenteral opioid analgesia in thoracic trauma. Ann Surg. 1999;229(5):684-91.
2. Bulger EM, Edwards T, Klotz P, Jurkovich GJ. Epidural analgesia improves outcome after multiple rib fractures. Surgery. 2004;136(2):426-30.
3. Mackersie RC, Karagianes TG, Hoyt DB, Davis JW. Prospective evaluation of epidural and intravenous administration of fentanyl for pain control and restoration of ventilatory function following multiple rib fractures. J Trauma. 1991;31(4):443-9; discussion 449-51.
4. Ullman DA, Fortune JB, Greenhouse BB, Wimpy RE, Kennedy TM. The treatment of patients with multiple rib fractures using continuous thoracic epidural narcotic infusion. Reg Anesth. 1989;14(1):43-7.
5. Carrier FM, Turgeon AF, Nicole PC, Trépanier CA, Fergusson DA, Thauvette D, et al. Effect of epidural analgesia in patients with traumatic rib fractures: a systematic review and meta-analysis of randomized controlled trials. Can J Anaesth. 2009;56(3):230-42.
6. Jadad AR, Moore RA, Carroll D, Jenkinson C, Reynolds DJ, Gavaghan DJ, et al. Assessing the quality of reports of randomized clinical trials: is blinding necessary? Control Clin Trials. 1996;17(1):1-12.

14

A obtenção de acesso venoso central por ultrassonografia é mais segura e eficaz quando comparada à punção guiada por anatomia em pacientes cirúrgicos?

Edilson Sérgio de Paula Junior
Marcus Vinicius Sigrist

P Pacientes com indicação de passagem de acesso venoso central
I Passagem de acesso venoso central com uso de ultrassonografia
C Passagem de acesso venoso central pelo uso de referências anatômicas
O Taxa de sucesso, tempo para cateterização, número de tentativas, complicações da passagem e complicações infecciosas

MÉTODO

Busca de artigos na base PubMed segundo a estratégia de busca: ("central venous catheters" OR "central venous catheter" OR "catheterization, central venous" OR "central line") AND ("ultrasonography" OR "ultrasonography", "Doppler" OR "ultrasound") AND RANDOM*.

Os artigos foram selecionados conforme os critérios de inclusão e exclusão discriminados a seguir.

Critérios de inclusão

- Artigos em português ou inglês.
- Comparar técnica guiada por ultrassonografia (USG) com técnica guiada por anatomia.
- Ensaios clínicos randomizados (RCT), metanálises e revisões sistemáticas.

Critérios de exclusão

- Artigos em outros idiomas que não sejam inglês ou português.

- Artigos que não comparam ambas as técnicas de punção.
- *Guidelines*, relatos de caso, opiniões de especialistas e outros tipos de artigos com baixo índice de evidência.

Resultados

Foram encontrados 249 artigos (último acesso em 13/10/2015) e lidos os títulos e os resumos de todos eles, sendo 236 descartados por não corresponderem ao objetivo descrito, por terem evidência de baixa qualidade ou por se apresentarem em outros idiomas que não inglês ou português. Os 13 artigos restantes foram lidos, sendo mais quatro considerados não correspondentes ao objetivo desta revisão. O fluxo de avaliação dos artigos está resumido na Figura 1.

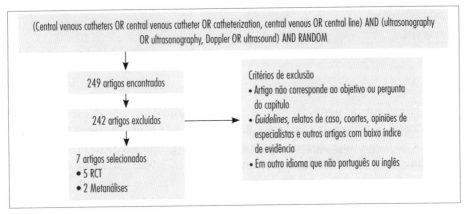

Figura 1   Fluxo de avaliação dos artigos.

ANÁLISE DAS EVIDÊNCIAS – ENSAIOS CLÍNICOS RANDOMIZADOS

Artigo 1 – Dolu H, Goksu S, Sahin L, Ozen O, Eken L. Comparison of an ultrasound-guided technique versus a landmark-guided technique for internal jugular vein cannulation. J Clin Monit Comput. 2015;29(1):177-82.

P   Cem pacientes, com idades entre 22 e 65 anos, submetidos à cirurgia cardiovascular com indicação de obtenção de cateter venoso central, entre dezembro de 2010 e março de 2011 na Medical Faculty of Gaziantep University (GUTF).

I   Obtenção de cateter venoso central jugular com auxílio de USG e transdutor linear. Os procedimentos foram realizados por quatro anestesiologistas com 2 anos de experiência em uso de USG. A veia jugular era localizada por corte axial e cateterizada em corte longitudinal, com abordagem "em plano".

C Obtenção de cateter venoso central jugular guiado por referências anatômicas, técnica de abordagem mediana. O procedimento era realizado pelos mesmos profissionais descritos anteriormente.
O Os grupos foram comparados com relação ao número de tentativas, à duração do procedimento e às complicações decorrentes.

Tabela 1   Escore de Jadad

Parâmetro	Sim/não	Pontuação
Randomização	Sim	+1
Randomização adequada	Sim	+1
Duplo-cego	Não	0
Cegamento adequado	Não se aplica	0
Descreve perdas	Sim	+1
Total		3 (boa qualidade)

No grupo guiado por USG, houve significativamente menor duração e menos tentativas até o sucesso da colocação do cateter na veia jugular interna (p = 0,001). A menor e a maior duração para o procedimento no grupo por anatomia foram respectivamente de 90 e 600 segundos, em contraste com 90 e 260 segundos no grupo USG.

O sucesso na obtenção do cateter venoso central na primeira tentativa foi de 36% no grupo por anatomia e de 90% no grupo guiado por USG. O número máximo de tentativas foi dez no grupo por anatomia e quatro no por USG.

Ainda, no grupo guiado por anatomia, punção acidental de carótida ocorreu em 8% dos pacientes – um número significativamente maior em comparação com o grupo de USG (p = 0,041).

Quanto às complicações, hematoma local ocorreu em 2% em ambos os grupos. Quanto a outras complicações, como localização extravascular, pneumotórax, hemotórax, lesão de estruturas nervosas, lesão de vias aéreas e infecção de cateter, não houve diferenças entre os dois grupos (p = 0,092).

Artigo 2 – Rando K, Castelli J, Pratt JP, Scavino M, Rey G, Rocca ME, et al. Ultrasound-guided internal jugular vein catheterization: a randomized controlled trial. Heart Lung Vessel. 2014;6(1):13-23.

P Pacientes críticos ou com necessidade de passagem de cateter venoso central (CVC) (n = 450) para cirurgia no Military Hospital em Montevidéu, Uruguai. Foram incluídos pacientes adultos conscientes, mas também entubados e in-

conscientes, submetidos à cateterização da veia jugular interna. O estudo foi interrompido no procedimento número 257, dada a diferença significativa documentada.
- O estudo alocou os profissionais em dois grupos; um considerado experiente (mais de 70 passagens de CVC por referências anatômicas) e outro considerado inexperiente (menos de 70 passagens). Um curso básico de USG para obtenção de acesso vascular foi aplicado a todos os investigadores. A punção foi feita em corte axial "fora de plano" por um transdutor linear.
- Obtenção de CVC por referência anatômica (ápice do triângulo formado pelos ventres do músculo esternocleidomastóideo).
- Os grupos foram comparados quanto a taxa de sucesso e complicações. Para cada paciente, também foi atribuída a qualidade de anatomia cervical "favorável ou não favorável à punção".

Tabela 2   Escore de Jadad

Parâmetro	Sim/não	Pontuação
Randomização	Sim	+1
Randomização adequada	Sim	+1
Duplo-cego	Não	0
Cegamento adequado	Não se aplica	0
Descreve perdas	Sim	+1
Total		3 (boa qualidade)

No grupo de profissionais experientes, foi registrada uma taxa de sucesso de 88% na passagem de CVC, sendo 95% no grupo com USG e 83% no grupo com referências anatômicas. No grupo de profissionais não experientes, a taxa de sucesso foi de 79%, sendo 86% com USG e 72% sem USG. Essa diferença mostrou-se significativa, principalmente para os operadores mais experientes; além disso, houve aumento na taxa de sucesso com o uso de USG (p = 0,005).

Quanto às complicações, 8,3% dos procedimentos no grupo experiente resultaram em alguma complicação, sem diferença significativa entre o grupo com e sem USG. No grupo não experiente, 16,2% dos procedimentos resultaram em complicações, com diferença favorável ao uso de USG (p < 0,033), sendo que ocorriam mais complicações quando a USG não era usada. A pequena amostra pode ter limitado o resultado de complicações em ambos os grupos, já que o estudo foi interrompido com 257 casos. Ainda, no grupo não experiente, o uso de USG reduziu o número de punções múltiplas de 44% para 31% (p = 0,028).

Não houve diferença estatisticamente significativa de pacientes com anatomia cervical "desfavorável à punção" entre ambos os grupos. No entanto, no grupo experiente, o uso de USG levou ao sucesso mais frequente em pacientes com anatomia desfavorável (92,6% vs. 65%; p < 0,030). No grupo não experiente, a taxa de sucesso com e sem USG foi similar.

Artigo 3 – Fragou M, Gravvanis A, Dimitriou V, Papalois A, Kouraklis G, Karabinis A, et al. Real-time ultrasound-guided subclavian vein cannulation versus the landmark method in critical care patients: a prospective randomized study. Crit Care Med. 2011;39(7):1607-12.

P   Pacientes internados em uma unidade de terapia intensiva (n = 463) de um hospital terciário, sob ventilação mecânica, e com indicação de passagem de CVC, excluídos os cenários de emergência.

I   Inserção de CVC em veia subclávia com auxílio de USG. A punção era feita com transdutor posicionado de modo infraclavicular, paralelo à borda óssea da clavícula.

C   Inserção de CVC em veia subclávia por referências anatômicas, em posição inflaclavicular.

O   Sucesso da punção, número de tentativas e tempo (início ao fim) do procedimento, complicações.

Tabela 3   Escore de Jadad

Parâmetro	Sim/não	Pontuação
Randomização	Sim	+1
Randomização adequada	Sim	+1
Duplo-cego	Não	0
Cegamento adequado	Não se aplica	0
Descreve perdas	Sim	+1
Total		3 (boa qualidade)

O sucesso na passagem do CVC foi obtido em 100% dos casos feitos com auxílio de USG, comparado com 87,5% dos casos feitos sob referências anatômicas (p < 0,05). O número de tentativas até o sucesso e o tempo total de procedimento foram menores no grupo USG (p < 0,05).

Quanto às complicações, no grupo guiado por anatomia, observaram-se punção arterial acidental com hematoma em 5,4% dos casos, hemotórax em 4,4%, pneumotórax em 4,9%, lesão nervosa braquial em 2,9%, lesão frênica em 1,5% e tamponamento cardíaco em 0,5% dos casos; todos com incidência maior nesse grupo, quando comparados com o grupo USG (p < 0,05). Mau posicionamento do cateter não diferiu entre os grupos.

Artigo 4 – Leung J, Duffy M, Finckh A. Real-time ultrasonographically-guided internal jugular vein catheterization in the emergency department increases success rates and reduces complications: a randomized, prospective study. Ann Emerg Med. 2006;48(5):540-7.

P   Todos os pacientes adultos que se apresentaram no departamento de emergência de um hospital terciário entre agosto de 2003 e maio de 2005 para os quais foi indicada a passagem de cateter venoso central (CVC).

I   Punção de veia jugular interna guiada por USG. A punção foi feita com transdutor linear em cortes transversais na técnica "fora de plano". Havia operadores considerados experientes (mais de 25 passagens de CVC) e os considerados inexperientes (menos de 25 passagens de CVC). No entanto, antes de iniciado o estudo, os profissionais que fariam a intervenção receberam um mínimo de 2 horas de treinamento em obtenção de CVC guiada por USG.

C   Passagem de CVC em veia jugular interna guiada por anatomia (via de acesso anterior, mediana ou posterior).

O   Houve comparação entre a taxa de sucesso do procedimento (sucesso após no máximo três tentativas), o número de tentativas, o tempo para completar o procedimento e as complicações (hematoma local, pneumotórax, punção acidental de carótida, lesão nervosa).

Tabela 4   Escore de Jadad

Parâmetro	Sim/não	Pontuação
Randomização	Sim	+1
Randomização adequada	Sim	+1
Duplo-cego	Não	0
Cegamento adequado	Não se aplica	0
Descreve perdas	Sim	+1
Total		3 (boa qualidade)

Na técnica guiada por anatomia, houve sucesso em 78,5% das vezes em até três tentativas, em contraste com 93,9% das vezes na técnica guiada por USG. Houve uma diferença significativa de 15,4% em taxa de sucesso a favor do USG (p = 0,009; IC 95% 3,8% a 27%). O número médio de tentativas para o sucesso da inserção foi de 1,6 para a técnica guiada por anatomia e de 1,3 para a técnica guiada por USG. Essa diferença foi predominantemente por dificuldade na localização da veia jugular interna. Não houve diferença no atendimento entre os grupos por profissionais considerados experientes ou não.

O tempo médio entre o início do procedimento e o primeiro sinal de punção da veia (refluxo de sangue na seringa) foi de 132 segundos para o grupo anatomia, contra 138 segundos para o grupo USG. O tempo médio do início do procedimento até a obtenção de um CVC funcionante foi de 271 segundos para o grupo anatomia, contra 281 segundos para o grupo USG, mostrando discreto atraso pelo uso da USG.

Houve 16,9% de complicações no grupo anatomia, contra 4,6% no grupo USG; o que gera uma diferença de 12,3% a favor do uso de USG (IC 95% 1,9% a 22,8%).

Como conclusão, a punção guiada por USG pode ser discretamente mais demorada que a guiada por parâmetros anatômicos. No entanto, é mais segura e apresenta maior taxa de sucesso do procedimento.

Artigo 5 – Karakitsos D, Labropoulos N, De Groot E, Patrianakos AP, Kouraklis G, Poularas J, et al. Real-time ultrasound-guided catheterisation of the internal jugular vein: a prospective comparison with the landmark technique in critical care patients. Crit Care. 2006;10(6):R162.

P   Pacientes em ventilação mecânica (n = 900) em uma unidade de terapia intensiva e com indicação de CVC entre janeiro de 2000 e dezembro de 2006.
I   Passagem de CVC em veia jugular interna guiada por USG. A punção foi feita em corte axial ou transversal por um transdutor linear. Todos os médicos (cardiologistas, intensivistas e cirurgiões) envolvidos tinham experiência similar, em torno de 10 anos, com passagem de CVC (p = não significativo) tanto com USG quanto por referências anatômicas.
C   Passagem de CVC em veia jugular interna guiada por referências anatômicas: ápice do triângulo formado pelo ventre clavicular e esternal do músculo esternocleidomastóideo.
O   Os resultados medidos foram o tempo para se obter o acesso, o número de tentativas até o posicionamento adequado do CVC, a taxa de infecção de corrente sanguínea associada ao cateter, além de complicações mecânicas (punção acidental de carótida, hematoma local, pneumotórax, hemotórax, mau posicionamento do cateter). Foram ainda registradas as dificuldades anatômicas na passagem do CVC e anotados os pacientes com relato prévio de complicações ou dificuldade de passagem de outros CVC.

Tabela 5   Escore de Jadad

Parâmetro	Sim/não	Pontuação
Randomização	Sim	+1
Randomização adequada	Sim	+1
Duplo-cego	Não	0
Cegamento adequado	Não se aplica	0
Descreve perdas	Sim	+1
Total		3 (boa qualidade)

Em apenas 34 pacientes do grupo USG, a veia jugular interna foi visualizada mas não canulada, sendo obtido CVC também por USG com sucesso do lado contralateral em todos os casos. Desses 34 pacientes, nos que tiveram cirurgia local e/ou canulações prévias, o USG mostrou imagem clara de trombo. Quanto ao grupo guiado por anatomia, em 25 pacientes não foi possível a cateterização, sendo necessária a conversão da técnica para USG. Desses, 20 tiveram evidência de trombose e 5 variações anatômicas importantes, sendo provavelmente as causas da falha do método guiado pela anatomia.

No grupo guiado por USG, também houve menor tempo para se obter o acesso, maior taxa de sucesso e menores complicações quando comparado ao grupo guiado por anatomia (p < 0,001). Ocorreram quatro casos de hemotórax e quatro casos de pneumotórax no grupo guiado por anatomia, em comparação com nenhum caso no grupo guiado por USG.

Houve também maior incidência de infecção de corrente sanguínea relacionada ao CVC no grupo de referência anatômica, comparado com o de USG (p < 0,001); sendo que houve uma relação direta entre esse tipo de infecção e o número de passagens de agulha pela pele (r = 0,65; p < 0,001). O perfil etiológico dessas infecções em ambos os grupos foi similar.

ANÁLISE DAS EVIDÊNCIAS – CONSIDERAÇÕES SOBRE AS METANÁLISES SELECIONADAS

Artigo 6 – Lalu MM, Fayad A, Ahmed O, Bryson GL, Fergusson DA, Barron CC, et al.; Canadian Perioperative Anesthesia Clinical Trials Group. Ultrasound-guided subclavian vein catheterization: a systematic review and meta-analysis. Crit Care Med. 2015;43(7):1498-507.

Evidências de que as taxas de complicações da punção subclávia são menores com o uso de USG em duas dimensões, com menos punção arterial acidental, pneumotórax e hematoma local (OR = 0,53; IC 95% 0,41-0,69). Também com USG dinâmica em duas dimensões há menores taxas de falha de cateterização (r = 0,24; IC 95% 0,06-0,92). No entanto, a maior taxa de sucesso ou menores índices de complicações não foram estatisticamente significativos para as técnicas de USG estática em duas dimensões ou USG associada ao Doppler.

A conclusão da metanálise é que as técnicas de cateterização de veia subclávia guiadas por USG dinâmica em 2D são eficazes em reduzir eventos adversos e reduzir falha de cateterização. Nada pode ser afirmado sobre outras técnicas envolvendo USG.

Artigo 7 – Randolph AG, Cook DJ, Gonzales CA, Pribble CG. Ultrasound guidance for placement of central venous catheters: a meta-analysis of the literature. Crit Care Med. 1996;24(12):2053-8.

Há evidências de que as técnicas guiadas por USG reduzem falhas na cateterização das veias jugular interna e subclávia (RR = 0,32; IC 95% 0,18 a 0,55), reduzem as complicações durante a inserção do cateter (RR = 0,22; IC 95% 0,10 a 0,45) e reduzem o número de tentativas até a cateterização efetiva (RR = 0,6; IC 95% 0,45 a 0,79) quando comparadas com várias técnicas guiadas por anatomia.

SÍNTESE DA EVIDÊNCIA

A obtenção de um cateter venoso central (CVC) é um procedimento comumente indicado em atendimentos de emergência, terapia intensiva e cirurgia. Pode ser indicada para monitorização hemodinâmica, fluidoterapia (principalmente por longos períodos), antibioticoterapia, quimioterapia, nutrição, hemodiálise e uso de drogas vasoativas[1,2]. São normalmente inseridos nas veias jugular interna, subclávia e femoral.

Tradicionalmente, a cateterização dos acessos centrais é feita com base em parâmetros anatômicos bem definidos. No entanto, uma série de complicações mecânicas pode decorrer desse procedimento, como punção arterial acidental, hematoma local, pneumotórax, hemotórax, lesão nervosa. Outras complicações são infecção local do sítio de punção e infecção de corrente sanguínea associada ao CVC. Além disso, a abordagem mais tradicional por anatomia mostra uma incidência de falha na literatura variando entre 2 e 35%[2].

O uso da USG como referência para guiar a punção de acessos centrais vem sendo discutido na literatura. Por essa técnica, na maioria das vezes, as estruturas vasculares podem ser diretamente individualizadas e as variações anatômicas detectadas. A USG vem sendo usada como alternativa quando as técnicas por referência anatômica falham. Ainda, o correto posicionamento de um fio-guia ou cateter em um vaso pode ser visível à USG como uma sombra tubular esbranquiçada nos cortes sagitais ou uma sombra alongada esbranquiçada nos cortes longitudinais[2].

Foram encontrados artigos que compararam a técnica guiada por parâmetros anatômicos com a guiada por USG quanto à passagem de CVC em veias jugular interna e subclávia. Foram comparadas as taxas de sucesso, tempo até a cateterização e número de tentativas. Também foram comparadas as taxas de complicações relacionadas a cada uma das técnicas, sendo que alguns deles diferenciaram os resultados para operadores mais experientes de operadores menos experientes.

Há evidência de que a cateterização de acessos venosos com auxílio de USG em veia jugular interna ou subclávia reduz as complicações mecânicas, especialmente se utilizada a USG dinâmica em 2D[2-7] (1A). São entendidos como complicações mecânicas a punção arterial acidental, o hematoma local, o pneumotórax, o hemotórax e a lesão nervosa. Há menor evidência de que o uso de USG reduz a incidência de infecção sanguínea decorrente, associada ao cateter[5] (1B).

Há forte evidência de que o uso de USG para acessos centrais em subclávia e jugular interna aumenta a eficiência das punções, levando a menos falhas de punção[1-7], menor número de tentativas até o sucesso[1,2,3,7] e menor tempo até o sucesso na canulação venosa[1,3,5] (1A).

Um estudo mostrou que o aumento da taxa de sucesso com o uso de USG para acesso jugular interno é mais pronunciado em profissionais experientes na passagem de CVC do que em inexperientes[2]. Também há evidência de maior sucesso da técnica guiada por USG em pacientes com anatomia cervical desfavorável[2] (1B).

RECOMENDAÇÃO

Cateterização de veia jugular interna ou subclávia guiada por USG reduz complicações mecânicas, como punção arterial acidental, hematoma local, pneumotórax, hemotórax, lesão nervosa (1A), além de diminuir a incidência de infecção de corrente sanguínea associada ao cateter (1B).

Cateterização de veia jugular interna ou subclávia guiada por USG leva a menos falhas de punção, menor número de tentativas até o sucesso e menor tempo até o sucesso da canulação venosa (1A).

REFERÊNCIAS BIBLIOGRÁFICAS

1. Lalu MM, Fayad A, Ahmed O, Bryson GL, Fergusson DA, Barron CC, et al.; Canadian Perioperative Anesthesia Clinical Trials Group. Ultrasound-guided subclavian vein catheterization: a systematic review and meta-analysis. Crit Care Med. 2015;43(7):1498-507.
2. Dolu H, Goksu S, Sahin L, Ozen O, Eken L. Comparison of an ultrasound-guided technique versus a landmark-guided technique for internal jugular vein cannulation. J Clin Monit Comput. 2015;29(1):177-82.
3. Rando K, Castelli J, Pratt JP, Scavino M, Rey G, Rocca ME, et al. Ultrasound-guided internal jugular vein catheterization: a randomized controlled trial. Heart Lung Vessel. 2014;6(1):13-23.
4. Fragou M, Gravvanis A, Dimitriou V, Papalois A, Kouraklis G, Karabinis A, et al. Real-time ultrasound-guided subclavian vein cannulation versus the landmark method in critical care patients: a prospective randomized study. Crit Care Med. 2011;39(7):1607-12.
5. Karakitsos D, Labropoulos N, De Groot E, Patrianakos AP, Kouraklis G, Poularas J, et al. Real-time ultrasound-guided catheterisation of the internal jugular vein: a prospective comparison with the landmark technique in critical care patients. Crit Care. 2006;10(6):R162.
6. Leung J, Duffy M, Finckh A. Real-time ultrasonographically-guided internal jugular vein catheterization in the emergency department increases success rates and reduces complications: a randomized, prospective study. Ann Emerg Med. 2006;48(5):540-7.
7. Randolph AG, Cook DJ, Gonzales CA, Pribble CG. Ultrasound guidance for placement of central venous catheters: a meta-analysis of the literature. Crit Care Med. 1996;24(12):2053-8.
8. Mallory DL, McGee WT, Shawker TH, Brenner M, Bailey KR, Evans RG, et al. Ultrasound guidance improves the success rate of internal jugular vein cannulation. A prospective, randomized trial. Chest. 1990;98(1):157-60.

15

O uso perioperatório de desmopressina intravenosa diminui a perda sanguínea e a taxa de transfusão em pacientes submetidos à cirurgia cardíaca eletiva?

Mariana Monteiro
Thiago José Costa dos Santos
Roseny dos Reis Rodrigues

> **P** Pacientes adultos submetidos à cirurgia cardíaca eletiva
> **I** Administração de desmopressina no perioperatório
> **C** Administração de placebo ou outro fármaco no perioperatório
> **O** Diminuição de sangramento ou necessidade de transfusão sanguínea

INTRODUÇÃO

Sangramento excessivo e necessidade de transfusão sanguínea são eventos comuns em cirurgia cardíaca e estão associados a desfechos negativos no pós-operatório e a longo prazo[1]. Esforços para minimizar a administração de hemocomponentes são essenciais, uma vez que sua transfusão oferece uma série de riscos ao paciente (sobrecarga volêmica, reações transfusionais, reações alérgicas, coagulopatia, entre outros)[2], e a disponibilidade dos hemoderivados é limitada em decorrência do alto custo.

Neste contexto, agentes hemostáticos ganharam importância na tentativa de diminuir a morbidade e a mortalidade relacionadas à hemorragia maciça na transfusão sanguínea. Os fármacos mais extensamente estudados incluem agentes antifibrinolíticos, fator VII recombinante ativado e desmopressina. O acetato de desmopressina (DDAVP), originalmente desenvolvido para tratamento de distúrbios hereditários da coagulação, como hemofilia A e doença de Von Willebrand, atua por meio da liberação de multímeros do fator de von Willebrand (FvW) das células endoteliais, intensificando a hemostasia primária[3].

A exposição prolongada ao circuito de circulação extracorpórea (CEC) promove excessiva fibrinólise, ativação e consumo de fatores de coagulação e de plaquetas[4]. Diversas anormalidades plaquetárias têm sido descritas, como trombocitopenia, anormalidades na ativação e função plaquetárias, perda de receptores plaquetários de fibrinogênio e FvW[5]. Além disso, grande parte dos pacientes que são submetidos a cirurgias cardíacas faz uso de antiagregantes plaquetários.

Em 1986, Salzman et al.[6] sugeriram que o DDAVP era efetivo em reduzir a perda sanguínea e a necessidade de transfusão durante cirurgias cardíacas complexas. Estudos subsequentes tentaram reproduzir tais achados e encontraram resultados variáveis e conflitantes. O objetivo deste capítulo é realizar uma revisão sistemática dos estudos que fornecem as melhores evidências acerca da eficácia do uso da desmopressina na redução do sangramento pós-operatório e das taxas de transfusão em cirurgias cardíacas eletivas.

MÉTODO

Critérios de inclusão
- Cirurgias cardíacas eletivas.
- Ensaios clínicos randomizados.
- Comparar desmopressina com placebo ou com outro fármaco.
- Avaliar sangramento e/ou taxa de transfusão sanguínea como desfechos primários ou secundários.
- Trabalhos com texto completo ou resumo disponíveis.

Critérios de exclusão
- Cirurgias cardíacas de urgência ou emergência.
- Cirurgias não cardíacas.
- Cirurgias sem CEC.
- Texto escrito em idioma diferente de inglês ou português.
- Não avaliar sangramento e/ou necessidade de transfusão como desfecho primário ou secundário.
- Artigos de revisão, relatos ou séries de casos, estudos retrospectivos.

Avaliação dos estudos
- Foi utilizado o escore de Jadad[7] para avaliar a qualidade metodológica dos estudos clínicos selecionados.
- Base de dados: Medline de 1950 a 2015.

Estratégia de busca

(Desmopressin OR deamino arginine vasopressin OR DDAVP) AND (thoracic surgery OR cardiac surgical procedure OR heart surgical procedure OR cardiac surgery OR heart surgery OR cardiopulmonary bypass).

Foram utilizados apenas dados de resumos dos trabalhos cujo texto completo não foi disponibilizado. Nestes casos, não foi possível calcular o escore de Jadad.

Resultados

- Trabalhos recuperados: 201.
- Trabalhos selecionados: 24.

ANÁLISE DAS EVIDÊNCIAS

Artigo 1 – Jin L, Ji HW. Effect of desmopressin on platelet aggregation and blood loss in patients undergoing valvular heart surgery. Chin Med J (Engl). 2015;128(5):644-7.

P   (n = 102) Pacientes adultos, ASA 2 ou 3, sem doença coronária ou insuficiência cardíaca descompensada, sem coagulopatia, com exames pré-operatórios normais (coagulograma e contagem de plaquetas), sem uso de anticoagulantes, submetidos à cirurgia eletiva para correção de doença cardíaca valvar.

I   (n = 52) Pacientes que receberam DDAVP (0,3 mcg/kg) intravenoso no reaquecimento.

C   (n = 50) Pacientes que receberam volume equivalente de solução salina no reaquecimento.

O   Amostras de sangue venoso foram coletadas em três momentos para mensuração da taxa de agregação plaquetária: antes da cirurgia, durante a administração do DDAVP e 2 horas após a administração do DDAVP. A taxa de agregação plaquetária foi medida por meio de um agregômetro plaquetário (AggRAM). Também foram analisados os seguintes desfechos: perda sanguínea e necessidade de transfusão 6 horas e 24 horas após a cirurgia, níveis de hemoglobina (Hb) e contagem de plaquetas (Plq) antes da cirurgia e 24 horas após a cirurgia, débito urinário intra e pós-operatório, infarto do miocárdio no pós-operatório, eventos trombóticos no pós-operatório.

Tabela 1   Escore de Jadad

Parâmetro	Sim/não	Pontuação
Randomizado	Sim	+1
Randomização adequada	Não descrita	-1
Duplo-cego	Sim	+1
Cegamento adequado	Sim	+1
Descreve perdas	Não	0
Total		2 (má qualidade)

Após 6 horas da cirurgia, a perda sanguínea foi significativamente reduzida no grupo que recebeu DDAVP, se comparada à do grupo-controle (p = 0,023). Não houve diferença significativa na perda sanguínea 24 horas após a cirurgia.

A incidência de transfusão de plasma fresco congelado (PFC) no pós-operatório foi menor no grupo DDAVP (p = 0,015). Não houve diferença na taxa de transfusão de concentrado de hemácias (CH) e plaquetas entre os dois grupos.

Não houve diferença entre os grupos em relação às taxas de agregação plaquetária mensuradas pelo AggRAM nos três momentos citados (p > 0,05). Também não foi observada diferença significativa em relação aos níveis de Hb e contagem de Plq antes da cirurgia e 24 horas após a cirurgia (p > 0,05); nem em relação ao débito urinário no intraoperatório, 6 horas e 24 horas após a cirurgia (p > 0,05).

Não ocorreram complicações pós-operatórias como infarto do miocárdio, eventos trombóticos ou morte em nenhum dos dois grupos.

Artigo 2 – Steinlechner B, Zeidler P, Base E, Birkenberg B, Ankersmit HJ, Spannagl M, et al. Patients with severe aortic valve stenosis and impaired platelet function benefit from preoperative desmopressin infusion. Ann Thorac Surg. 2011;91(5):1420-6. Erratum in: Ann Thorac Surg. 2011;92(3):1162.

P   (n = 43) Pacientes com estenose aórtica grave, com teste de função plaquetária alterado (PFA-100 com tempo de oclusão > 170 segundos), submetidos à cirurgia eletiva de troca de valva aórtica por prótese biológica.

I   (n = 20) Pacientes que receberam DDAVP, 0,3 mcg/kg intravenoso, 30 minutos antes da indução anestésica.

C   (n = 23) Pacientes que receberam volume equivalente de solução salina intravenosa no mesmo momento.

O   Amostras de sangue foram coletadas em três momentos, para análise de parâmetros relacionados ao FvW: após a indução anestésica, 1 hora após administração de DDAVP (antes da CEC) e 24 horas após a cirurgia. A hemostasia primária dessas amostras foi avaliada pelo analisador de função plaquetária PFA-100 (que mede a formação do tampão plaquetário no sangue total *in vitro*). Os biomarcadores relacionados ao FvW mensurados foram: atividade do fator VIII, antígeno do FvW, atividade de ligação à glicoproteína GpIb, atividade do cofator ristocetina, atividade de ligação ao colágeno e multímeros de von Willebrand. Perda sanguínea e transfusão de CH também foram avaliados em cada grupo.

Tabela 2   Escore de Jadad

Parâmetro	Sim/não	Pontuação
Randomizado	Sim	+1
Randomização adequada	Sim	+1
Duplo-cego	Sim	+1
Cegamento adequado	Sim	+1
Descreve perdas	Sim	+1
Total		5 (boa qualidade)

Os níveis basais de todos os marcadores associados ao FvW foram normais na maioria dos pacientes do estudo. No grupo que recebeu DDAVP, houve aumento nos níveis desses marcadores 1 hora após a infusão do fármaco ($p < 0,001$ para todos eles).

No grupo DDAVP, por um lado, houve redução do tempo de oclusão medido pelo PFA-100 em 48% dos valores basais. No grupo placebo, por outro lado, o tempo de oclusão não se alterou e permaneceu 93% mais prolongado do que no grupo DDAVP ($p = 0,001$).

O uso de DDAVP reduziu a perda sanguínea tanto na unidade de terapia intensiva (UTI) quanto na enfermaria ($p < 0,001$). Porém, não houve diferença significativa na taxa de transfusão de CH entre os grupos.

Artigo 3 – Pleym H, Stenseth R, Wahba A, Bjella L, Tromsdal A, Karevold A, et al. Prophylactic treatment with desmopressin does not reduce postoperative bleeding after coronary surgery in patients treated with aspirin before surgery. Anesth Analg. 2004;98(3):578-84.

P (n = 100) Pacientes com angina estável, submetidos à cirurgia de revascularização miocárdica pela primeira vez e que continuaram o uso de aspirina até o dia anterior à cirurgia.

I (n = 50) Pacientes que receberam 0,3 mcg/kg de desmopressina intravenosa após 10 minutos do término da CEC, imediatamente após a administração de sulfato de protamina.

C (n = 50) Pacientes que receberam soro fisiológico 0,9% intravenoso após 10 minutos do término da CEC, imediatamente após a administração de sulfato de protamina.

O O desfecho primário avaliado foi a perda sanguínea pós-operatória, mensurada pelo débito dos drenos mediastinal e pleural, até 16 horas após a chegada do paciente à UTI. As taxas de transfusão sanguínea e as doses de ácido tranexâmico e de DDAVP administradas foram analisadas durante toda a internação hospitalar.

Não houve diferença na quantidade de sangramento pós-operatório entre os dois grupos (p = 0,93). A quantidade de pacientes que necessitaram de transfusão sanguínea, de ácido tranexâmico ou de DDAVP também não foi significativamente diferente entre os dois grupos.

Tabela 3   Escore de Jadad

Parâmetro	Sim/não	Pontuação
Randomizado	Sim	+1
Randomização adequada	Sim	+1
Duplo-cego	Sim	+1
Cegamento adequado	Sim	+1
Descreve perdas	Sim	+1
Total		5 (boa qualidade)

Artigo 4 – Ozkisacik E, Islamoglu F, Posacioglu H, Yagdi T, Basarir S, Omay SB, et al. Desmopressin usage in elective cardiac surgery. J Cardiovasc Surg (Torino). 2001;42(6):741-7.

P (n = 66) Pacientes adultos submetidos à cirurgia de revascularização miocárdica.

I (n = 33) Pacientes que receberam 0,3 mcg/kg de DDAVP intravenoso após o término da CEC, imediatamente após a administração de protamina.

C (n = 33) Pacientes que receberam solução salina no mesmo momento.

O Foram analisados dados pós-operatórios como quantidade de perda sanguínea, necessidade de transfusão sanguínea, níveis de fibrinogênio, tempo de ativação do fator VIII, níveis de FvW e tempos de agregação plaquetária (utilizando adenosina difosfato, epinefrina, colágeno e ristocetina como agregantes plaquetários).

Os níveis de fibrinogênio apresentaram-se reduzidos em ambos os grupos, 2 horas após a cirurgia, porém houve aumento significativo desses níveis 24 horas após a cirurgia no grupo-controle (p = 0,0307).

No grupo desmopressina, houve encurtamento do tempo de ativação do fator VIII nas 24 horas de pós-operatório (p = 0,0127). Os níveis pós-operatórios de FvW foram maiores que os níveis pré-operatórios no grupo desmopressina.

Os tempos de agregação plaquetária estavam prolongados 2 horas após a cirurgia em ambos os grupos, porém o grupo-controle apresentou tempo de agregação plaquetária mais elevado e porcentagem de ativação plaquetária reduzida, se comparado ao grupo desmopressina.

Não houve diferença em relação à quantidade de perda sanguínea e à necessidade de transfusão de produtos sanguíneos entre os dois grupos.

Artigo 5 – Despotis GJ, Levine V, Saleem R, Spitznagel E, Joist JH. Use of point-of-care test in identification of patients who can benefit from desmopressin during cardiac surgery: a randomised controlled trial. Lancet. 1999;354(9173):106-10.

P (n = 101) Pacientes submetidos à cirurgia cardíaca eletiva com CEC, que apresentaram disfunção plaquetária identificada pelo teste hemoSTATUS.
I (n = 50) Pacientes que receberam 0,4 mcg/kg de DDAVP intravenoso após o término da CEC, imediatamente após a administração de protamina.
C (n = 51) Pacientes que receberam solução salina no mesmo momento.
O Foram analisados dados pós-operatórios, como necessidade de transfusão de produtos sanguíneos e perda sanguínea nas primeiras 24 horas, por meio dos débitos de drenos.

Tabela 4 Escore de Jadad

Parâmetro	Sim/não	Pontuação
Randomizado	Sim	+1
Randomização adequada	Sim	+1
Duplo-cego	Sim	+1
Cegamento adequado	Sim	+1
Descreve perdas	Sim	+1
Total		5 (boa qualidade)

Os pacientes identificados pelo teste como portadores de disfunção plaquetária e tratados com desmopressina apresentaram necessidade 50% menor de receber CH (p = 0,009), 95% menos chance de receber Plq (p = 0,0001), e 87% de chance menor de receber PFC (p = 0,0008). Além disso, os pacientes do grupo DDAVP também apresentaram sangramento 39% menor (p = 0,004) que os pacientes do grupo placebo.

Artigo 6 – Casas JI, Zuazu-Jausoro I, Mateo J, Oliver A, Litvan H, Muñiz-Díaz E, et al. Aprotinin versus desmopressin for patients undergoing operations with cardiopulmonary bypass. A double-blind placebo-controlled study. J Thorac Cardiovasc Surg. 1995;110(4 Pt 1):1107-17.

P (n = 149) Pacientes adultos submetidos à cirurgia de revascularização do miocárdio, troca valvar ou anuloplastia, troca valvar e revascularização do miocárdio combinadas ou fechamento de comunicação interatrial.

I Grupo 1 (n = 50): pacientes que receberam solução de soro fisiológico na indução anestésica, no *priming* da CEC e durante o procedimento em infusão contínua, e após a protamina receberam 0,3 a 0,4 mcg/kg de desmopressina intravenosa. Grupo 2 (n = 48): pacientes que receberam aprotinina na indução, no *priming* da CEC e durante o procedimento em infusão contínua e após a protamina receberam solução salina.

C (n = 51) Pacientes que receberam solução salina nos mesmos momentos.

O Foram analisados dados pós-operatórios, como necessidade de transfusão de hemoderivados e perda sanguínea. Também foram dosados níveis de atividade do fator VIII, FvW, complexos de trombina-antitrombina e D-dímero.

Tabela 5   Escore de Jadad

Parâmetro	Sim/não	Pontuação
Randomizado	Sim	+1
Randomização adequada	Não	–1
Duplo-cego	Sim	+1
Cegamento adequado	Sim	+1
Descreve perdas	Não	0
Total		2 (má qualidade)

Sangramento total foi de 195 ± 146 mL/m² no grupo da aprotinina, de 400 ± 192 mL/m² no grupo da desmopressina e de 489 ± 361 mL/m² no grupo placebo (intervalos de confiança de 95%: diferença entre desmopressina e aprotinina de 97 a 312 mL/m², p < 0,001; diferença entre aprotinina e placebo de 190 a 398 mL/m², p < 0,001). Apenas 26% dos pacientes tratados com aprotinina, 66% dos tratados com desmopressina e 56% dos que foram tratados com placebo receberam transfusão (intervalo de confiança de 95%: diferença entre aprotinina *versus* placebo e desmopressina 51% a 71%, p < 0,001). A ativação fibrinolítica em CEC foi consideravelmente maior nos grupos tratados com placebo ou desmopressina.

Artigo 7 – Temeck BK, Bachenheimer LC, Katz NM, Coughlin SS, Wallace RB. Desmopressin acetate in cardiac surgery: a double-blind, randomized study. South Med J. 1994;87(6):611-5.

P (n = 83) Pacientes submetidos à cirurgia cardíaca aberta.

I (n = 40) Pacientes que receberam 0,3 mcg/kg de DDAVP intravenoso após o término da CEC e após reversão adequada da heparina pela infusão de protamina.

C (n = 43) Pacientes que receberam solução salina intravenosa, no mesmo momento.

O A perda sanguínea intraoperatória foi determinada pelo conteúdo de coleções aspiradas durante a cirurgia, enquanto a perda sanguínea pós-operatória foi determinada por débitos de drenos torácicos durante as primeiras 24 horas. Testes de coagulação e contagem de Plq foram analisados no pré-operatório, no pós-operatório imediato e nas 24 horas após a cirurgia.

Tabela 6   Escore de Jadad

Parâmetro	Sim/não	Pontuação
Randomizado	Sim	+1
Randomização adequada	Não	–1
Duplo-cego	Sim	+1
Cegamento adequado	Sim	+1
Descreve perdas	Não	0
Total		2 (má qualidade)

Nenhuma diferença significante foi encontrada entre os grupos DDAVP e placebo, exceto por um tempo de tromboplastina parcial ativado (TTpA) no pós-operatório imediato, prolongado no grupo placebo (p < 0,05).

Não foi observada diferença significativa entre os grupos na quantidade de sangue coletado pelos drenos torácicos. Assim como não houve diferença nos débitos dos drenos entre os pacientes de ambos os grupos que utilizavam antiagregantes plaquetários antes da cirurgia.

Artigo 8 – Sheridan DP, Card RT, Pinilla JC, Harding SM, Thomson DJ, Gauthier L, et al. Use of desmopressin acetate to reduce blood transfusion requirements during cardiac surgery in patients with acetylsalicylic-acid-induced platelet dysfunction. Can J Surg. 1994;37(1):33-6.

P (n = 44) Pacientes masculinos em uso de ácido acetilsalicílico (AAS) há pelo menos 7 dias, submetidos à cirurgia de revascularização miocárdica.

I (n = 20) Pacientes que receberam 10 mcg de desmopressina/área de superfície corpórea após término da CEC e reversão da heparina.
C (n = 24) Pacientes que receberam volume equivalente de solução fisiológica no mesmo momento.
O Os principais desfechos avaliados foram perda sanguínea e necessidade de transfusão. O grupo de pacientes tratados com DDAVP apresentou perda sanguínea significativamente menor do que o grupo que recebeu solução salina ($p < 0,01$). Um número menor de pacientes que receberam DDAVP precisou de transfusão sanguínea se comparado ao grupo placebo (9 *versus* 18; $p < 0,02$).

Artigo 9 – Rocha E, Hidalgo F, Llorens R, Melero JM, Arroyo JL, Páramo JA. Randomized study of aprotinin and DDAVP to reduce postoperative bleeding after cardiopulmonary bypass surgery. Circulation. 1994;90(2):921-7.

P (n = 109) Pacientes adultos (>18 anos), portadores de doença valvar ou coronária, submetidos à cirurgia cardíaca com CEC.
I Grupo A (n = 28): pacientes que receberam 70 mg de aprotinina (500.000 unidades de inativador de calicreína, UIC) 30 minutos após a indução anestésica, seguido por infusão contínua de $0,5 \times 10^6$ UIC/h até o fim da cirurgia. Grupo B (n = 25): pacientes que receberam 0,3 mcg/kg de DDAVP após a CEC, imediatamente após administração de protamina. Grupo C (n = 28): pacientes que receberam duas doses de DDAVP 0,3 mcg/kg, sendo a primeira dose no mesmo momento em que o grupo B e a segunda dose 6 horas após a cirurgia.
C Grupo D (n = 28): pacientes que não receberam aprotinina ou DDAVP (grupo-controle).
O Amostras de sangue foram coletadas antes da cirurgia, ao final da CEC, 90 minutos e 24 horas após a cirurgia. Foram analisados níveis de Hb, hematócrito e marcadores associados ao sistema fibrinolítico, como plasminogênio, alfa2-antiplasmina, inibidor do ativador do plasminogênio tipo 1 (IAP-1), ativador do plasminogênio tecidual e produtos de degradação da fibrina. A perda sanguínea pós-operatória nas primeiras 72 horas foi mensurada por meio do débito por drenos. Também foi avaliada a transfusão de CH nas primeiras 72 horas, além de pressão arterial e débito urinário nas primeiras 24 horas.

Tabela 7   Escore de Jadad

Parâmetro	Sim/não	Pontuação
Randomizado	Sim	+1
Randomização adequada	Não	−1
Duplo-cego	Não	0
Descreve perdas	Não	0
Total		0 (má qualidade)

Foi observada a redução acentuada da perda sanguínea pós-operatória durante as primeiras 12 horas ($p < 0{,}01$) e nas primeiras 72 horas ($p < 0{,}02$) no grupo A, tratado com aprotinina, se comparado aos grupos B, C e D. Os grupos tratados com DDAVP não apresentaram redução da perda sanguínea quando comparados ao grupo-controle.

O número de transfusões sanguíneas também foi menor no grupo A nas primeiras 12 horas ($p < 0{,}01$) e nas 72 horas após a cirurgia ($p < 0{,}01$). Não houve diferença em relação à quantidade de transfusões nos grupos que receberam DDAVP, quando comparados ao grupo-controle.

Os níveis de Hb foram similares entre os grupos. Na avaliação dos componentes fibrinolíticos plasmáticos, houve redução dos produtos de degradação da fibrina no grupo A ($p < 0{,}001$), enquanto foi observada a hiperfibrinólise nos grupos B, C e D.

Artigo 10 – Dilthey G, Dietrich W, Spannagl M, Richter JA. Influence of desmopressin acetate on homologous blood requirements in cardiac surgical patients pretreated with aspirin. J Cardiothorac Vasc Anesth. 1993;7(4):425-30.

P   (n = 39) Pacientes masculinos em uso de AAS há pelo menos 5 dias, submetidos à primeira cirurgia de revascularização miocárdica eletiva.

I   (n = 19) Pacientes que receberam 0,3 mcg/kg de DDAVP intravenoso após término da CEC e administração de protamina.

C   (n = 20) Pacientes que receberam volume equivalente de solução fisiológica no mesmo momento.

O   Os principais desfechos avaliados foram necessidade de transfusão sanguínea, quantidade de soluções coloides e cristaloides recebidas pelos grupos, volume de sangue coletado pelos drenos, entre outros parâmetros.

Tabela 8   Escore de Jadad

Parâmetro	Sim/não	Pontuação
Randomizado	Sim	+1
Randomização adequada	Não	-1
Duplo-cego	Sim	+1
Cegamento adequado	Sim	+1
Descreve perdas	Não	0
Total		2 (má qualidade)

Os pacientes do grupo desmopressina receberam, em média, duas unidades de CH, enquanto o grupo placebo recebeu em média 3,5 unidades (p < 0,05). Não foram observadas diferenças na perda sanguínea coletada pelos drenos, possivelmente explicada pela redução de sangramento intraoperatório ou diminuição do hematócrito no sangue coletado pelos drenos.

Artigo 11 – Marquez J, Koehler S, Strelec SR, Benckart DH, Spero JA, Cottington EM, et al. Repeated dose administration of desmopressin acetate in uncomplicated cardiac surgery: a prospective, blinded, randomized study. J Cardiothorac Vasc Anesth. 1992;6(6):674-6.

P   (n = 65) Pacientes submetidos à cirurgia de revascularização miocárdica, sem antecedente de cirurgia cardíaca prévia, que não fizeram uso recente de AAS, anti-inflamatórios não hormonais, cumarínicos ou heparina.

I   Grupo I (n = 22): pacientes que receberam DDAVP (0,3 mcg/kg) intravenoso imediatamente após reversão da heparina com protamina e 12 horas após a cirurgia. Grupo II (n = 21): pacientes que receberam DDAVP (0,3 mcg/kg) após reversão da heparina com protamina e solução salina (placebo) 12 horas após a cirurgia.

C   Grupo III (n = 22): pacientes que receberam solução salina nos dois momentos descritos.

O   A perda sanguínea foi analisada no intraoperatório, mensurando o peso de compressas e a quantidade de sangue aspirado e no pós-operatório, 24 e 36 horas após a cirurgia, pelo débito dos drenos torácicos. Outros desfechos avaliados foram: tempo de sangramento (utilizando dispositivo com lâmina de mola), quantidade de produtos sanguíneos transfundidos e ocorrência de infarto do miocárdio.

Tabela 9 Escore de Jadad

Parâmetro	Sim/não	Pontuação
Randomizado	Sim	+1
Randomização adequada	Não	−1
Duplo-cego	Sim	+1
Cegamento adequado	Sim	+1
Descreve perdas	Sim	+1
Total		3 (boa qualidade)

A perda sanguínea e o tempo de sangramento foram menores no grupo I nas primeiras 24 horas (p < 0,04) quando comparado ao grupo III. Entretanto, nenhuma outra diferença foi encontrada entre os três grupos em relação a sangramento ou à coagulação.

A quantidade de CH, PFC e Plq transfundidos foi semelhante em todos os grupos no intraoperatório e nas 36 horas após a cirurgia. Os níveis de Hb e Plq também não foram diferentes entre os grupos. O grupo I apresentou maior número de infartos do miocárdio. Embora esta ocorrência não tenha sido estatisticamente significante, optou-se por descontinuar o estudo, uma vez que o pequeno tamanho da amostra pode ter prejudicado o poder dos testes estatísticos.

Artigo 12 – Gratz I, Koehler J, Olsen D, Afshar M, DeCastro N, Spagna PM, et al. The effect of desmopressin acetate on postoperative hemorrhage in patients receiving aspirin therapy before coronary artery bypass operations. See comment in PubMed Commons belowJ Thorac Cardiovasc Surg. 1992;104(5):1417-22.

P (n = 59) Pacientes submetidos à cirurgia de revascularização do miocárdio, que receberam AAS por pelo menos 7 dias antes da cirurgia.

I (n = 29) Pacientes que receberam 0,3 mcg/kg de desmopressina imediatamente após a administração de protamina para reversão da heparina.

C (n = 30) Pacientes que receberam volume equivalente de solução salina no mesmo momento.

O Os desfechos avaliados foram perda sanguínea pós-operatória (débitos dos drenos torácicos), necessidade de transfusão sanguínea e ocorrência de complicações trombóticas.

Foi notada uma significativa redução da perda sanguínea pós-operatória no grupo DDAVP, tanto por débitos dos drenos torácicos quanto perda sanguínea total (p = 0,016 e p = 0,0097). Apesar disso, não houve diferença na transfusão de CH entre os dois grupos. No entanto, a quantidade de Plq administradas ao grupo

DDAVP foi menor (p = 0,053). A ocorrência de complicações trombóticas não foi diferente entre os grupos.

Artigo 13 – de Prost D, Barbier-Boehm G, Hazebroucq J, Ibrahim H, Bielsky MC, Hvass U, et al. Desmopressin has no beneficial effect on excessive postoperative bleeding or blood product requirements associated with cardiopulmonary bypass. Thromb Haemost. 1992;68(2):106-10.

P   (n = 92) Pacientes submetidos a cirurgias cardíacas eletivas com CEC (revascularização miocárdica, cirurgias valvares, de raiz de aorta e reoperações), com sangramento evidente (> 75 mL/m^2/h) e tempo de sangramento prolongado (> 10 min) nas primeiras 6 horas de pós-operatório.

I   (n = 46) Pacientes que receberam 0,3 mcg/kg de DDAVP após a CEC.

C   (n = 46) Pacientes que receberam placebo no mesmo momento.

O   Os desfechos avaliados durante as 24 horas após a cirurgia foram perda sanguínea pós-operatória, transfusão de CH, necessidade de transfusão de todos os produtos sanguíneos, taxa de reoperação por hemorragia, testes de coagulação e função plaquetária.

A perda sanguínea média nas primeiras 24 horas após o tratamento foi similar entre os grupos DDAVP e placebo (582 *versus* 465 mL, respectivamente; p = 0,15). Também não houve diferença na transfusão de CH (p = 0,76), PFC (p = 0,66) e unidades de Plq (p = 0,74) em ambos os grupos.

Os níveis de biomarcadores coletados (produtos de degradação da fibrina, complexo trombina-antitrombina III e ativador do plasminogênio tecidual) foram similares em ambos os grupos. Os níveis de fator VIII:C e FvW foram discretamente maiores no grupo DDAVP, mas essa diferença não foi estatisticamente relevante.

Artigo 14 – Ansell J, Klassen V, Lew R, Ball S, Weinstein M, VanderSalm T, et al. Does desmopressin acetate prophylaxis reduce blood loss after valvular heart operations? A randomized, double-blind study. J Thorac Cardiovasc Surg. 1992;104(1):117-23.

P   (n = 83) Pacientes submetidos a cirurgias valvares eletivas, seguidas ou não de revascularização miocárdica.

I   (n = 41) Pacientes que receberam 0,3 mcg/kg de DDAVP intravenoso em 15 minutos de infusão após a CEC, terminada a administração de protamina.

C   (n = 42) Pacientes que receberam volume equivalente de placebo, no mesmo momento.

O   Não houve diferença significante na quantidade total de sangramento em 24 horas entre os grupos DDAVP e placebo (1064 ± 647,1 mL *versus* 844,4 ± 507,6 mL; p > 0,05). Também não foi observada nenhuma diferença na necessidade de transfusão de CH, Plq, PFC, de re-exploração para controle de sangramento ou na ocorrência de complicações trombóticas. A análise da atividade do fator VIII, FvW e multímeros do FvW falhou em demonstrar correlação com perda sanguínea ou diferença entre os grupos, exceto a atividade do fator VIII, que foi significativamente maior no grupo DDAVP 1 hora após a cirurgia.

Artigo 15 – Mongan PD, Hosking MP. The role of desmopressin acetate in patients undergoing coronary artery bypass surgery. A controlled clinical trial with thromboelastographic risk stratification. Anesthesiology. 1992;77(1):38-46.

P (n = 115) Pacientes submetidos à cirurgia de revascularização miocárdica com CEC, com teste tromboelastográfico normal antes da cirurgia cardíaca.

I (n = 57)
Grupo 1 (n = 44): pacientes com tromboelastografia (TEG) normal após a CEC e que receberam DDAVP, 0,3 mcg/kg intravenoso, ao final da CEC. Grupo 2 (n = 13): pacientes com TEG anormal (amplitude máxima < 50 mm) que receberam DDAVP, 0,3 mcg/kg, após o fim de CEC.

C (n = 58)
Grupo 1 (n = 42): pacientes com TEG normal que, após o fim de CEC, receberam solução salina. Grupo 2 (n = 16): pacientes com TEG anormal que receberam solução salina no mesmo momento.

O Os pacientes foram avaliados quanto ao volume coletado pelo dreno mediastinal e quanto à necessidade de hemoderivados.

Tabela 10 Escore de Jadad

Parâmetro	Sim/não	Pontuação
Randomizado	Sim	+1
Randomização adequada	Sim	+1
Duplo-cego	Sim	+1
Cegamento adequado	Sim	+1
Descreve perdas	Sim	+1
Total		5 (boa qualidade)

Os pacientes do grupo placebo com disfunção plaquetária, indicada pela TEG ao final da CEC, apresentaram quantidade significativamente maior de sangue coletado pelo dreno mediastinal se comparados aos que receberam placebo e apresentavam TEG normal (1.352,6 ± 773,1 mL vs. 1.865 ± 384,4 mL; p = 0,002). Além disso, também apresentaram maior necessidade de hemoderivados (p < 0,05). Os pacientes com TEG alterada (grupo 2) que receberam DDAVP não apresentaram aumento do sangramento ou da necessidade de hemoderivados em relação ao grupo com TEG normal (grupo 1). No grupo 2, foi observada uma redução na quantidade de sangue coletado pelo dreno mediastinal dos pacientes tratados com desmopressina, se comparados aos tratados com placebo (881,2 ± 594,5 mL *vs.* 1.352,5 ± 773,1 mL; p = 0,036). O resultado sugere que a desmopressina foi efetiva em diminuir o sangramento pós-operatório e que a TEG pode identificar pacientes com risco de apresentar maior perda sanguínea e que podem se beneficiar com o uso do DDAVP.

Artigo 16 – Kuitunen AH. Haemostatic responses to desmopressin acetate after primary coronary artery bypass surgery. Ann Chir Gynae Col. 1992;81(1):11-8.

P   (n = 33) Pacientes submetidos à cirurgia eletiva de revascularização miocárdica.
I   (n = 15) Pacientes que receberam 0,3 mcg/kg de DDAVP em 15 minutos de infusão após fechamento do esterno.
C   (n = 15) Pacientes que receberam volume equivalente de solução salina no mesmo momento.
O   Após a administração de DDAVP, os níveis de fator VIII:C foram maiores do que no grupo placebo (p < 0,01). Houve tendência ao aumento do antígeno de von Willebrand no grupo DDAVP quando comparado ao grupo placebo (p = 0,0556). A análise de diversos parâmetros hemostáticos não mostrou alterações em relação à hipercoagulabilidade ou à fibrinólise. Os pacientes tratados com DDAVP e placebo apresentaram taxas de perda sanguínea e de necessidade de transfusão similares no pós-operatório.

Artigo 17 – Horrow JC, Van Riper DF, Strong MD, Brodsky I, Parmet JL. Hemostatic effects of tranexamic acid and desmopressin during cardiac surgery. Circulation. 1991;84(5):2063-70.

P   (n = 159) Pacientes submetidos à cirurgia cardíaca eletiva com CEC operados pelo mesmo cirurgião.
I   (n = 115)
    Grupo T (n = 37) recebeu ácido tranexâmico 10 mg/kg da indução da anestesia, seguida de infusão contínua até 12 horas após a cirurgia. Grupo D (n = 38) recebeu desmopressina 0,3 mcg/kg após a protamina. Grupo B (n = 40) recebeu ácido tranexâmico e desmopressina (mesmos regimes).
C   (n = 20)
    Grupo P (n = 44) recebeu solução salina.

O Os pacientes foram avaliados quanto a perda sanguínea, necessidade de transfusão sanguínea, coagulação e complicações trombóticas.

Tabela 11 Escore de Jadad

Parâmetro	Sim/não	Pontuação
Randomizado	Sim	+1
Randomização adequada	Sim	+1
Duplo-cego	Sim	+1
Cegamento adequado	Sim	+1
Descreve perdas	Sim	+1
Total		5 (boa qualidade)

A desmopressina isoladamente não foi eficaz em reduzir a perda sanguínea nas primeiras 12 horas ou com a necessidade de transfusão de CH. A terapia com ácido tranexâmico foi capaz de reduzir, significativamente, a perda sanguínea em 30% (p < 0,0001), sem diferença quando associado à desmopressina. O ácido tranexâmico também reduziu a necessidade de transfusão nas primeiras 12 horas após a cirurgia (8% *vs.* 21%; p = 0,024) e 5 dias após a cirurgia (22% *vs.* 41%, p = 0,011). Houve três ocorrências de acidente vascular encefálico no grupo tratado com DDAVP, uma ocorrência no grupo que recebeu ácido tranexâmico e uma no grupo que recebeu ambas as terapias. Porém, não foram aplicados testes estatísticos para este achado.

Artigo 18 – Reich DL, Hammerschlag BC, Rand JH, Weiss-Bloom L, Perucho H, Galla J, et al. Desmopressin acetate is a mild vasodilator that does not reduce blood loss in uncomplicated cardiac surgical procedures. J Cardiothorac Vasc Anesth. 1991;5(2):142-5.

P (n = 27) Pacientes submetidos à cirurgia cardíaca primária eletiva de revascularização miocárdica ou troca valvar simples.

I (n = 14) Pacientes que receberam 0,3 mcg/kg de desmopressina após a administração de protamina.

C (n = 13) Pacientes que receberam volume equivalente de solução salina no mesmo momento.

O Os pacientes foram avaliados quanto a parâmetros de coagulação, variáveis hemodinâmicas, recebimento de hemoderivados e perda sanguínea.

Tabela 12   Escore de Jadad

Parâmetro	Sim/não	Pontuação
Randomizado	Sim	+1
Randomização adequada	Não	−1
Duplo-cego	Sim	+1
Cegamento adequado	Sim	+1
Descreve perdas	Não	0
Total		2 (má qualidade)

Não houve diferença com significância estatística entre os grupos em relação a variáveis demográficas, parâmetros de coagulação, capacidade de concentração renal, perda sanguínea ou requerimento de transfusão. No grupo da desmopressina, após o recebimento da droga, houve queda na resistência vascular sistêmica com aumento do débito cardíaco, sendo que 5 dos 13 pacientes necessitaram de intervenção medicamentosa para tratar hipotensão, enquanto no grupo placebo não houve essa necessidade (p = 0,008). Os autores concluem que o DDAVP produz leve vasodilatação, mas não é capaz de reduzir perda sanguínea ou necessidade de transfusão.

Artigo 19 – Lazenby WD, Russo I, Zadeh BJ, Zelano JA, Ko W, Lynch CC, et al. Treatment with desmopressin acetate in routine coronary artery bypass surgery to improve postoperative hemostasis. Circulation. 1990;82(5 Suppl):IV413-9.

P   (n = 60) Pacientes submetidos à cirurgia cardíaca primária eletiva de revascularização miocárdica.

I   (n = 30) Pacientes que receberam 0,3 mcg/kg de desmopressina após a administração de protamina.

C   (n = 30) Pacientes que receberam mesmo volume de solução salina no mesmo momento.

O   Os pacientes foram avaliados quanto a parâmetros de coagulação, perda sanguínea pelos drenos e necessidade de hemoderivados. Não houve diferença significante na perda sanguínea e na necessidade de hemoderivados entre os grupos.

Tabela 13 Escore de Jadad

Parâmetro	Sim/não	Pontuação
Randomizado	Sim	+1
Randomização adequada	Não	-1
Duplo-cego	Não	0
Descreve perdas	Não	0
Total		0 (má qualidade)

Artigo 20 – Andersson TL, Solem JO, Tengborn L, Vinge E. Effects of desmopressin acetate on platelet aggregation, von Willebrand factor, and blood loss after cardiac surgery with extracorporeal circulation. Circulation. 1990;81(3):872-8.

P (n = 19) Pacientes submetidos à cirurgia cardíaca primária eletiva de revascularização miocárdica com pelo menos três pontes de veias ou mamária interna.

I (n = 10) Os pacientes receberam 0,3 mcg/kg de desmopressina 15 minutos após a administração de protamina.

C (n = 9) Os pacientes receberam solução salina no mesmo momento.

O Os pacientes foram avaliados quanto a parâmetros de coagulação e débito dos drenos torácicos. A administração de DDAVP foi capaz de aumentar o nível plasmático de FvW, mas não alterou a agregação plaquetária, o tempo de sangramento ou a perda sanguínea em cirurgias de revascularização miocárdica não complicadas.

Tabela 14 Escore de Jadad

Parâmetro	Sim/não	Pontuação
Randomizado	Sim	+1
Randomização adequada	Não	-1
Duplo-cego	Sim	+1
Cegamento adequado	Sim	+1
Descreve perdas	Sim	+1
Total		3 (boa qualidade)

Artigo 21 – Hedderich GS, Petsikas DJ, Cooper BA, Leznoff M, Guerraty AJ, Poirier NL, et al. Desmopressin acetate in uncomplicated coronary artery bypass surgery: a prospective randomized clinical trial. Can J Surg. 1990;33(1):33-6.

P (n = 62) Pacientes submetidos à cirurgia eletiva de revascularização miocárdica.
I (n = 31) Pacientes que receberam 0,3 mcg/kg de DDAVP intravenoso imediatamente após administração de protamina.
C (n = 31) Pacientes que receberam volume equivalente de placebo, no mesmo momento.
O O grupo tratado com DDAVP apresentou aumento dos níveis pós-operatórios de FvW em relação aos níveis pré-operatórios (p > 0,001). No grupo placebo, houve aumento discreto, porém não significativo. Não foi encontrada nenhuma diferença na quantidade total de perda sanguínea, nem no número de transfusões de CH, entre os dois grupos.

Artigo 22 – Hackmann T, Gascoyne RD, Naiman SC, Growe GH, Burchill LD, Jamieson WR, et al. A trial of desmopressin (1-desamino-8-D-arginine vasopressin) to reduce blood loss in uncomplicated cardiac surgery. N Engl J Med. 1989;321(21):1437-43.

P (n = 150) Pacientes submetidos a cirurgias cardíacas eletivas com CEC.
I (n = 74) Pacientes que receberam 0,3 mcg/kg de DDAVP intravenoso em 15 minutos de infusão, após a CEC e terminados os efeitos da reversão da heparina com protamina.
C (n = 76) Pacientes que receberam mesmo volume de solução salina, no mesmo momento.
O Os principais desfechos avaliados foram perda sanguínea e necessidade de transfusão. A quantidade média de sangramento nas primeiras 24 horas após a cirurgia foi similar entre os grupos DDAVP e placebo (865 *versus* 738 mL; p = 0,26). A necessidade de transfusão de CH e de todos os hemocomponentes no pós-operatório também não foi significativamente diferente entre os grupos (p = 0,53 e p = 0,23). Os níveis de cofator ristocetina e de FvW, após a infusão de placebo ou DDAVP, foram semelhantes em ambos os grupos.

Artigo 23 – Rocha E, Llorens R, Páramo JA, Arcas R, Cuesta B, Trenor AM. Does desmopressin acetate reduce blood loss after surgery in patients on cardiopulmonary bypass? Circulation. 1988;77(6):1319-23.

P (n = 100) Pacientes adultos submetidos a cirurgias cardíacas com CEC.
I (n = 50) Pacientes que receberam 0,3 mcg/kg de DDAVP após a CEC, imediatamente após a infusão da protamina.

C (n = 50) Pacientes que receberam volume equivalente de placebo no mesmo momento.
O Foram avaliadas as perdas sanguíneas no intraoperatório e nas primeiras 72 horas após a cirurgia, mensurando peso de compressas, conteúdo aspirado e débitos de drenos torácicos. Os resultados não mostraram diferenças na quantidade total de sangramento ou na necessidade de transfusão sanguínea entre os grupos nas primeiras 72 horas após a cirurgia (p > 0,02). Apenas a perda sanguínea intraoperatória foi significativamente menor (p > 0,02) no grupo DDAVP (131 ± 106 mL) quando comparado ao grupo placebo (193 ± 137 mL). O tempo de sangramento prolongado e a queda do fator VII:C e do FvW foram menores no grupo DDAVP (p > 0,01).

Tabela 15 Escore de Jadad

Parâmetro	Sim/não	Pontuação
Randomizado	Sim	+1
Randomização adequada	Não	-1
Duplo-cego	Sim	+1
Cegamento adequado	Sim	+1
Descreve perdas	Não	0
Total		2 (má qualidade)

Artigo 24 – Salzman EW, Weinstein MJ, Weintraub RM, Ware JA, Thurer RL, Robertson L, et al. Treatment with desmopressin acetate to reduce blood loss after cardiac surgery. A double-blind randomized trial. N Engl J Med. 1986;314(22):1402-6.

P (n = 70) Pacientes submetidos a cirurgias cardíacas com CEC.
I (n = 35) Pacientes que receberam 0,3 mcg/kg de DDAVP intravenoso em 15 minutos de infusão após o término da CEC, imediatamente após a administração de protamina.
C (n = 35) Pacientes que receberam volume equivalente de placebo.
O O uso de DDAVP reduziu, significativamente, a perda sanguínea no intraoperatório e no pós-operatório precoce comparado ao uso de placebo (1.317 ± 486 mL *versus* 2.210 ± 1.415 mL; p = 0,001). Os níveis plasmáticos de FvW foram maiores após administração de desmopressina se comparados aos do grupo-controle (p = 0,02). Dos 14 pacientes que apresentaram sangramento maior que 2.000 mL, 11 receberam placebo. Houve tendência à diminuição da necessidade de transfusão de CH no grupo DDAVP nas primeiras 72 horas após a cirurgia. Entretanto, essa diferença não foi significativa (p = 0,079).

SÍNTESE DA EVIDÊNCIA

Utilizando o escore de Jadad como instrumento de avaliação da qualidade metodológica, os trabalhos foram classificados da seguinte forma: sete estudos de alta qualidade (escores de Jadad 3, 4 ou 5), oito estudos de baixa qualidade (escores de Jadad 0, 1 ou 2) e nove estudos não foram classificados em razão da indisponibilidade de texto completo.

Oito estudos tipo ensaio (*trials*) encontraram associação entre o uso de DDAVP e a redução da perda sanguínea pós-operatória, sendo cinco deles de alta qualidade. Dos dezesseis ensaios que falharam em reproduzir esse achado, apenas quatro foram de alta qualidade. Sete estudos avaliaram perda sanguínea no intraoperatório, e somente dois encontraram diminuição do sangramento com a administração de DDAVP. Quatro trabalhos analisaram pacientes em uso de AAS, e somente dois demonstraram diminuição de perda sanguínea relacionada ao uso de DDAVP. Embora haja tendência à diminuição do sangramento pós-operatório entre os pacientes tratados com desmopressina, essa diminuição é discreta e parece ter pouca relevância clínica, mesmo nos pacientes em uso de AAS.

Somente seis *trials* mostraram diminuição da necessidade de transfusão sanguínea nos grupos que receberam DDAVP, sendo dois deles de alta qualidade. Dos dezessete trabalhos que não encontraram diferença significativa na necessidade de transfusão, seis são de alta qualidade. Apenas um estudo não analisou necessidade de transfusão como desfecho. Dessa forma, apesar de existir a possibilidade de o DDAVP reduzir o uso de hemocomponentes, esse efeito é pequeno e de pouco significado clínico.

Em geral, a ocorrência de complicações trombóticas relacionadas ao DDAVP apresentou baixa incidência. Dos *trials* que reportaram esses eventos, um deles encontrou uma tendência ao aumento do número de infartos do miocárdio no grupo que recebeu DDAVP. Outro estudo mostrou maior número de acidentes vasculares encefálicos no grupo tratado com DDAVP. Entretanto, essas diferenças não foram estatisticamente significativas. Um trabalho de alta qualidade registrou mais episódios de queda da resistência vascular sistêmica e de hipotensão com necessidade de vasopressor no grupo tratado com desmopressina comparado ao grupo tratado com placebo, indicando que o fármaco possui propriedades vasodilatadoras que podem influenciar parâmetros hemodinâmicos.

Com base nas evidências disponíveis, parece não haver claro benefício associado ao uso de DDAVP em cirurgia cardíaca com o intuito de diminuir perda sanguínea e necessidade de transfusão de hemocomponentes. Pode-se observar que os efeitos do tratamento com desmopressina são bastante heterogêneos entre os trabalhos, as conclusões são conflitantes e os resultados positivos não se traduzem em significado clínico importante. Além disso, grande parte dos estudos são pequenos e de qualidade limitada e incluem cirurgias cardíacas de diversas complexidades, com tempos de cirurgia e de CEC variáveis, o que pode interferir nos desfechos mensurados. A conclusão é consistente com outras revisões sistemáticas e metanálises já publicadas, nas quais o tratamento com desmopressina mostrou eficácia discreta na redução do sangramento pós-operatório e resultados sem significado estatístico na redução da necessidade de transfusão sanguínea[32-35].

RECOMENDAÇÃO

Considerando a ausência de significado clínico atribuído à redução do sangramento perioperatório e da necessidade de transfusão sanguínea com o uso de desmopressina, o uso rotineiro de DDAVP em cirurgias cardíacas eletivas não se justifica. Estudos clínicos randomizados futuros podem esclarecer o benefício do DDAVP em cirurgias cardíacas complexas e/ou com tempo de CEC prolongado.

REFERÊNCIAS BIBLIOGRÁFICAS

1. Dacey LJ, Munoz JJ, Baribeau YR, Johnson ER, Lahey SJ, Leavitt BJ, et al. Reexploration for hemorrhage following coronary artery bypass grafting: incidence and risk factors. Northern New England Cardiovascular Disease Study Group. Arch Surg. 1998;133(4):442-7.
2. Vamvakas EC, Blajchman MA. Transfusion-related mortality: the ongoing risks of allogeneic blood transfusion and the available strategies for their prevention. Blood. 2009;113(15):3406-17. Epub 2009 Feb 2.
3. Ruggeri ZM, Mannucci PM, Lombardi R, Federici AB, Zimmerman TS. Multimeric composition of factor VIII/von Willebrand factor following administration of DDAVP: implications for pathophysiology and therapy of von Willebrand's disease subtypes. Blood. 1982;59(6):1272-8.
4. Khuri SF, Wolfe JA, Josa M, Axford TC, Szymanski I, Assousa S, et al. Hematologic changes during and after cardiopulmonary bypass and their relationship to the bleeding and nonsurgical blood loss. J Thorac Cardiovasc Surg. 1992;104(1):94-107.
5. Rinder CS, Mathew JP, Rinder HM, Bonan J, Ault KA, Smith BR. Modulation of platelet surface adhesion receptors during cardiopulmonary bypass. Anesthesiology 1991;75:563-70 .
6. Salzman EW, Weinstein MJ, Weintraub RM, Ware JA, Thurer RL, Robertson L, et al. Treatment with desmopressin acetate to reduce blood loss after cardiac surgery. A double-blind randomized trial N Engl J Med. 1986;314(22):1402-6.
7. Jadad AR, Moore RA, Carroll D, Jenkinson C, Reynolds DJ, Gavaghan DJ, et al. Assessing the quality of reports of randomized clinical trials: is blinding necessary? Control Clin Trials. 1996;17:1-12.
8. Jin L, Ji HW. Effect of desmopressin on platelet aggregation and blood loss in patients undergoing valvular heart surgery. Chin Med J (Engl). 2015;128(5):644-7.
9. Steinlechner B, Zeidler P, Base E, Birkenberg B, Ankersmit HJ, Spannagl M, et al. Patients with severe aortic valve stenosis and impaired platelet function benefit from preoperative desmopressin infusion. Ann Thorac Surg. 2011;91(5):1420-6. Epub 2011 Mar 24.
10. Pleym H, Stenseth R, Wahba A, Bjella L, Tromsdal A, Karevold A, et al. Prophylactic treatment with desmopressin does not reduce postoperative bleeding after coronary surgery in patients treated with aspirin before surgery. Anesth Analg. 2004;98(3):578-84.
11. Ozkisacik E, Islamoğlu F, Posacioğlu H, Yağdi T, Başarir S, Omay SB, et al. Desmopressin usage in elective cardiac surgery. J Cardiovasc Surg (Torino). 2001;42(6):741-7.
12. Despotis GJ, Levine V, Saleem R, Spitznagel E, Joist JH. Use of point-of-care test in identification of patients who can benefit from desmopressin during cardiac surgery: a randomised controlled trial. Lancet. 1999;354(9173):106-10.

13. Casas JI, Zuazu-Jausoro I, Mateo J, Oliver A, Litvan H, Muñiz-Díaz E, et al. Aprotinin versus desmopressin for patients undergoing operations with cardiopulmonary bypass. A double-blind placebo-controlled study. J Thorac Cardiovasc Surg. 1995;110(4 Pt 1):1107-17.
14. Temeck BK, Bachenheimer LC, Katz NM, Coughlin SS, Wallace RB. Desmopressin acetate in cardiac surgery: a double-blind, randomized study. South Med J. 1994;87(6):611-5.
15. Sheridan DP, Card RT, Pinilla JC, Harding SM, Thomson DJ, Gauthier L, et al. Use of desmopressin acetate to reduce blood transfusion requirements during cardiac surgery in patients with acetylsalicylic-acid--induced platelet dysfunction. Can J Surg. 1994;37(1):33-6.
16. Rocha E, Hidalgo F, Llorens R, Melero JM, Arroyo JL, Páramo JA. Randomized study of aprotinin and DDAVP to reduce postoperative bleeding after cardiopulmonary bypass surgery. Circulation. 1994;90(2):921-7.
17. Dilthey G, Dietrich W, Spannagl M, Richter JA. Influence of desmopressin acetate on homologous blood requirements in cardiac surgical patients pretreated with aspirin. J Cardiothorac Vasc Anesth. 1993;7(4):425-30.
18. Marquez J, Koehler S, Strelec SR, Benckart DH, Spero JA, Cottington EM, et al. Repeated dose administration of desmopressin acetate in uncomplicated cardiac surgery: a prospective, blinded, randomized study. J Cardiothorac Vasc Anesth. 1992;6(6):674-6.
19. Gratz I, Koehler J, Olsen D, Afshar M, DeCastro N, Spagna PM, et al. The effect of desmopressin acetate on postoperative hemorrhage in patients receiving aspirin therapy before coronary artery bypass operations. See comment in PubMed Commons below. J Thorac Cardiovasc Surg. 1992;104(5):1417-22.
20. de Prost D, Barbier-Boehm G, Hazebroucq J, Ibrahim H, Bielsky MC, Hvass U, et al. Desmopressin has no beneficial effect on excessive postoperative bleeding or blood product requirements associated with cardiopulmonary bypass. Thromb Haemost. 1992;68(2):106-10.
21. Ansell J, Klassen V, Lew R, Ball S, Weinstein M, VanderSalm T, et al. Does desmopressin acetate prophylaxis reduce blood loss after valvular heart operations? A randomized, double-blind study. J Thorac Cardiovasc Surg. 1992;104(1):117-23.
22. Mongan PD, Hosking MP. The role of desmopressin acetate in patients undergoing coronary artery bypass surgery. A controlled clinical trial with thromboelastographic risk stratification. Anesthesiology. 1992;77(1):38-46.
23. Kuitunen AH. Haemostatic responses to desmopressin acetate after primary coronary artery bypass surgery. Ann Chir Gynae Col. 1992;81(1):11-8.
24. Horrow JC, Van Riper DF, Strong MD, Brodsky I, Parmet JL. Hemostatic effects of tranexamic acid and desmopressin during cardiac surgery. Circulation. 1991;84(5):2063-70.
25. Reich DL, Hammerschlag BC, Rand JH, Weiss-Bloom L, Perucho H, Galla J, et al. Desmopressin acetate is a mild vasodilator that does not reduce blood loss in uncomplicated cardiac surgical procedures. J Cardiothorac Vasc Anesth. 1991;5(2):142-5.
26. Lazenby WD, Russo I, Zadeh BJ, Zelano JA, Ko W, Lynch CC, et al. Circulation. Treatment with desmopressin acetate in routine coronary artery bypass surgery to improve postoperative hemostasis. 1990;82(5 Suppl):IV413-9.
27. Andersson TL, Solem JO, Tengborn L, Vinge E. Effects of desmopressin acetate on platelet aggregation, von Willebrand factor, and blood loss after cardiac surgery with extracorporeal circulation. Circulation. 1990;81(3):872-8.
28. Hedderich GS, Petsikas DJ, Cooper BA, Leznoff M, Guerraty AJ, Poirier NL, et al. Desmopressin acetate in uncomplicated coronary artery bypass surgery: a prospective randomized clinical trial. Can J Surg. 1990;33(1):33-6.
29. Hackmann T, Gascoyne RD, Naiman SC, Growe GH, Burchill LD, Jamieson WR, et al. A trial of desmopressin (1-desamino-8-D-arginine vasopressin) to reduce blood loss in uncomplicated cardiac surgery. 1989;321(21):1437-43.
30. Rocha E, Llorens R, Páramo JA, Arcas R, Cuesta B, Trenor AM. Does desmopressin acetate reduce blood loss after surgery in patients on cardiopulmonary bypass? Circulation. 1988;77(6):1319-23.
31. Salzman EW, Weinstein MJ, Weintraub RM, Ware JA, Thurer RL, Robertson L, et al. Treatment with desmopressin acetate to reduce blood loss after cardiac surgery. A double-blind randomized trial. N Engl J Med. 1986;314(22):1402-6.

32. Cattaneo M, Harris AS, Strömberg U, Mannucci PM. The effect of desmopressin on reducing blood loss in cardiac surgery – a meta-analysis of double-blind, placebo-controlled trials. Thromb Haemost. 1995;74(4):1064-70.
33. Carless PA, Henry DA, Moxey AJ, O'Connell D, McClelland B, Henderson KM, et al. Desmopressin for minimising perioperative allogeneic blood transfusion.Cochrane Database Syst Rev. 2004;(1):CD001884.
34. Crescenzi G, Landoni G, Biondi-Zoccai G, Pappalardo F, Nuzzi M, Bignami E, et al. Desmopressin reduces transfusion needs after surgery: a meta-analysis of randomized clinical trials. Anesthesiology. 2008;109(6):1063-76.
35. Levi M, Cromheecke ME, de Jonge E, Prins MH, de Mol BJ, Briët E, et al. Pharmacological strategies to decrease excessive blood loss in cardiac surgery: a meta-analysis of clinically relevant endpoints. Lancet. 1999;354(9194):1940-7.

16

Pacientes vítimas de trauma, com necessidade de transfusão maciça, beneficiam-se de terapia guiada por testes viscoelásticos?

Rodrigo Brandão Pinheiro
Vinicius Augusto Ferreira Lemes
Miriam Machado Novaes

P Pacientes vítimas de trauma
I Transfusão guiada por tromboelastografia (TEG) ou tromboelastometria (ROTEM®)
C Transfusão guiada por exames convencionais (INR, TTPA, fibrinogênio, D-dímero)
O Mortalidade, quantidade de hemoderivados, diagnóstico de coagulopatia

---

MÉTODO

Busca de artigos na base Medline via PubMed/MeSH e seleção conforme critérios de inclusão.

Critérios de inclusão
- Artigos em português ou inglês.
- Comparar transfusão guiada por testes viscoelásticos com as convencionais.
- Pacientes vítimas de trauma com necessidade de transfusão sanguínea.
- Ensaios clínicos controlados randomizados (RCT), metanálises, revisões sistemáticas, estudos transversais e longitudinais.

Critérios de exclusão
- Revisões narrativas, relatos de caso e opiniões de especialistas.

Estratégias de busca

Descritores utilizados para pesquisa na base Medline via PubMed/MeSH: (wounds and injuries OR trauma) AND (thrombelastography OR thromboelastometry OR TEG OR ROTEM) AND (comparative study OR epidemiologic methods OR therapy/broad [filter]).

Resultados

- Artigos recuperados: 378.
- Artigos selecionados: 2.

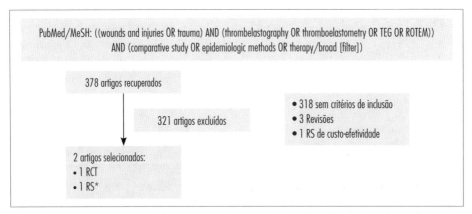

Figura 1 Descrição de artigos envolvidos. RCT: estudo clínico controlado randomizado (*randomized controlled trial*); RS: revisão sistemática. Obs.: 55 estudos observacionais não foram analisados isoladamente, pois já haviam sido contemplados pela revisão sistemática citada.

ANÁLISE DAS EVIDÊNCIAS

Artigo 1 – Gonzalez E, Moore EE, Moore HB, Chapman MP, Chin TL, Ghasabyan A, et al. Goal-directed hemostatic resuscitation of trauma-induced coagulopathy: a pragmatic randomized clinical trial comparing a viscoelastic assay to conventional coagulation assays. Ann Surg. 2016;263(6):1051-9.

P Pacientes vítimas de trauma atendidos no Centro Médico de Denver, Colorado, centro de trauma acadêmico nível um, entre julho de 2011 e julho de 2014 (Tabela 1). Protocolo de transfusão maciça se iniciava baseado nos seguintes critérios (*Resuscitation Outcome Consortium Criteria*[1]): pressão sistólica (PS) < 70 mmHg ou PS 70-90 mmHg com frequência cardíaca (FC) > 108 bpm, em adição a qualquer lesão penetrante no tronco, fratura de pelve instável ou ultrassonografia abdominal com resultado suspeito de sangramento em mais de uma região. Critérios de exclusão: menores de 18 anos, presidiários e gestantes.

| Grupo TEG: transfusão de hemoderivados guiada por achados do teste viscoelástico, que neste estudo usou a TEG. Se o tempo de ativação do coágulo (ACT) mostrava valores entre 111 a 139 s, duas unidades de plasma eram infundidas. Se ângulo < 63°, 10 bolsas de crioprecipitado eram infundidas. Se amplitude máxima (MA) < 55 mm, uma aférese de plaquetas era ofertada. E se porcentagem de lise do coágulo com 30 minutos (LY30) > 7,5%, 1 g de ácido tranexâmico era dado. Se ACT > 140 s, correlatado com necessidade de múltiplos derivados, duas unidades de plasma, 10 bolsas de crioprecipitado e uma aférese de plaquetas eram infundidas enquanto aguardada o valor do ângulo e MA.
(Grupo convencional: transfusão de hemoderivados guiada por testes convencionais. Se INR ≥ 1,5, duas unidades de plasma eram infundidas. Se fibrinogênio < 150 mg/dL, 10 unidades de crioprecipitado eram feitas. Se plaquetas < 100.000/uL, uma aférese era feita. Se suspeita de fibrinólise com D-dímero > 0,5 ug/mL, 1 g de ácido tranexâmico era dado. Nos dois grupos, concentrado de hemácias (CH) era ofertado para manter hemoglobina de no mínimo 10 g/dL enquanto houvesse sangramento.
0 Desfecho primário: foi considerada mortalidade em 28 dias. Desfechos secundários: necessidade de transfusão com 2, 4, 6, 12 e 24 horas do trauma, dias livres de ventilação mecânica, dias livres de UTI, sepse, insuficiência renal aguda (IRA), trombose venosa profunda (TVP) e tromboembolismo pulmonar (TEP).

Tabela 1 Características de estudos em terapêutica

Estudo	População (N)	Intervenção (N)	Comparação (N)	Resultado	Tempo de acompanhamento
Gonzalez et al., 2015[2]	Vítimas de trauma (111)	Transfusão guiada por testes viscoelásticos (56)	Transfusão guiada por testes convencionais (55)	Mortalidade	28 dias

Tabela 2 Escore de Jadad – avaliação de qualidade do estudo

Parâmetro	Sim/não	Pontuação
Randomização	Sim	+1
Randomização adequada	Não	−1
Duplo-cego	Não	0
Cegamento adequado	Não se aplica	0
Descreve perdas	Sim	+1
Total		1 (má qualidade)

O estudo abordou 111 pacientes elegíveis, sendo 55 no grupo convencional (CCA) e 56 no grupo TEG. Os dados demográficos, laboratoriais, clínicos, gravidade da lesão e coagulação foram semelhantes entre os grupos. As características do estudo e a avaliação de qualidade são demonstradas nas Tabelas 1 e 2, respectivamente.

Sobrevida em 28 dias foi significantemente maior no grupo TEG (*log-rank* p = 0,032, Wilcoxon p = 0,027). O grupo CCA apresentou 20 mortes (36,4%), comparado com 11 mortes do grupo TEG (19,6%) (p = 0,049). Houve redução do risco de morte (RRA) em 16,8% com NNT (número necessário de tratamentos) = 6. A maioria das mortes ocorreu dentro de 6 horas da chegada ao hospital, sendo 12 mortes no grupo CCA (21,8%) e 4 mortes no grupo TEG (7,1%) (p = 0,032).

Durante a condução dos casos, os médicos assistentes poderiam mudar o paciente de grupo, caso achassem necessário. Com isso, o grupo CCA passou a ter 47 pacientes e o grupo TEG, 64. Esse fato aumentou a diferença na sobrevivência, privilegiando ainda mais o grupo TEG (*log-rank* p = 0,003; Wilcoxon p = 0,002). Ocorreram, assim, 40,4% de mortes no grupo CCA e 18,7% no grupo TEG (p = 0,011), com redução do risco de morte (RRA) em 21,7% e NNT = 5.

Não houve diferença na quantidade de cristaloide e concentrado de hemácias utilizados nos dois grupos, o que sugere o mesmo grau de gravidade e sangramento entre os grupos.

Durante as 2 horas iniciais de ressuscitação, o grupo CCA utilizou mais unidades de plasma [CCA: 2,0 (0-4), TEG: 0,0 (0-3); p = 0,022] e mais unidades de plaquetas [CCA: 0,0 (0-1), TEG: 0,0 (0-0); p = 0,041]. Mais crioprecipitado foi utilizado, cumulativamente, em 24 horas no grupo CCA [CCA: 1,0 (0-2), TEG: 0,0 (0-2); p = 0,04].

Os pacientes do grupo TEG tiveram mais dias livres de UTI, com 16 dias (0-22) quando comparados com 8,5 dias (0-19,5) no grupo CCA (p = 0,091), e mais dias livres de ventilação mecânica, com 18 dias (0-25) no grupo TEG e 13 dias (0-22) no grupo CCA (p = 0,082), não apresentando significância estatística. Os índices de sepse, insuficiência renal, TVP e TEP foram semelhantes entre os grupos.

Artigo 2 – Da Luz LT, Nascimento B, Shankarakutty AK, Rizoli S, Adhikari NKJ. Effect of thromboelastography (TEG®) and rotational thromboelastometry (ROTEM®) on diagnosis of coagulopathy, transfusion guidance and mortality in trauma: descriptive systematic review. Crit Care. 2014;18(5):518.

Autores buscaram na literatura evidências do uso de TEG e ROTEM® em pacientes adultos vítimas de trauma, como método para diagnóstico precoce de coagulopatia induzida pelo trauma, diretriz para transfusões e redutor de mortalidade.

A pesquisa foi realizada nas bases Medline (de 1946 a fevereiro de 2014), EMBASE (de 1947 a fevereiro de 2014) e *Cochrane Trials Register* (do início a fevereiro de 2014). A estratégia de busca foi feita combinando-se os descritores MeSH e as palavras-chave: "thromboelastography" AND "trauma," "thromboelastometry"

AND "trauma," "thromboelastography" AND injury," "thromboelastometry" AND "injury," TEG AND "trauma," TEG AND "injury," ROTEM AND "trauma," and ROTEM AND "injury".

A pesquisa eletrônica identificou 1.352 potenciais estudos. Após exclusão de artigos duplicados ou que não preenchiam os critérios de inclusão, 55 estudos foram incluídos na revisão sistemática. Todos os estudos são observacionais, sendo 38 coortes prospectivas, 15 coortes retrospectivas e 2 com dados pré e pós. Não foi encontrado nenhum *randomized controlled trial* (RCT) até a data pesquisada. Quarenta estudos avaliaram o uso do TEG/ROTEM® em diagnosticar precocemente coagulopatias; 25 estudos avaliaram a associação com transfusões; e 24 estudos avaliaram associação com mortalidade.

Os 55 estudos incluíram 12.489 pacientes. Todos os estudos apresentaram qualidade metodológica moderada apenas, baseada no *Newcastle-Ottawa Scale for Cohort Studies*[3]. Com QUADAS-2[4], apenas 3 dos 47 estudos passíveis de serem avaliados (6,4%) tiveram baixo risco de viés em todos os domínios (seleção de pacientes, teste índice, padrão de referência e de fluxo e tempo); 37 de 47 estudos (78,8%) tinham preocupações baixas com relação à aplicabilidade.

Essa revisão sistemática demonstrou evidência observacional limitada, mas com uma tendência de crescimento do uso de TEG e ROTEM® em trauma. Dados observacionais sugerem que ambos os métodos podem ser úteis para o diagnóstico de coagulopatias no trauma precoce, especificamente hipercoagulabilidade, hipocoagulabilidade, hiperfibrinólise e disfunção plaquetária, necessitando de menos tempo que os métodos convencionais. Contudo, o efeito desses testes na necessidade de transfusão sanguínea e mortalidade ainda permanece incerto, necessitando de RCT para comprovar tais benefícios.

DISCUSSÃO

O crescente conhecimento sobre as coagulopatias precoces induzidas pelo trauma grave e suas consequências clínicas tem criado uma busca por melhores testes de coagulação. Os testes convencionais de triagem da coagulação, tais como tempo de tromboplastina parcial ativada (TTPA) e tempo de protrombina (PT), têm utilidade limitada no diagnóstico da coagulopatia precoce induzida pelo trauma, pois não fazem uma avaliação global da coagulação e necessitam de elevado tempo para liberação do resultado. O entendimento da hemostasia baseada na interação das células, enfatizando o fator tecidual (TF) como o iniciador da coagulação e o papel das plaquetas, desafiou o conceito cascata de coagulação, que sustenta os testes convencionais. O modelo baseado na interação celular e a necessidade de menor tempo de resposta para os testes orientarem a transfusão em pacientes com trauma têm impulsionado o interesse em tromboelastografia (TEG®; Haemoscope Corporation, Niles, IL, EUA) e tromboelastometria (ROTEM®; Tem Inter – GmbH nacional).

TEG e ROTEM® baseiam-se no princípio de que o resultado do processo hemostático é um coágulo cujas propriedades físicas determinam o estado hemostático do paciente. Esses testes fornecem informação global sobre a dinâmica do desenvolvimento do coágulo, a estabilização e a dissolução, refletindo *in vivo* a hemostasia, além de avaliar trombose e fibrinólise[5]. A informação adicional do TEG/ROTEM® baseia-se no seu desempenho em sangue total[5], considerando que os testes convencionais são realizados no plasma, sem os componentes celulares de plaquetas e células teciduais.

Há apenas um RCT na literatura, até esta data, que avalia o uso de testes viscoelásticos em trauma, comparando-os com os testes convencionais para guiar transfusões. Gonzalez et al. comparam o uso de TEG e testes convencionais na condução de traumas graves com necessidade de transfusão e evidenciaram uma redução significativa na mortalidade do grupo TEG, apresentando 18,7% das mortes no grupo TEG e 40,4% no grupo CCA (p = 0,011). Houve ainda diminuição no consumo de plasma [CCA: 2,0 (0–4), TEG: 0,0 (0–3); p = 0,022] e plaquetas [CCA: 0,0 (0–1), TEG: 0,0 (0–0); p = 0,041] durante a ressuscitação inicial (2 h), além de menos crioprecipitado em 24 horas [CCA: 1,0 (0-2), TEG: 0,0 (0-2); p = 0,04].

Pacientes do grupo TEG tiveram, também, mais dias livres de UTI e mais dias livres de ventilação mecânica, porém sem significância estatística (p = 0,091 e p = 0,082, respectivamente). Os índices de sepse, insuficiência renal, TVP e TEP foram semelhantes entre os grupos.

Não houve diferença na quantidade de cristaloide e de CH administrada entre os grupos, o que pode refletir, possivelmente, na mesma quantidade de sangramento e gravidade das lesões. Os resultados dos exames convencionais e a tromboelastografia também não diferiram entre os grupos (nos dois grupos eram realizados ambos os testes com 2, 4, 6, 12 e 24 horas da chegada ao hospital, porém somente havia acesso aos exames do grupo definido pela randomização).

O autor não explica o real motivo pelo qual o grupo convencional apresentou mortalidade maior, visto que em ambos os grupos houve estimativas de sangramento iguais e exames semelhantes em todos os momentos avaliados, sugerindo que podem existir variáveis não mensuradas no grupo convencional que aumentaram seu risco de morte.

O uso mais criterioso de hemoderivados e a redução de transfusões no grupo TEG podem ser dois dos motivos do aumento de sobrevida nesse grupo, porém o fato de a maioria das mortes ocorrer em 6 horas e a não evidência de hipercoagulabilidade nos exames não corroboram essa hipótese.

A revisão sistemática descritiva realizada por Da Luz et al. abordou somente estudos observacionais com qualidade metodológica apenas moderada, segundo o *Newcastle-Ottawa Scale for Cohort Studies*[6] e, somente, 6,7% dos estudos (3 de 47 estudos) tiveram baixo risco de viés em todos os domínios (seleção de pacientes, teste índice, padrão de referência e de fluxo e tempo), segundo o QUADAS-2[3]. Além de 37 dos 47 estudos (78,8%) terem preocupações baixas com relação à aplicabilidade.

Essa revisão sistemática demonstrou evidência observacional limitada, mas com uma tendência de crescimento do uso de TEG e ROTEM® em trauma. Dados observacionais sugerem que ambos os métodos podem ser úteis para o diagnóstico de coagulopatias e trauma precoce, especificamente hipercoagulabilidade, hipocoagulabilidade, hiperfibrinólise e disfunção plaquetária, necessitando de menos tempo que os métodos convencionais. Contudo, o efeito desses testes na necessidade de transfusão sanguínea e mortalidade ainda permanece incerto, necessitando de RCT para comprovar tais benefícios.

LIMITAÇÕES DO ESTUDO

O único *trial* existente sobre o assunto tem base em apenas um centro, com método de randomização inadequado (alternância semanal) e que não atingiu o número da amostra previamente calculada (122 pacientes para um poder de 80% com diferença de 20% entre os grupos e intervalo de confiança de 95%, contrapondo os 111 pacientes do estudo), sendo, então, de baixa qualidade (Tabela 3). Contudo, a força de evidência permanece moderada em decorrência do efeito encontrado ser importante, com redução significativa na mortalidade.

A revisão sistemática baseia-se apenas em estudos observacionais com qualidade metodológica moderada, não sendo possível extrair conclusões sobre o tema. Os estudos observacionais não foram analisados isoladamente, pois já haviam sido contemplados pela revisão sistemática citada.

Tabela 3   Descrição dos vieses em estudos de terapêutica

Estudo	Questão	Randomização	Alocação	Cegamento	Perdas	Prognóstico	Desfechos	AIT
Gonzalez et al., 2015[2]	Sim	Sim	Não	Não	Sim	Sim	Sim	Sim

AIT: análise de intenção de tratamento.

SÍNTESE DE EVIDÊNCIA

O uso de testes viscoelásticos pode guiar transfusões em pacientes vítimas de trauma com expectativa de redução na mortalidade de 17% (NNT = 6)[7] com moderada força de evidência.

PERSPECTIVAS FUTURAS

Testes viscoelásticos estão sendo cada vez mais usados nas diversas áreas médicas e mostram-se como maiores novidades em hemostasia. RCT com melhor qualidade, multicêntricos e com maior número de pacientes precisam ser realizados para comprovar o real efeito desses testes no cenário de trauma.

REFERÊNCIAS BIBLIOGRÁFICAS

1. Newgard CD, Sears GK, Rea TD, Davis DP, Pirrallo RG. The resuscitation outcomes consortium epistry-trauma: design, development, and implementation of a north american epidemiologic prehospital trauma registry. Resuscitation. 2008;78(2):170-8.
2. Gonzalez E, Moore EE, Moore HB, Chapman MP, Chin TL, Ghasabyan A, et al. Goal-directed hemostatic resuscitation of trauma-induced coagulopathy: a pragmatic randomized clinical trial comparing a viscoelastic assay to conventional coagulation assays. Ann Surg. 2016;263(6):1051-9.
3. Wells GA, Shea B, O'Connell D, Peterson J, Welch V, Losos M, et al. The Newcastle-Ottawa Scale (NOS) for assessing the quality of nonrandomised studies in meta-analyses. Ottawa: Ottawa Hospital Research Institute; 2011. Disponível em: http://www.ohri.ca/programs/clinical_epidemiology/oxford.htm.
4. Whiting PF, Rutjes AW, Westwood ME, Mallett S, Deeks JJ, Reitsma JB, et al. QUADAS-2: a revised tool for the quality assessment of diagnostic accuracy studies. Ann Intern Med. 2011;155:529-36.
5. Da Luz LT, Nascimento B, Rizoli S. Thrombelastography (TEG®): practical considerations on its clinical use in trauma resuscitation. Scand J Trauma Resusc Emerg Med. 2013;21:29.
6. Da Luz LT, Nascimento B, Shankarakutty AK, Rizoli S, Adhikari NKJ. Effect of thromboelastography (TEG®) and rotational thromboelastometry (ROTEM®) on diagnosis of coagulopathy, transfusion guidance and mortality in trauma: descriptive systematic review. Crit Care. 2014;18(5):518.
7. Oxford Centre for Evidence-based Medicine. Disponível em: <http://www.cebm.net/oxford-centre-evidence-based-medicine-levels-evidence-march-2009/>.
8. Jadad AR, Moore RA, Carroll D, Jenkinson C, Reynolds DJ, Gavaghan DJ, et al. Assessing the quality of reports of randomized clinical trials: is blinding necessary? Control Clin Trials. 1996;17(1):1-12.

17

Qual a melhor técnica anestésica para cirurgia de catarata (técnica de facoemulsificação)?

Rafael Priante Kayano
Daniel Espada Lahoz

P	Pacientes submetidos à cirurgia de catarata (facoemulsificação)
I	Bloqueio ocular
C	Anestesia tópica
O	Dor, náuseas e vômitos pós-operatórios (NVPO), complicações, satisfação do paciente e cirurgião

BLOQUEIO OCULAR *VERSUS* ANESTESIA TÓPICA – MÉTODOS

Critérios de inclusão
- Estudos com pacientes adultos submetidos à cirurgia de catarata pela técnica de facoemulsificação.
- Estudos comparativos com pacientes submetidos ao bloqueio ocular (sub-Tenon, peribulbar, retrobulbar) ou anestesia tópica (gotas, geleia, esponja, intracameral).
- Estudos clínicos randomizados e revisões sistemáticas (metanálises).

Critérios de exclusão
- Não comparavam técnicas anestésicas tópicas com bloqueios oculares.
- Estudos diferentes de ensaios clínicos ou revisão sistemática.
- Estudos em outras línguas que não sejam a língua inglesa.

Base de dados
- PubMed/Medline.

Mesh terms
- *Anesthesia.*
- *Nerve Block AND.*
- *Phacoemulsification.*
- *Cataract extraction.*

Estratégia de pesquisa Medline
- Anesthesia OR nerve block AND phacoemulsification OR cataract extraction AND random.

Detalhes da pesquisa
- ("anaesthesia"[All Fields] OR "anesthesia"[MeSH Terms] OR "anesthesia"[All Fields]) OR ("nerve block"[MeSH Terms] OR ("nerve"[All Fields] AND "block"[All Fields]) OR "nerve block"[All Fields]) AND ("phacoemulsification"[MeSH Terms] OR "phacoemulsification"[All Fields]) OR ("cataract extraction"[MeSH Terms] OR ("cataract"[All Fields] AND "extraction"[All Fields]) OR "cataract extraction"[All Fields]) AND random[All Fields].

RESULTADOS

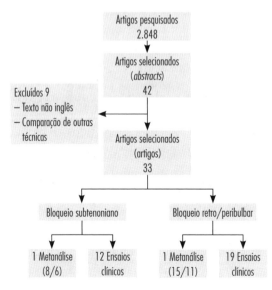

Figura 1   Descrição de artigos envolvidos.

INTRODUÇÃO

A catarata é a causa mais comum de baixa de visão e cegueira. Há aumento progressivo de sua incidência com a idade, com prevalência próxima de 100% nos pacientes com mais de 90 anos. Pode ocorrer também em pacientes jovens por causa congênitas, trauma ou outras patologias oculares[25]. A catarata ocorre por conta da perda da transparência natural do cristalino e deve ser tratada por cirurgia, para remoção e substituição da lente do cristalino por uma artificial[34]. A técnica cirúrgica mais realizada para tratamento da catarata é a da facoemulsificação.

A facoemulsificação é realizada por pequena incisão no olho e introdução de uma lente intraocular dobrada através dessa pequena abertura[34]. Com essa técnica, a abertura no olho é menor em relação a das técnicas anteriores, sendo que a inflamação no pós-operatório também é menor, as complicações são reduzidas e a necessidade de sutura é menor ou mesmo dispensável. Desse modo, a facoemulsificação é um procedimento de baixo porte cirúrgico e de pequena repercussão clínica, podendo ser realizada em regime ambulatorial e de hospital-dia.

A anestesia geral raramente é utilizada nesses procedimentos, reservando-se para casos muito específicos (crianças, pacientes com deficiência mental ou tremores incoercíveis na cabeça) ou associada a outros procedimentos oculares. Desse modo, mantém-se o debate quanto a melhor técnica local de anestesia para obter o melhor alívio da dor e melhor condição cirúrgica. Entre as opções de anestesia local, existem a anestesia tópica e os bloqueios oculares.

A anestesia tópica consiste na anestesia inicial da superfície com instilação de gotas ou gel anestésico, que pode ser complementada com a infusão intracameral de anestésico local. Essa técnica foi possível com a evolução dos equipamentos e da técnica cirúrgica, porém exige cirurgião experiente em facoemulsificação e pacientes colaborativos, já que não produz acinesia ocular.

O bloqueio subtenoniano e os bloqueios peribulbar e retrobulbar são os bloqueios oculares de escolha. O espaço subtenoniano é alcançado por meio da dissecção cirúrgica para introdução da cânula, em geral na porção superior, e administração do anestésico local que se difunde até o espaço intraconal. Dependendo do volume anestésico utilizado, pode-se produzir acinesia[34]. Enquanto o bloqueio retrobulbar, por sua vez, consiste na administração de anestésico local dentro do cone muscular formado pelos músculos retos e seus septos intermusculares. Como a agulha é introduzida de modo tangencial ao globo ocular, deve-se utilizar uma agulha de bisel rombo e após direcionar para o cone muscular para reduzir os riscos de perfuração ou lesão nervosa[34]. Por fim, o bloqueio peribulbar consiste na administração de anestésico local em duas regiões: na pálpebra inferior, entre o terço médio e lateral, e na pálpebra superior na sua porção nasal. A infiltração temporal inferior é realizada avançando-se a agulha até ultrapassar o equador do globo sem tangenciá-lo, ou seja, permanecendo fora do cone e, então, direciona-se superior e medialmente para a injeção do anestésico local. A infiltração nasal superior é realizada avançando a agulha paralelamente ao teto da órbita e, então, direcionando-se à fissura orbitária superior[34].

EVIDÊNCIAS

Entre os trabalhos recuperados com a estratégia de busca descrita, alguns comparavam diferentes técnicas de anestesia tópica e diferentes tipos de anestésicos locais. Trabalhos que utilizaram técnicas diferentes das descritas anteriormente foram excluídos[35,36]. Evidenciaram-se, desse modo, dois grandes grupos de estudos comparativos entre anestesias tópicas e bloqueios oculares: comparação de bloqueios peribulbar e retrobulbar com anestesia tópica e comparação de bloqueio subtenoniano com tópica.

Comparação entre bloqueios peribulbar e retrobulbar com anestesia tópica

Neste grupo, observaram-se vinte artigos, sendo dezenove ensaios clínicos e uma metanálise[4]. Ao se subdividir os estudos que comparam as anestesias tópicas com retrobulbares, observam-se nove ensaios clínicos com um total de 2.104 olhos. Ao se comparar com anestesia peribulbar, tem-se oito ensaios clínicos com um total de 1.853 olhos. Os estudos englobam os dois bloqueios (dois ensaios clínicos[12,14]) e totalizam 393 olhos. Apesar da grande casuística, os estudos são bastante heterogêneos quanto a sua qualidade e escolha dos desfechos. Avaliaram-se diversos aspectos comparativos entre as anestesias como: dor na realização da anestesia, dor intraoperatória e dor pós-operatória, satisfação do paciente e do cirurgião, qualidade do campo operatório, complicações e até mesmo a experiência visual do paciente.

Por sua vez, a metanálise de Zhao et al.[4] engloba diversos estudos também selecionados por esta revisão. Onze desses estudos também foram selecionados nesta revisão, outros dois serão utilizados na comparação entre bloqueio subtenoniano e tópico[23,31].

A metanálise de Zhao et al. seleciona desfechos mais comuns para uniformizar a análise: dor intraoperatória, dor pós-operatória e dificuldade intraoperatória (campo cirúrgico). A metanálise também decidiu separar os artigos que realizaram bloqueios retrobulbares dos que realizaram bloqueios peribulbares, além de fazer análises somatórias desses grupos.

O resultado manifestou evidência de melhor qualidade de controle da dor quando se realizam os bloqueios oculares, além de não encontrar diferença significativa quanto à dificuldade intraoperatória. Conclui-se, portanto, que a anestesia tópica tem pior perfil de controle de dor, mas, apesar disso, permite a realização do procedimento pelo cirurgião. Como a realização desse tipo de anestesia é mais prática e aceitável pelo paciente, a complementação com analgesia intravenosa e sedação poderia uniformizar a diferença encontrada em relação à dor.

Estudo posterior à metanálise citada, de Haddadi et al.[1], em 2015, não evidencia diferença significativa em dor e satisfação do paciente, mas documenta maior estabilidade hemodinâmica com anestesia tópica, contrariando outros trabalhos que comparam parâmetros hemodinâmicos[5,7]. Gombos et al.[7] mensuraram níveis hormonais do paciente para concluir que pacientes com níveis iniciais elevados de noradrenalina e cortisol apresentaram maior sensibilidade à dor, sugerindo evitar a anestesia tópica em pacientes com esse perfil.

Outros trabalhos posteriores à metanálise citada, de Dole et al.[2] e Ahmad et al.[3] com casuísticas de 1.000 olhos e 160 olhos, respectivamente, comparam a anestesia peribulbar com tópica. Observam melhor controle da dor e satisfação do paciente com a peribulbar, porém maiores complicações e desconforto durante a anestesia. Estas conclusões se aproximam à da metanálise.

Finalmente, Cupo et al.[5], Fazel et al.[6], Boezaart et al.[14] promovem instilação intracameral de anestésico associado à anestesia tópica, que foram considerados modalidade de anestesia tópica nesta revisão, e relatam conclusão muito semelhante a dos demais artigos. Ou seja, pior controle da dor com anestesia tópica, porém com maiores desconforto e oscilação hemodinâmica durante a realização do bloqueio.

Comparação entre bloqueio subtenoniano com anestesia tópica

Neste grupo, foram incluídos treze artigos. Dentre eles, doze ensaios clínicos e uma metanálise[25], que selecionou sete estudos, envolvendo 617 pacientes com 742 olhos operados. Dois estudos foram com *crossover*, usando dados pareados com os dois olhos operados, três estudos demonstraram que a anestesia subtenoniana fornecia melhor alívio da dor intraoperatória do que a anestesia tópica, porém sem diferença clinicamente significante. Apesar da pequena diferença, os estudos são consistentes ao relatar maior presença de dor no grupo de anestesia tópica. Em contrapartida, a anestesia subtenoniana causou mais quemose e hemorragia subconjuntival, embora estas complicações fossem puramente estéticas. As complicações mais graves, como ruptura da cápsula posterior e perda vítrea, ocorreram com frequência duas vezes maior no grupo de anestesia tópica do que com anestesia subtenoniana (4,3% *versus* 2,1%).

Entre os oito estudos presentes nessa metálise, seis também foram selecionados para esta revisão. Além desses seis correspondentes e da própria metanálise, foram selecionados dois outros artigos que comparam as três técnicas, peribulbar ou retrobulbar, subtenoniana e tópica, além de três outros estudos posteriores à metanálise e um estudo, anterior a 1997, limite da metanálise.

Os estudos selecionados nesta revisão, posteriores à metanálise citada, têm conclusões semelhantes: melhor controle da dor intraoperatória e melhor satisfação dos pacientes com a anestesia subtenoniana, e condições cirúrgicas melhores sob anestesia subtenoniana e maior satisfação do cirurgião com a anestesia. Manners e Burton[33] discutem a transição de bloqueios mais invasivos, como peribulbar e retrobulbar, para técnicas menos invasivas como as anestesias subtenoniana e tópica.

Comparando as duas técnicas em um total de 50 olhos, encontraram melhor controle da dor na anestesia subtenoniana do que na tópica.

Quanto aos estudos que comparam as três técnicas, Ryu et al.[23] encontraram menor uso de analgesia controlada pelo paciente com a anestesia retrobulbar, porém maior variabilidade de parâmetros hemodinâmicos durante a realização desta anestesia, e maior satisfação do paciente com a anestesia subtenoniana. Nielsen e Allerød[31] ordenaram as técnicas e encontraram maior dor e desconforto com a anestesia tópica, depois com a subtenoniana e por último com a retrobulbar, porém com dor muito maior nessa última durante a aplicação da anestesia. A preferência do paciente recai para anestesias tópica e subtenoniana em decorrência de inconveniência e dor na injeção retrobulbar.

CONCLUSÃO DA EVIDÊNCIA

Apesar da grande diversidade entre os desfechos dos estudos e da grande variação na qualidade dos estudos, a maioria dos artigos recuperados nesta revisão sistemática encontra diferença no controle de dor intraoperatória e pós-operatória com a realização dos bloqueios oculares, diferença esta estatisticamente significante nas metanálises. Porém, vários outros desfechos apresentam conclusões desfavoráveis à realização dos bloqueios. Há maior satisfação dos pacientes com a anestesia tópica, principalmente em razão do desconforto na realização dos bloqueios. Também foram registradas maiores oscilações dos parâmetros hemodinâmicos durante a realização dos bloqueios. Apesar da dor ser realmente maior durante a realização de anestesia tópica, há valores baixos na escala de dor (dor leve), tolerável pelos pacientes. Além disso, os estudos demonstram ser possível a realização do procedimento com anestesia tópica e com índices de complicações muito próximos aos bloqueios.

Desse modo, esta revisão aponta que a dor é mais bem controlada pelos bloqueios oculares. Porém, a anestesia tópica é uma modalidade que permite a realização da cirurgia de modo seguro, mesmo com um desconforto maior, sendo este suportável para a maioria dos pacientes. Reservam-se os bloqueios para situações em que o paciente não tolere bem a dor ou necessite de melhor controle hemodinâmico, bem como para situações de dificuldade operatórias, nas quais é necessário um melhor campo cirúrgico ou em que a manipulação cirúrgica será mais vigorosa.

Um adendo deve ser feito a esta conclusão no grupo que compara o bloqueio subtenoniano. Este bloqueio apresenta melhor aceitação na sua realização pelos pacientes, além de apresentar também melhor controle álgico do que a anestesia tópica. Sua maior crítica é a ocorrência de quemoses e hemorragias subconjuntivais, que não se caracterizam como complicação cirúrgico-anestésica, mas como estética. Considerando o baixo número de estudos realizados com esse bloqueio, além de ser um bloqueio pouco realizado no Brasil, poderá ser um caminho a ser estudado no país para a realização da cirurgia de facoemulsificação.

Tabela 1 Artigos de anestesia retrobulbar/peribulbar *versus* tópica

Trial (localização)	Número de pacientes (M/F); idade média (anos)	Olhos (perdas)	Intervenção (tópica)	Controle (drogas injetadas)	Sedação	Incisão	Escala de dor	Escala Jadad
Haddadi et al., 2014 (Irã)	1: 57 (23/34) 2: 57 (24/33)	1: 57 (0) 2: 57 (0)	0,5% tetracaína	Retrobulbar 2% lidocaína hialuronidase	IV, midazolana IV, fentanila	NR	VAS (0-100)	3
Dole et al., 2014 (Saudita)	1: 500 2: 500	1: 500 (0) 2: 500 (0)	0,5% proparacaína	Peribulbar 2% lidocaína adrenalina	NR	Clear cornea	VAS (0-10)	1
Ahmad et al., 2012 (Saudita)	1: 80 2: 80	1: 80 (0) 2: 80 (0)	1% tetracaína 2% lidocaína gel	Peribulbar 2% lidocaína 0,5% bupivacaína hialuronidase	NR	NR	VAS	3
Cupo et al., 2012 (Itália)	?	?	Intracameral	Peribulbar	?	?	?	?
Ryu et al., 2009 (Coreia)	1: 27 (11/16); 65.6 2: 27 (11/16); 65.5	1: 27 (0) 2: 27 (0)	2% lidocaína	Retrobulbar 2% lidocaína hialuronidase	Não	Clear cornea	VAS (0-100)	4
Fazel et al., 2008 (Irã)	1: 282 (127/155) 2: 282 (129/153)	1: 282 (0) 2: 282 (0)	0,5% tetracaína Intracameral	Retrobulbar 2% lidocaína	IV, fentanila	Clear cornea	VAS (0-10)	2
Gombos et al., 2007 (Hungria)	1: 58 (20/38); 74 2: 57 (20/37); 72	1: 58 (0) 2: 57 (0)	2% oxibuprocaína	Retrobulbar 2% lidocaína 0,5% bupivacaína	VO, alprazolama	Clear cornea	GSA (0-1)	3
Rengaraj et al., 2004 (Índia)	1: 155 (97/57); 57.4 2: 151 (76/74); 57.2	1: 155 (1) 2: 151 (1)	0,5% proparacaína	Retrobulbar 2% lidocaína adrenalina hialuronidase	Não	Clear cornea	NR	5

(continua)

Tabela 1 Artigos de anestesia retrobulbar/peribulbar versus tópica (continuação)

Trial (localização)	Número de pacientes (M/F); idade média (anos)	Olhos (perdas)	Intervenção (tópica)	Controle (drogas injetadas)	Sedação	Incisão	Escala de dor	Escala Jadad
Chung et al., 2004 (China)	1: 35 (11/24); 70.2 2: 41 (22/19); 75.0	1: 35 (0) 2: 41 (0)	2% lidocaína	Retro/ peribulbar 2% lidocaína	Não	Clear cornea	NR	3
Sauder e Jonas, 2003 (Alemanha)	1: 71; 73.2 2: 69; 74.1	1: 71 (0) 2: 69 (0)	0,4% oxibuprocaína	Peribulbar 2% mepivacaína hialuronidase	Não	Sclerocorneal	VAS (0-10)	3
Chan et al., 2002 (China)	1: 49 (22/27); 73.6 2: 58 (28/30); 73.8	1: 49 (0) 2: 58 (0)	2% lidocaína	Retrobulbar 2% lidocaína 0,5% bupivacaína hialuronidase	Não	Clear cornea/ scleral tunnel	NR	3
Kallio et al., 2001 (Finlândia)	1: 96 2: 107 3: 115	1: 96 (0) 2: 107 (0) 3: 114 (1)	0,4% oxibuprocaína	Retro/peribulbar 1,5% prilocaína	IV, fentanila IV, midazolana	Clear cornea	VAS (0–10)	2
Jacobi et al., 2000 (Alemanha)	1: 238 (88/150); 73.1 2: 238 (84/154); 72.1	1: 238 (0) 2: 238 (0)	2% lidocaína	Retrobulbar 2% lidocaína 0,5% bupivacaína hialuronidase	VO, midazolana (RBA)	Clear cornea	VAS (0–10)	4
Boezahrt et al., 2000	1: 98 2: 98	1: 98 (0) 2: 98 (0)	0,1% lidocaína	Retro/ peribulbar 1% ropivacaína	IV, propofol	Clear cornea	VAS (0–10)	3

(continua)

Tabela 1 Artigos de anestesia retrobulbar/peribulbar *versus* tópica (*continuação*)

Trial (localização)	Número de pacientes (M/F); idade média (anos)	Olhos (perdas)	Intervenção (tópica)	Controle (drogas injetadas)	Sedação	Incisão	Escala de dor	Escala Jadad
Uusitalo et al., 1999 (Finlândia)	1: 136; 72.2 2: 163; 71.3	1: 136 (0) 2: 163 (0)	0,75% bupivacaína	Peribulbar 2% lidocaína 0,75% bupivacaína hialuronidase	IV, fentanila IV, midazolana, SN	*Clear cornea*	VAS (0-10)	6
Virtanen e Huha, 1998 (Finlândia)	1: 49 (15/34); 67.3 2: 51 (16/35); 66.6	1: 49 (0) 2: 51 (0)	0,4% oxibuprocaína	Peribulbar 2% lidocaína 0,5% bupivacaína hialuronidase	NR	*Scleral pocket*	VAS (0-10)	3
Patel et al., 1998 (EUA)	1: 45 2: 45	1: 45 (0) 2: 45 (0)	0,75% bupivacaína	Retrobulbar 2% lidocaína 0,75% bupivacaína hialuronidase	IV, methohexital IV, midazolana IV, fentanila, SN	*Clear cornea*	VAS (0-10)	4
Roman et al., 1996 (França)	Total: 45 (17/28); 73	1: 45 (0) 2: 45 (0)	1% tetracaína	Peribulbar 2% lidocaína 0,5% bupivacaína	IV, fentanila IV, propofol, SN	*Clear cornea*	GSA (0-4)	3
Patel et al., 1996 (EUA)	1: 69 2: 69	1: 69 (0) 2: 69 (0)	0,75% bupivacaína	Retrobulbar 2% lidocaína 0,75% bupivacaína hialuronidase	IV, methohexital IV, midazolana IV, fentanila, SN	*Clear cornea*	VAS (0-10)	3
Zehetmayer et al., 1996 (Áustria)	Total: 36 (15/21)	1: 36 (0) 2: 36 (0)	4% lidocaína	Peribulbar 2% lidocaína 0,5% bupivacaína hialuronidase	VO, meprobamato	*Clear cornea*	VAS (0-10)	5

VO: via oral.

Tabela 2 Artigos de anestesia subtenoniana *versus* tópica

Trial (localização)	Número de pacientes (M/F); idade média (anos)	Olhos (perdas)	Intervenção (tópica)	Controle (drogas injetadas)	Sedação	Incisão	Escala de dor	Escala Jadad
Rashmi et al., 2014 (Índia)	1: 100 2: 100	1: 100 (0) 2: 100 (0)	0,5% proparacaína	Sub-Tenon 2% lidocaína	Não	Clear cornea	VAS (0-100)	2
Huang et al., 2014 (Cingapura)	1: 57 2: 57	1: 57 (0) 2: 57 (0)	1% tetracaína	Sub-Tenon 2% lidocaína	NR	NR	Complicações	2
Ryu et al., 2009 (Coreia)	1: 27 (11/16); 65,6 2: 27 (11/16); 65,5	1: 27 (0) 2: 27 (0)	2% lidocaína	Retrobulbar Sub-Tenon 2% lidocaína hialuronidase	Não	Clear cornea	VAS (0-100)	4
Rodrigues et al., 2008 (Portugal)	1: 26 2: 33	1: 26 (0) 2: 33 (0)	0,4% oxibuprocaína 0,1% ropivacaína	Sub-Tenon 0,1% ropivacaína	IV, midazolana IV, alfentanila	Clear cornea	ISAS	2
Ruschen et al., 2005 (Reino Unido)	1: 14 2: 14	1: 14 (0) 2: 14 (0)	0,5% proximetacaína 1% tetracaína	Sub-Tenon 2% lidocaína hialuronidase	Não	NR	ISAS	4
Srinivasan et al., 2004 (Reino Unido)	1: 70 2: 140	1: 70 (0) 2: 140 (0)	0,5% proximetacaína	Sub-Tenon 2% lidocaína 0,75% bupivacaína	Não	Temporal corneal	VAS (0-10)	5
Sekundo et al., 2004 (Alemanha)	1: 50 (10/40) 2: 50 (14/36)	1: 45 (5) 2: 50 (0)	0,4% oxibuprocaína 2% lidocaína gel intracameral	Sub-Tenon 2% lidocaína		Esclerocorneal	VAS (0-10)	
Mathew et al., 2003 (Reino Unido)	1: 46 2: 23/50	1: 46 2: 23/50	0,5% proparacaína	Sub-Tenon 2% lidocaína 0,5% bupivacaína hialuronidase	Não	Clear cornea	VAS (0-10)	2

(continua)

Tabela 2 Artigos de anestesia subtenoniana *versus* tópica (*continuação*)

Trial (localização)	Número de pacientes (M/F); idade média (anos)	Olhos (perdas)	Intervenção (tópica)	Controle (drogas injetadas)	Sedação	Incisão	Escala de dor	Escala Jadad
Zafirakis et al., 2001 (Grécia)	1: 100 2: 100	1-: 100 2-: 100	0,5% proparacaína	Sub-Tenon 2% lidocaína 0,25% bupivacaína	Não	Clear cornea	VAS (0-10)	3
Nielsen et al., 1998 (Dinamarca)	1: 44 2: 44 3: 44	1: 66 2: 66	4% lidocaína	Retro/ peribulbar Sub-Tenon 2% lidocaína 0,5% bupivacaína	Não	Clear cornea	VAS (0-10)	4
Chittenden et al., 1997 (Reino Unido)	1: 16 2: 19	1: 16 2: 19	0,4% oxibuprocaína	Sub-Tenon 2% lidocaína adrenalina	Não	Scleral tunnel	VAS (0-10)	1
Manners et al., 1996 (Reino Unido)	1: 25 2: 25	1: 25 (0) 2: 25 (0)	2% prilocaína	Sub-Tenon 2% prilocaína	Não	Scleral tunnel	VAS (0-10)	2

VO: via oral.

REFERÊNCIAS BIBLIOGRÁFICAS

1. Haddadi S, Marzban S, Fazeli B, Heidarzadeh A, Parvizi A, Naderinabi B, et al. Comparing the effect of topical anesthesia and retrobulbar block with intravenous sedation on hemodynamic changes and satisfaction in patients undergoing cataract surgery (phaco method). Anesth Pain Med. 2015;5(2):e24780.
2. Dole K, Kulkarni S, Shisode KD, Deshpande R, Kakade N, Khandekar R, et al. Comparison of clinical outcomes, patient, and surgeon satisfaction following topical versus peribulbar anesthesia for phacoemulsification and intraocular lens implantation: a randomized, controlled trial. Indian J Ophthalmol. 2014;62(9):927-30.
3. Ahmad N, Zahoor A, Motowa SA, Jastaneiah S, Riad W. Satisfaction level with topical versus peribulbar anesthesia experienced by same patient for phacoemulsification. Saudi J Anaesth. 2012;6(4):363-6.
4. Zhao LQ, Zhu H, Zhao PQ, Wu QR, Hu YQ. Topical anesthesia versus regional anesthesia for cataract surgery: a meta-analysis of randomized controlled trials. Ophthalmology. 2012;119(4):659-67.
5. Cupo G, Scarinci F, Ripandelli G, Sampalmieri M, Giusti C. Changes in vital signs during cataract phacoemulsification by using peribulbar or topical anesthesia. Clin Ter. 2012;163(5):e263-7.
6. Fazel MR, Forghani Z, Aghadoost D, Fakharian E. Retrobulbar versus topical anesthesia for phacoemulsification. Pak J Biol Sci. 2008;11(19):2314-9.
7. Gombos K, Jakubovits E, Kolos A, Salacz G, Németh J. Cataract surgery anaesthesia: is topical anaesthesia really better than retrobulbar? Acta Ophthalmol Scand. 2007;85(3):309-16.
8. Rengaraj V, Radhakrishnan M, Au Eong KG, Saw SM, Srinivasan A, Mathew J, et al. Visual experience during phacoemulsification under topical versus retrobulbar anesthesia: results of a prospective, randomized, controlled trial. Am J Ophthalmol. 2004;138(5):782-7.

9. Chung CF, Lai JS, Lam DS. Visual sensation during phacoemulsification and intraocular lens implantation using topical and regional anesthesia. J Cataract Refract Surg. 2004;30(2):444-8.
10. Sauder G, Jonas JB. Topical versus peribulbar anaesthesia for cataract surgery. Acta Ophthalmol Scand. 2003;81(6):596-9.
11. Chan JC, Lai JS, Lam DS. Nausea and vomiting after phacoemulsification using topical or retrobulbar anesthesia. J Cataract Refract Surg. 2002;28(11):1973-6.
12. Kallio H, Uusitalo RJ, Maunuksela EL. Topical anesthesia with or without propofol sedation versus retrobulbar/peribulbar anesthesia for cataract extraction: prospective randomized trial. J Cataract Refract Surg. 2001;27(9):1372-9.
13. Jacobi PC, Dietlein TS, Jacobi FK. A comparative study of topical vs retrobulbar anesthesia in complicated cataract surgery. Arch Ophthalmol. 2000;118(8):1037-43.
14. Boezaart A, Berry R, Nell M. Topical anesthesia versus retrobulbar block for cataract surgery: the patients' perspective. J Clin Anesth. 2000;12(1):58-60.
15. Uusitalo RJ, Maunuksela EL, Paloheimo M, Kallio H, Laatikainen LJ. Converting to topical anesthesia in cataract surgery. Cataract Refract Surg. 1999;25(3):432-40.
16. Virtanen P, Huha T. Pain in scleral pocket incision cataract surgery using topical and peribulbar anesthesia. J Cataract Refract Surg. 1998;24(12):1609-13.
17. Patel BC, Clinch TE, Burns TA, Shomaker ST, Jessen R, Crandall AS. Prospective evaluation of topical versus retrobulbar anesthesia: a converting surgeon's experience. J Cataract Refract Surg. 1998;24(6):853-60.
18. Roman S, Auclin F, Ullern M. Topical versus peribulbar anaesthesia in cataract surgery. J Cataract Refract Surg. 1996;22(8):1121-4.
19. Patel BC, Burns TA, Crandall A, Shomaker ST, Pace NL, van Eerd A, et al. A comparison of topical and retrobulbar anesthesia for cataract surgery. Ophthalmology. 1996;103(8):1196-203.
20. Zehetmayer M, Radax U, Skorpik C, Menapace R, Schemper M, Weghaupt H, et al. Topical versus peribulbar anesthesia in clear corneal cataract surgery. J Cataract Refract Surg. 1996;22(4):480-4.
21. Rashmi S, Akshaya KM, Mahesha S. Comparison of topical versus sub-Tenon's anesthesia in phacoemulsification at a tertiary care eye hospital. J Ophthalmic Vis Res. 2014;9(3):329-33.
22. Huang P, Gopal L, Kumar CM. Comparison of postoperative redness of eyes after sub-Tenon's block and topical anaesthesia following phacoemulsification cataract surgery. Br J Anaesth. 2014;112(2):381-2.
23. Ryu JH, Kim M, Bahk JH, Do SH, Cheong IY, Kim YC. A comparison of retrobulbar block, sub-Tenon block, and topical anesthesia during cataract surgery. Eur J Ophthalmol. 2009;19(2):240-6.
24. Rodrigues PA, Vale PJ, Cruz LM, Carvalho RP, Ribeiro IM, Martins JL.Topical anesthesia versus sub-Tenon block for cataract surgery: surgical conditions and patient satisfaction. Eur J Ophthalmol. 2008;18(3):356-60.
25. Davison M, Padroni S, Bunce C, Rüschen H. Sub-Tenon's anaesthesia versus topical anaesthesia for cataract surgery. Cochrane Database Syst Rev. 2007;(3):CD006291.
26. Rüschen H, Celaschi D, Bunce C, Carr C. Randomised controlled trial of sub-Tenon's block versus topical anaesthesia for cataract surgery: a comparison of patient satisfaction. Br J Ophthalmol. 2005;89(3):291-3.
27. Srinivasan S, Fern AI, Selvaraj S, Hasan S. Randomized double-blind clinical trial comparing topical and sub-Tenon's anaesthesia in routine cataract surgery. Br J Anaesth. 2004;93(5):683-6.
28. Sekundo W, Dick HB, Schmidt JC. Lidocaína-assisted lidocaína jelly anesthesia versus one quadrant sub--Tenon infiltration for self-sealing sclerocorneal incision routine phacoemulsification. Eur J Ophthalmol. 2004;14(2):111-6.
29. Mathew MR, Williams A, Esakowitz L, Webb LA, Murray SB, Bennett HG. Patient comfort during clear corneal phacoemulsification with sub-Tenon's local anaesthesia. J Cataract Refract Surg. 2003;29(6):1132-6.
30. Zafirakis P, Voudouri A, Rowe S, Livir-Rallatos G, Livir-Rallatos C, Canakis C, et al. Topical versus sub--Tenon's anesthesia without sedation in cataract surgery. J Cataract Refract Surg. 2001;27(6):873-9.
31. Nielsen PJ, Allerød CW. Evaluation of local anesthesia techniques for small incision cataract surgery. J Cataract Refract Surg. 1998;24(8):1136-44.
32. Chittenden HB, Meacock WR, Govan JA. Topical anaesthesia with oxibuprocaína versus sub-Tenon's infiltration with 2% lidocaína for small incision cataract surgery. Br J Ophthalmol. 1997;81(4):288-90.
33. Manners TD, Burton RL. Randomised trial of topical versus sub-Tenon's local anaesthesia for small-incision cataract surgery. Eye (Lond). 1996;10(Pt 3):367-70.

34. Arieta CEL, et al. Cristalino e catarata. Rio de Janeiro: Cultura Médica/Guanabara Koogan, 2008. (Oftalmologia brasileira)
35. Aziz ES, Samra A. Prospective evaluation of deep topical fornix nerve block versus peribulbar nerve block in patients undergoing cataract surgery using phacoemulsification. Br J Anaesth. 2000;85(2):314-6.
36. Maclean H, Burton T, Murray A. Patient comfort during cataract surgery with modified topical and peribulbar anesthesia. J Cataract Refract Surg. 1997;23(2):277-83.

Índice remissivo

A

Acesso venoso central 161
  com uso de ultrassonografia 161
Acetaminofeno 109
Acetato de desmopressina 171
Adrenalectomia videolaparoscópica 58
Agentes halogenados 69
Alodínia 118
Amaurose pós-operatória 68
Analgesia
  controlada pelo paciente 155
  inalatória 21
  multimodal 125
  peridural 153, 154, 159
  pós-operatória 84
Análise
  de contorno de pulso 18
  de forma de onda 15
Anestesia
  pediátrica 6
  regional 2
  subaracnóidea 102
  subdural 3
  tópica 206, 208
  venosa 21
  total 22, 63
Anticonvulsivantes 92
Antidepressivos tricíclicos 78
Anti-inflamatórios não esteroidais 101
Anuloplastia 178
Artroplastia
  de joelho 4
  de quadril 5, 6
  total de joelho 3, 112
  total de quadril 114
Artroscopia
  de joelho 5, 84, 85
  e pacientes ambulatoriais 5
  de ombro 108
Avaliação da dor por escala verbal numérica 155

B

Bloqueio
  de nervo periférico 2, 84
  de neuroeixo 1, 2
  de plexo lombar 4
    contínuo 6
  femoral 3, 5
  femoropoplíteo 6
  interescalênico 109
  neuromuscular profundo 46
  ocular 204
  periférico 1
    femoral 3
    guiado por ultrassonografia 85
  peribulbar e retrobulbar com anestesia tópica 207
  subtenoniano 206, 208
  único de ciático 3
Bupivacaína 3, 159
Buprenorfina 81

C

Câncer de esôfago 31
Capsaicina 80
Cardiomiotomia 60, 61
Catarata 206
Cateter
  de artéria pulmonar 13, 18
  peridural 154
  venoso central 162, 166, 169
Cateterização da veia jugular interna 164
Cesariana 102
Cetamina 99
Circulação extracorpórea 172
Cirurgia(s)
  bariátrica 73
  cardíaca eletiva 171
    com CEC 190
  cardiovascular 162
  de catarata 204
  de Ivor Lewis 31, 35
  de joelho 3
  de pé e tornozelo 7
  de quadril 5
  de revascularização miocárdica 175
  de tornozelo 6
  eletivas 84
  esofágica 24
  extratorácica eletiva 143
  ginecológicas sob raquianestesia 120
  intra-abdominal aberta 140
  laparoscópica 52
  ortopédica 1, 2, 120
    em crianças 7
  pediátricas 6
  pediátricas de pé e tornozelo 7
  torácica 29, 32, 37

videolaparoscópica 46, 71
eletiva 57, 63
Classificação ARISCAT 136
Coagulopatia induzida pelo trauma 199
Codeína 117
Colecistectomia 59, 61
videolaparoscópica 49, 65, 68, 73
Complicações
pulmonares pós-operatórias 136
tromboembólicas 2
Controle
da dor pós-operatória 2
do quadro álgico 91
Craniectomia 105
Creatinina 42
Crianças 6

D

Débito
cardíaco 10
urinário 39
Desflurano 22, 33, 66
Desmopressina 171, 175, 188
Dióxido de carbono 57
Distúrbios do sono 118
Doação de órgão 76
Dobutamina 38
Doença(s)
de Von Willebrand 171
inflamatórias intestinais 122
ortopédicas 2
Dor
após parto cesárea 121
não neuropática 91
neuropática 77, 78, 96
pós-mastectomia 113
pós-operatória 1, 119
pós-toracotomia 121

E

Ecocardiograma transesofágico 18
Entubação orotraqueal 51

Escores de dor 111
Esofagectomia 31
por câncer de esôfago 35
Estenose aórtica 174

F

Facoemulsificação 204, 206
Fenilefrina 38
Fentanil 29, 159
Feocromocitoma 58
Fibromialgia 92, 93, 94, 118
Fibrose de raiz nervosa pós-discectomia 79
FloTrac/Vigileo® 17, 38
Fluidoterapia 37, 41
Fração inspirada de oxigênio 133
Fraturas de arcos costais 158
Fundoplicatura 61
videolaparoscópica 59, 60

G

Gabapentina 78, 91, 93, 95, 97, 100, 101, 105, 118
cirurgias ginecológicas sob raquianestesia 124
cirurgias ortopédicas 125
doenças inflamatórias intestinais 126
dor pós-operatória 124
fibromialgia 124
histerectomia 126
neurocirurgia 123, 126
pós-cesariana 125
pós-hemorroidectomia 122, 126
pós-herniorrafia inguinal 124, 127
pós-mastectomia 123, 127
pós-tireoidectomia 123, 126
pós-toracotomia 125
queimaduras 125
Gastroplastia videolaparoscópica 135
Gestantes de termo 102
Glutationa peroxidase 33

H

Hélio 57
Hemorroidectomia eletiva 103
Herniação discal lombar 106
Hidromorfona 81
Hiperalgesia 118
Hipoxemia 21
Histerectomia 104, 122

I

Índice bispectral 26
Índice cardíaco 31
Isoflurano 24, 30, 67, 73

L

Laparoscopia
diagnóstica 48
ginecológica 51, 52
Laparotomia 31
Laqueadura
de trompas 51
tubária videolaparoscópica 48
Lavagem alveolar 22
Lei de Frank-Starling 44
Lesão pulmonar aguda 143
Levobupivacaína 87
Lidco® 17
Lidocaína 3, 78, 80
hiperbárica 89
Lobectomia 23, 30
toracoscópica 38

M

Manobras de recrutamento alveolar 133, 134
Manutenção anestésica 73
Mastectomia 113
Metadona 77, 78
Método de termodiluição 18
Mexiletina 116
Midazolam 87
Monitorização hemodinâmica 17
Morfina 4, 97, 159

N

Naloxona 81
Nefrectomia 72
Neuralgia pós-herpética 80
Neurite óptica isquêmica 68
Neurocirurgia
  gabapentina 123, 126
Neuropatia periférica 80
Nitratos 26

O

Opioides 80
Oxicodona 79, 109
Óxido nitroso 71
Oximorfona 79

P

Pacientes cirróticos 12
Paracetamol 117
Parto cesárea 99
PiCCO® 17
Pleurectomia 30
Pneumectomia 23, 30
Pneumoperitônio 49, 65
  artificial 57, 58, 61
  com baixa pressão 53
Polimorfonucleares 142
Posição de Trendelenburg 65
Pregabalina 78, 93, 99
Pressão intraocular 63
Pressão positiva ao final da
  expiração 133
Primigestas 102
Propofol 22, 23, 26, 29, 31, 33,
  67, 69, 86
Prostatectomia radical robótica 64

Q

Qualidade do campo cirúrgico 71
Queimaduras 96, 120
Quimiotaxia 33

R

Radiculopatia 106
Reconstrução de ligamento
  cruzado anterior em
  joelho 108
Recuperação pós-anestésica
  84
Remifentanil 22, 31, 64, 69,
  86
Reposição volêmica 42
Ressecção pulmonar toracoscópica 40
Revascularização do miocárdio 178
Ropivacaína 3
ROTEM® 199

S

Salpingooforectomia abdominal 104
Sangramento 171
Sevoflurano 29, 35, 64, 69
Sildenafil 26
Síndrome
  da dor complexa regional
    79
  da resposta inflamatória
    sistêmica 136
  de reperfusão 34
  dolorosa neuropática 118
  neuropática específica 80
Single shot 3
Sufentanil 4, 26
Swan-Ganz 13

T

Técnicas guiadas por ultrassonografia 166, 169
TEG 196, 199
Tempo
  de protrombina 200
  de tromboplastina parcial
    ativada 200
Termodiluição 13, 30
Teste
  hemoSTATUS 177
  tromboelastográfico 185
  viscoelástico 198
Tiagabina 95
Tiopental 66, 67, 70
Tireoidectomia 110
Toracoscopia 24, 44
Toracotomia 22
  anterior 109
  eletiva 111
Torsades de pointes 78
Transfusão guiada por
  tromboelastografia
  196, 199
Transfusão maciça 197
Transplante hepático 10
Trauma 196
  torácico 153, 157, 159
Trendelenburg 68
Triagem da coagulação 200
Troca valvar 178
Tromboelastometria 196

U

Uso de dióxido de carbono
  para produzir pneumoperitônio artificial
  57

V

Variação de volume sistólico 44
Vasoconstrição hipóxica 21
Venlafaxina 99, 113, 127
Ventilação
  bipulmonar 24
  controlada mecânica 51
  mecânica 133, 144, 158
  protetora 133
  monopulmonar 21
  protetora 138
Videolaparoscopia ginecológica 50
Vigileo® 12
Volume corrente 133